HEYNE <

Thilo Mischke
Dietlind Tornieporth

WIR, INTIM

DAS SEXBUCH

WILHELM HEYNE VERLAG
MÜNCHEN

FSC
www.fsc.org
MIX
Papier aus verantwortungsvollen Quellen
FSC® C004229

Verlagsgruppe Random House FSC-DEU-0100
Das für dieses Buch verwendete FSC®-zertifizierte Papier *LuxoSamt* liefert Sappi, Biberist, Schweiz.

Mit Beiträgen von Mosh Khanedani und Andreas Richter

Originalausgabe 02/2011

Umschlaggestaltung: Büro Überland, München
Umschlagfoto: © Diana Scheunemann / Gallery Stock
Illustrationen: © Conny Dreher / www.plusquamperfekt.org
Satz: C. Schaber Datentechnik, Wels
Druck: Druckerei Uhl, Radolfzell
Printed in Germany 2011

ISBN: 978-3-453-63006-2

www.heyne.de

Inhalt

KAPITEL 2

KAPITEL 3

Wir haben es getan ... 160

Vorab

Beginnen wir doch einfach mal mit einer strengen Behauptung: Unsere Libido und unsere Einstellung zur Sexualität basieren viel zu oft auf Fehlinformationen, Missverständnissen, auf seltsamer Erziehung, auf von Medien geformter Lust. Sexualität heute ist nur noch selten eine ausschließlich intime Erfahrung. Viel öfter orientieren wir uns an Sexratgebern, Internetforen und YouPorn. Mittlerweile wissen wir alles Mögliche über Sex, wie er funktioniert, wie man ihn besser macht, was man auf keinen Fall tun sollte. Und doch wissen wir eigentlich überhaupt nichts.

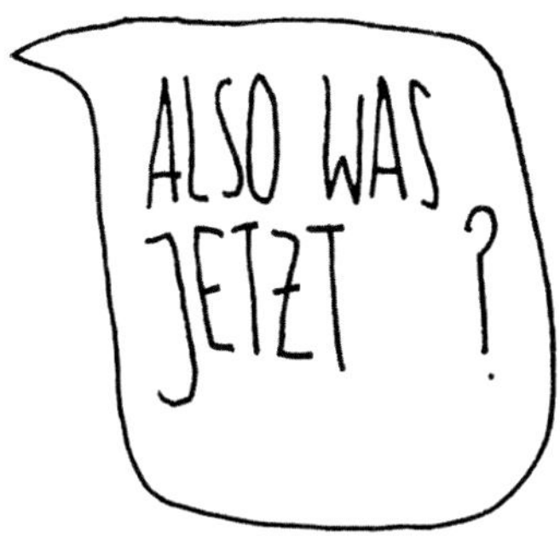

Aber nicht nur das: Die freie Verfügbarkeit von Sex und pornografischem Material setzt uns alle fürchterlich unter Druck. Die fünfzehnjährige Schülerin glaubt bereits, zum ersten Date gehört Oralsex schon irgendwie dazu. Und so lässt sie sich drauf ein, aber nicht, weil sie Lust drauf hat, sondern weil sie besonders gut sein will. Da träumen pubertierende Jungs von Gang-Bang-Partys, weil sie das von YouPorn kennen und für Normalität halten, und stellen dann enttäuscht fest: In der Realität kommt das eher selten vor.

Sexualität ist schwieriger geworden, als Geld zu verdienen. Da macht der eine gleich nach dem Abitur schon einen Haufen Schotter mit irgendwelchen Web-2.0-Anwendungen, und man selbst spült immer noch Gläser in der Kneipe, um die Miete zu bezahlen. Während wir uns ständig privat und beruflich mit Freunden, ehemaligen Schulkameraden, Kommilitonen und Kollegen vergleichen, konkurrieren wir auch in puncto Sex mit anderen. Wir wollen mithalten können. Wir wollen genauso gut sein. Wir wollen besser sein. Wir messen uns an den Erzählungen der anderen.

Viele Ratgeber hauen genau in diese Kerbe und liefern die Anleitung für den »perfekten Sex«, Sex für »Könner« und »Fortgeschrittene«. Sexualität wird heute auf Leistung getrimmt. Durchhaltevermögen und multiple Orgasmen sind mittlerweile Pflicht. Unsere Libido wird zum Statussymbol und Sexualität als Ausdruck eines gesunden Selbstwertgefühls und hoher Leistungsfähigkeit regelrecht zur Schau gestellt.

Nur warum sollen wir unser Sexleben überhaupt perfektionieren? Wollen wir Lust empfinden oder zu Leistungskurslern in Sachen Sex werden? Geht es um Befriedigung oder nur noch darum, das Ganze möglichst perfekt über die Bühne zu bringen? Geht es um Lust und Intimität, oder zählt nur das Gelernte, Geübte und Gekonnte?

Wir kennen Analsex, Gang-Bang-Partys und BDSM erst mal aus dem Internet, lange bevor wir es selbst ausprobiert haben. Wenn überhaupt. Dort finden wir alles, unbegrenzt, ungefiltert und unzensiert. Aber was ist eigentlich normal? Was ist erlaubt? Was wollen wir wirklich?

Natürlich enthält jede Aussage über Sexualität irgendeine Wahrheit – wenngleich es immer nur eine subjektive sein kann. Auch in diesem Buch werden ausschließlich subjektive Wahrheiten formuliert. Es gibt ganz einfach keinen richtigen oder falschen Sex. Und darum finden sich in diesem Buch auch keine zarten Strichzeichnungen von unterschiedlichen Stellungen, keine Beschreibungen von sexuellen Extravaganzen, keine Tipps oder vermeintliche Allgemeingültigkeiten. Sondern Erfahrungen, Beobachtungen und ganz einfach Meinungen.

Dieses Buch ist keine Anleitung für den perfekten Liebhaber und kein Zehn-Punkte-Plan für den idealen Blowjob. Vielmehr ist es, tja, was eigentlich? Es ist ein Buch über Sex. Ganz einfach. Ein Buch, so wie wir vielleicht mit unseren Freunden über Sex reden. Warum erklären, wie Analverkehr funktioniert, wenn man doch eher darüber nachdenken sollte, wie es sich anfühlt, was man daran mag und was nicht? Wenn wir uns mit Freunden über unsere sexuellen Vorlieben austauschen, dann erzählen wir ihnen doch auch nicht, wie wir uns dabei genau positioniert haben – das rechte Bein dahin, den Arm lieber dort, den Oberkörper am besten so. Wir erzählen, was wir beim Sex empfinden, denken, wahrnehmen. Und nicht, *wie* wir es gemacht haben.

Was bedeutet Sexualität für uns heute? Vielleicht wird unsere Meinung provozieren und für Aufregung sorgen, den ein oder anderen aber vielleicht in seinen Erfahrungen bestätigen. Was wir aber mit Sicherheit nicht wollen, ist irgendwelche Allgemeingültigkeiten zum Thema Sex formulieren. Das überlassen wir gern denen, die sich auf Statistiken, Trends und Strömungen berufen. Wir können und wollen das nicht. Wäre ja auch ziemlich vermessen zu behaupten, wir wüssten, wo es langgeht oder was das Richtige für den Einzelnen ist.

Nein, das Buch funktioniert mehr wie ein Gespräch. Oder wie eine Sammlung von Gedanken und Erfahrungen. Über uns und unsere Sexualität. Du liest einen Text über Sperma schlucken? Das widerspricht deiner Meinung? Super! Der nächste Text, zum Thema Treue, ach, das siehst du auch so? Perfekt. Du findest alles bescheuert, was in diesem Buch steht? Auch okay, schließlich ist das deine Meinung. Gespräche über Sex entstehen meist aus unterschiedlichen Standpunkten heraus, und genau das macht sie so spannend.

Und noch eines: Das Buch erhebt auf gar keinen Fall einen Anspruch auf Vollständigkeit. Ginge auch gar nicht. Denn jeder erlebt natürlich seine ganz eigene Sexualität. Und trotzdem gibt es Übereinstimmungen, Erfahrungen und Gedanken, in denen man sich wiedererkennt. Deshalb haben wir einfach mal alles aufgeschrieben, was uns erregt.

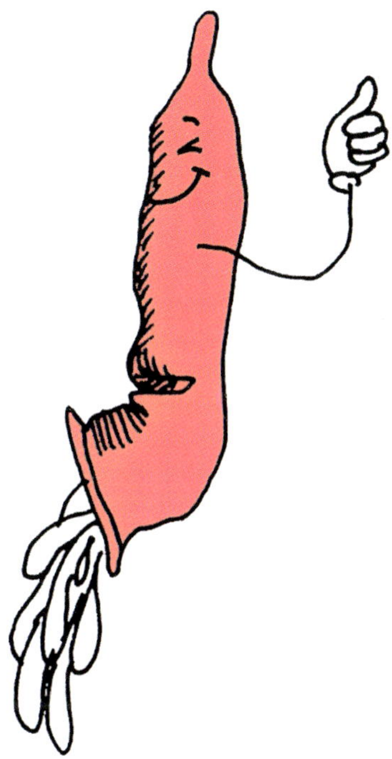

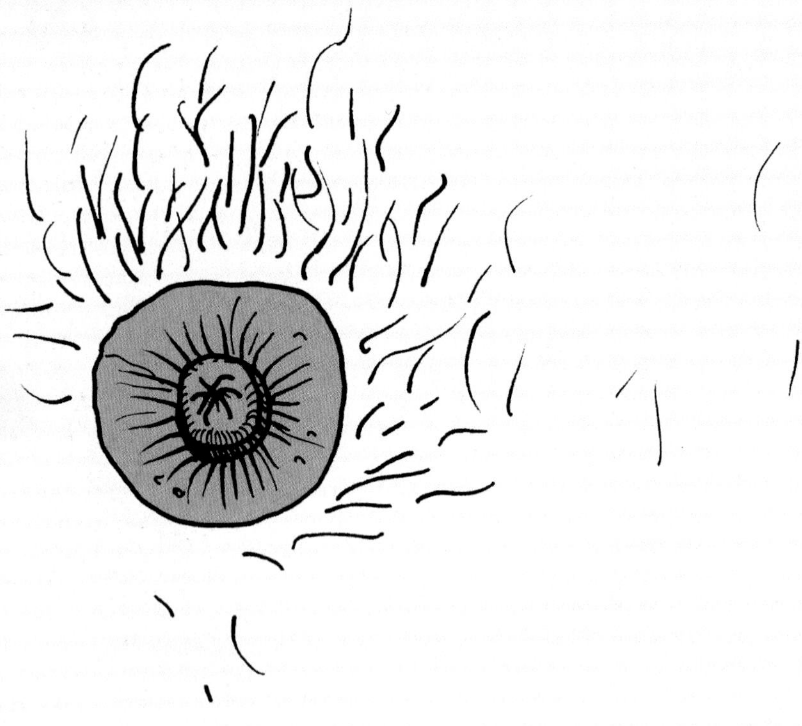

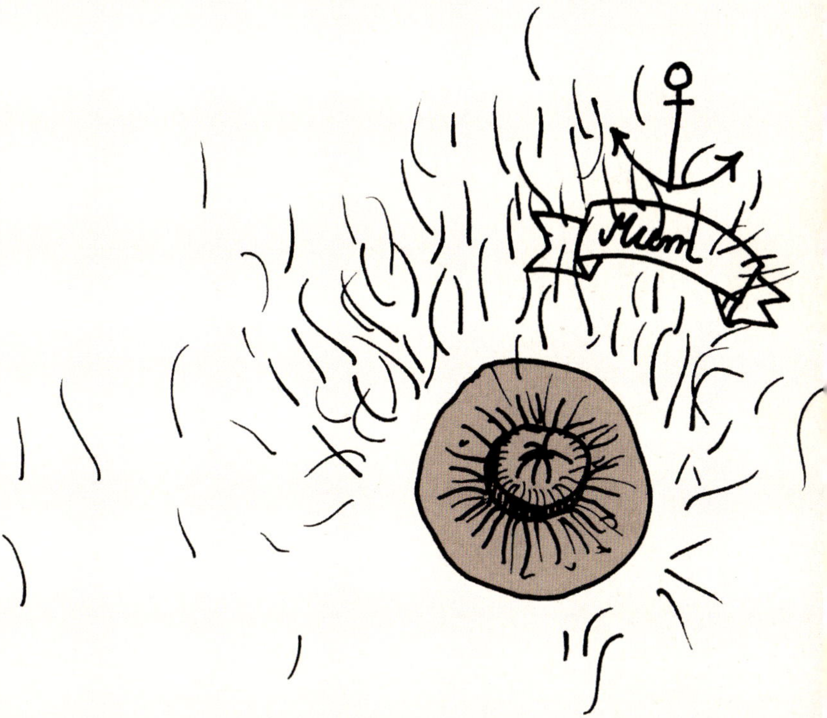
Mum

KAPITEL 1

Sexuelle Irrtümer

Einleitung

Muss ein Schwanz groß sein? Ja, muss er. Und Männer sollten endlich aufhören, sich von wohlmeinenden Freundinnen und Männermagazinen etwas vormachen zu lassen. Mögen Männer es, wenn Frauen Sperma schlucken? Ja, Männer mögen das. Und sie mögen daran, dass sie die Frau damit erniedrigen – auf eine intime, fast zärtliche Art, aber es bleibt eine Erniedrigung.

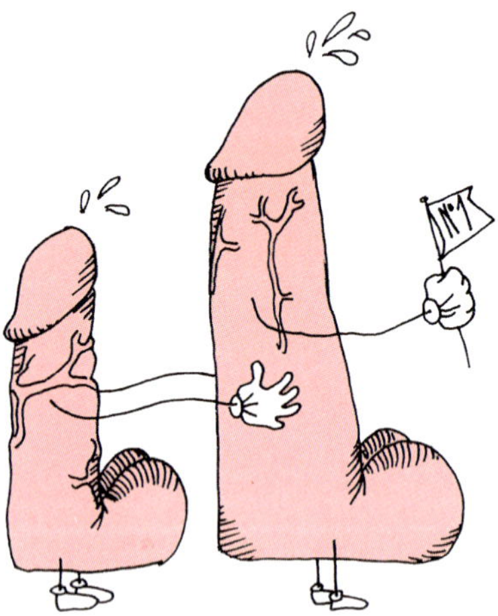

Schockierend oder normal? Provokante These oder Konsens? Was stimmt nun wirklich? Wenn eine Frau auf große Schwänze steht, dann ist das völlig okay. Es ist aber genauso okay, wenn eine Frau das Schlucken von Sperma verweigert. Im Gegenzug dazu ist es okay, wenn Männer sich nicht um den Geschmack ihres Spermas kümmern oder beim Sex auch mal egoistisch sein dürfen.

Ist das so?

Die Suche nach Antworten beginnt meist mit dem Erfahrungsaustausch in der Schule. Der Sitznachbar kommt angeblich fünfmal hintereinander und behauptet, er hätte siebzehnmal am Tag einen Orgasmus. Und man selbst? Wenn es gut läuft, ein- oder zweimal am Tag. Die beste Freundin erzählt aufgeregt von multiplen Orgasmen. Und man selbst? Hat sich gerade in irgendeinen Musiker verliebt und wundert sich über das lustige Gefühl im Bauch, wenn man sich ein Kissen zwischen die Beine klemmt.

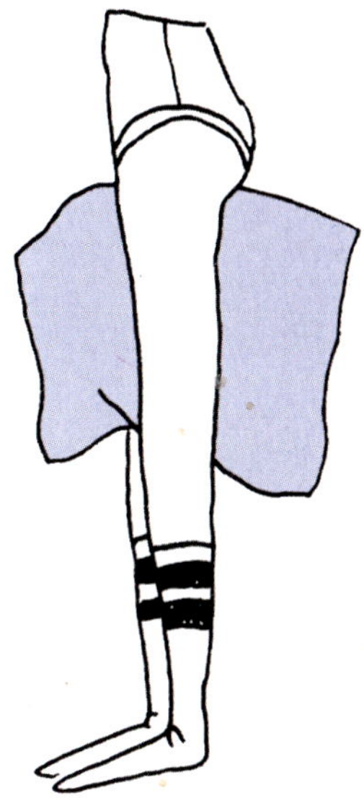

Wir lernen von unserem Umfeld, was all das bedeuten soll, und setzen uns damit oft fürchterlich unter Druck.

Später, wenn wir selbst schon etwas Erfahrung gesammelt haben, geht es im Grunde genau so weiter. Da vögelt die Freundin den besten Freund mit einem Umschnall-Dildo, und man selbst will auch wissen, wie das ist, traut sich aber nicht, es auszuprobieren. Oder der Partner will plötzlich etwas, das einem so gar nicht liegt. Wer wird dazu befragt? Nicht etwa der eigene Partner, sondern das Dr.-Sommer-Team der *Bravo*-Redaktion. Später ist es dann die *Young Miss* und viel später die *Cosmopolitan* und noch viel später die *Vogue* und schließlich irgendwann die *Super Illu* (die im Übrigen zielgruppengerechte Sextipps gibt, was sehr lustig ist). Aber nie, oder nur sehr selten, fragt man sich selbst, was man möchte und was man sich erträumt. Und ebenso selten den Partner.

Sexualität ist eine Sache von Dritten geworden, von Ratschlägen, von Tipps und vermeintlichen Tricks. Das gilt na-

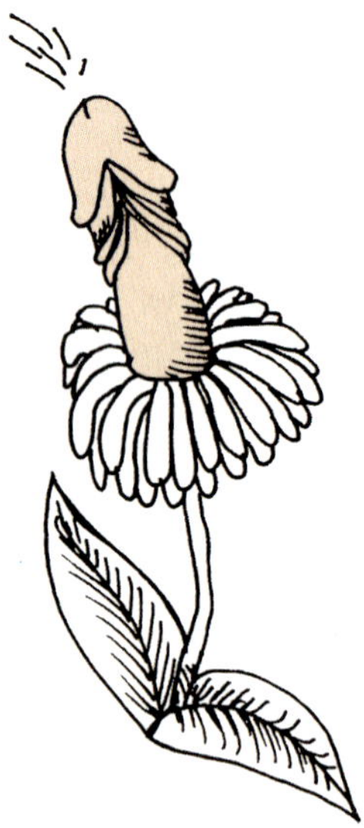

türlich nicht für alle Menschen. Natürlich setzt sich jeder mit seiner eigenen Sexualität auseinander, und natürlich hat jeder dabei Empfindungen, die irgendwann zu Erfahrungen werden. Aber wie oft fragen wir bei Problemen unseren Partner, und wie oft suchen wir nach Lösungen in Zeitungen und Büchern?

Die Konsequenz? Es entsteht ein Haufen Irrtümer. Ein Beispiel: Sex muss immer gut riechen. Es ist nachvollziehbar, dass die Kosmetikindustrie ihre Produkte an den Mann bringen will. Es ist auch nachvollziehbar, dass wir, unserer allgemeinen hygienischen Sozialisation entsprechend, eine allzu nachlässige Körperpflege ablehnen. Aber müssen wir deshalb alle nach Seife und synthetischen Duftstoffen riechen? Und vor allem: überall? Was denken Männer und Frauen wirklich? Wie empfinden sie den Körpergeruch desjenigen, den sie begehren? Sind sie nicht vielleicht sogar erst dadurch auf den anderen aufmerksam geworden? Doch die Medien? Genau, die behaupten: Wir müssen alle nach Deo, Aftershave und Intimwaschlotion riechen. Ein klassischer Irrtum. Schade eigentlich, bei einem so wichtigen Thema.

Vielleicht sollten wir endlich mal aufhören, uns von den Vorgaben anderer verunsichern zu lassen. Vielleicht sollten wir langsam alle mal ehrlich sein. Dann wird das auch mit den Irrtümern einfacher. Dann nämlich werden aus Irrtümern Wahrheiten – wenn auch nur unsere eigenen. Und wenn wir uns eine eigene Meinung gebildet haben, können wir dann nicht viel leichter miteinander umgehen? Viel besseren Sex haben? Unbeschwerteren Sex? Und somit auch aufregenderen Sex?

Vielleicht sollten wir endlich aufhören, unsere eigene Sexualität im Spiegel unseres gesellschaftlichen und medialen Umfelds zu betrachten. Vielleicht sollten wir keine Sexbücher mehr lesen – zumindest keine mit Versprechungen wie »In 100 Tagen zum perfekten Liebhaber« auf dem Cover. Vielleicht sollten wir allmählich nicht mehr der »Expertenmeinung« von RTL2 vertrauen, sondern dem eigenen Gefühl.

Weg mit dem Diktat des Lifestylejournalismus! Wer als Mann erst in der *FHM* lernt, wie er es einer Frau mit den Fingern besorgt, hat schon verloren. Wer als Frau die richtige Fellatio-Technik in der *Cosmopolitan* sucht, wird wohl kaum eine erfüllte Sexualität finden. Vielleicht wäre es besser, den Mann oder die Frau neben sich im Bett zu fragen, wie er oder sie es mag. Oder es einfach selbst herauszufinden.

Wir müssen Sexualität lernen – und zwar als Autodidakten.

Und deshalb dürfen wir nicht einfach alles glauben, was wir in Zeitschriften, Büchern oder von Freunden erfahren. Wir müssen Stellung beziehen und uns unsere eigene Meinung bilden. Und das können wir nur, wenn wir unsere eigenen Erfahrungen machen.

Sperma muss schmecken

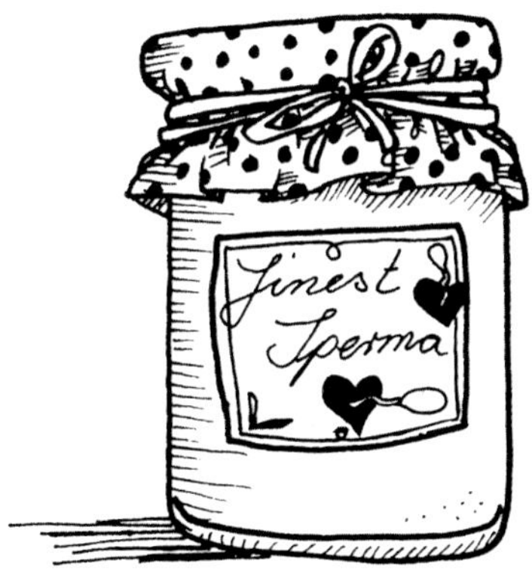

Egal, welche Frauenzeitung man aufschlägt, zu den üblichen Sextipps gehört die Verbesserung des Spermageschmacks. Sperma muss

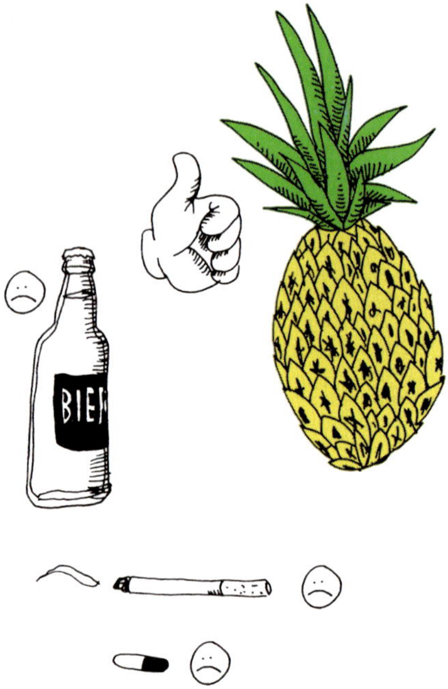

offenbar schmecken. Und Männer haben sich darum zu kümmern.

Ananassaft hilft.

Zigaretten weniger.

Gemüse hilft.

Bier nicht.

Spargel, Fisch, Medikamente: alles böse.

Und jetzt stellen wir uns einen Mann vor, der sich von Ananassaft und Gemüse ernährt, nur damit sein Sperma schmeckt. Das ist nicht gerade männlich. Männlich, so die gängige Meinung, sind Bier und Zigaretten. Und überhaupt: Wer beim Ejakulieren in den Mund einer Frau Rücksicht nimmt, hat sowieso verloren.

Warum spritzen Männer gern in den Mund einer Frau? Bestimmt nicht, um ihr eine Leckerei auf die Zunge zu legen. Bestimmt, nicht, um »Hm ... Ananassaft« zu hören. Der Wunsch, Frauen in den Mund zu spritzen, ist eine zentrale männliche Fantasie. Männer spritzen Frauen in den Mund, um sie zu beschmutzen, um etwas zu tun, was sich nicht gehört. Sperma im Mund erfüllt keine Funktion, da wird nichts befruchtet, da wird kein Leben draus, nichts. Männer wollen, wenn sie einen geblasen bekommen, den Kopf einer Frau am liebsten festhalten. Sie wollen ihr den Penis so tief wie möglich in den Hals stecken. Sie wollen auch nicht sagen: »Du, ich komm gleich.« Sie wollen einfach kommen. Sperma überall. Keine Rücksichtnahme. Einfaches egoistisches Zustoßen. Würgreflex inklusive. Und das Gefühl der Machtausübung gibt's für lau.

Klingt brutal? Bedient allein männliche Fantasie? Kann sein. Doch mal ehrlich, und die emanzipatorischen Bestrebungen der letzten hundert Jahre jetzt mal außen vor: Beim Oralverkehr geht es nicht darum, eine Frau glücklich zu machen. Das Blasen eines Schwanzes ist eine der letzten egoistischen, archaischen sexuellen Spielarten. Und die soll bestimmt nicht gut schmecken.

Aber ist es nicht genau das, was den Oralverkehr auch für Frauen so reizvoll machen kann? Dieses Gefühl des Benutztwerdens? Das Gefühl der Lust, das sich breitmacht, wenn Frauen spüren, dass ein Mann sich vergisst? Klar, nicht viele Frauen finden das Benutztwerden sexuell stimulierend. Vielleicht sogar die wenigsten. Doch für die, die es mögen, ist es die Lust des anderen, die erregt. Und das hat wiederum mit der eigenen Lust zu tun. Und weniger mit Emanzipation.

Es gibt Männer, die sagen, dass sie es nicht mögen, wenn ihnen eine Frau einen bläst; gerade die Erniedrigung stört sie daran. Das ist der gleiche Schlag Mann, der eine Frau vor dem Sex mindestens eine Stunde leckt, aber nicht, weil es ihm gefällt, sondern weil er denkt, das müsse so sein. Solche Männer sind auch meist eine schläfrige Option im Bett. Sie sind die ewigen Streichler, Kuschler und Schmuser. Die Ananassafttrinker.

Die Menge Sperma, die ein Mann beim Ejakulieren abspritzt, ist nicht der obligatorische Teelöffel, so wie es oft in Frauenzeitungen steht. Es ist ein bisschen mehr, manchmal ein Shot, wie in einem 4-cl-Wodkaglas, manchmal sogar noch mehr. Selten weniger. Wie schmeckt ein Glas Wodka? Schrecklich, besonders wenn es billiger Wodka ist. Welche Frau lässt sich Wodka auf der Zunge zergehen? Und welcher Mann tut das? Genau. So verhält es sich auch mit Sperma.

Sperma riecht nach altem Camembert, nach Schwimmhalle, schmeckt salzig, ist im schlimmsten Fall zähflüssig und klumpig. Klar, es ist vielleicht keine Freude. Aber wie beim Wodka braucht es nur den Bruchteil einer Sekunde, um es herunterzuschlucken.

Und Sperma schmeckt auch nicht immer widerlich. Es ist auch nicht immer zäh und sämig. Sperma ist meist weiß, flüssig und leicht salzig. Durch die basische Zusammensetzung des Ejakulats ist es immer etwas seifig. Es ist nicht eklig, sondern einfach nur eine Flüssigkeit.

Warum sollen Männer sich also darum kümmern, dass Sperma wohlschmeckend ist? Von Frauen erwartet ja auch keiner, dass sie mehr Omega-3- und Omega-6-Fettsäuren zu sich nehmen. Angeblich sollen diese Fette nämlich den sauren Geschmack der Vaginalflüssigkeit mindern.

Vier Richtige

Onanieren

Vor dem Oralverkehr schon mal selbst befriedigen. Beim zweiten Orgasmus ist der Samen dünner und weniger verklumpt.

Zungenroller

Wenn der Mann kommt, einfach die Zunge nach hinten rollen. Das Sperma fließt dann unter die Zunge und berührt nicht die Geschmacksknospen. Außerdem: nicht alle Männer spritzen, einige tropfen eher. Wenn ein Mann richtig spritzt, kann es schon mal sein, dass er das Gaumenzäpfchen trifft. Würgen ist die Folge. Wer die Zunge rollt, fängt das Sperma auf und schützt das Zäpfchen.

Lass es einfach laufen ...

Irgendwer hat mal das Gerücht in die Welt gesetzt, Männer würden unbedingt wollen, dass Frauen das Sperma herunterschlucken. Das ist Schwachsinn. Ein kunstvoll-pornografisches Aus-dem-Mund-herauslaufen-lassen kann genauso sexy sein.

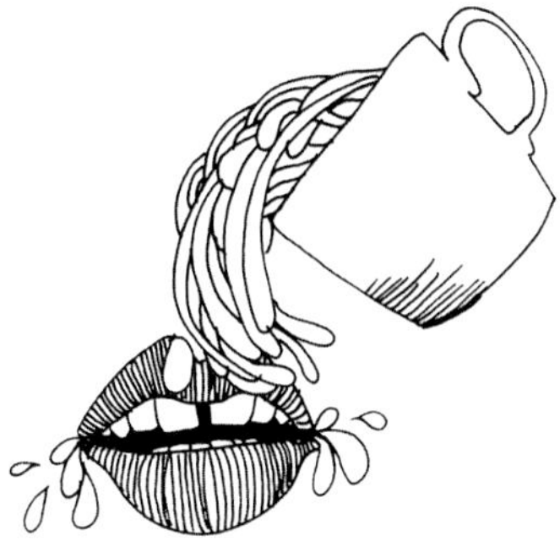

Bitte nicht ...

... Sperma in ein Taschentuch spucken. Das wirkt, als ziehe sich jemand postkoitalen Schnodder aus der Nase.

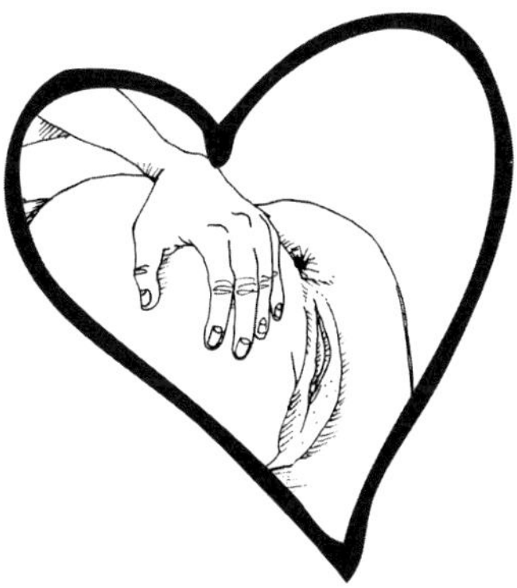

Oh mein Gott, Analverkehr

Analverkehr ist für den passiven Part eher unangenehm – zumindest, bevor es losgeht. Niemand möchte ernsthaft etwas in seinem Hintern stecken haben, denn diese Konstruktion existiert schließlich, damit etwas herauskommt. Der umgekehrte Weg ist also Zweckentfremdung. Etwas reinzustecken bedeutet, sich den Platz mit Verdautem zu teilen und so weiter. Schön ist das nicht.

Aber beim Blasen zu würgen, Sperma versehentlich in die Nase zu bekommen oder Sex während der Menstruation sind auch nicht wirklich schön. Aber auch nicht weiter schlimm.

Um Analverkehr hingegen wird ein immenses Bohei betrieben. Die Gründe liegen auf der Hand. Seit 3000 Jahren ist Analverkehr für die von religiösen Normen und Werten geprägte westliche Welt etwas Böses – ebenso wie Esel besteigen oder einen Mord begehen. Wir haben gelernt: Wer Analverkehr hat, kommt in die Hölle. Das ist natürlich Schwachsinn. Den Freifahrtsschein ins Fegefeuer gibt es auch schon fürs Lügen. Und da wir alle hin und wieder lügen, sollte dem Analverkehr doch eigentlich nichts im Weg stehen, oder?

Doch. Und zwar sind es meist die Männer, die sich den Analverkehr versauen. Der Grund: Sie sind unentspannt. Für viele ist Analverkehr etwas Verbotenes. Es könnte der Frau wehtun. Es hat mit Ausscheidungen zu tun. Analverkehr ist, zumindest behaupten das so manche, ein äußerst egoistisches Vergnügen. Und deshalb sitzen in diesem Moment vermutlich Millionen von verzweifelten Männern auf den Bettkanten dieser Welt und ringen nach Worten. Doch die Frau wehrt ab. Aus Angst, es könnte irgendwelche Spuren hinterlassen oder was auch immer.

Ein Klassiker unerfüllter Männerträume. Der Mann drängt, und die Frau verkrampft wie ein Babyfäustchen. Und das war es dann. Die Bettkantenmänner dieser Erde beginnen daraufhin zu fantasieren, steigern sich hinein, denken, Analverkehr sei das Nonplusultra. Die Konsequenz: Die Prostituierten dieser Welt müssen dran glauben.

Das geht doch auch einfacher. Drüber reden wäre vielleicht ganz hilfreich. Aber nicht dieses verständnisvolle »Wir müssen mal drüber reden«, sondern der sachliche, auf Fakten basierende Austausch. Zum Thema Analverkehr gibt es nämlich Folgendes zu wissen:

❶ Im After wohnt nicht die Kacke.
❷ Die Funktion des Schließmuskels bleibt davon unbeeindruckt.
❸ Die postkoitalen Blähgeräusche hören sich nur so an, sind aber keine verdauungsbedingten Gase, sondern bloß gestaute Luft. Folglich stinken sie auch nicht.
❹ Analverkehr fühlt sich für einen Mann eigentlich nicht viel anders an als Sex vorne rum. Die Lust der Frauen hängt ganz von ihren Vorlieben und ihrem Schmerzempfinden ab.

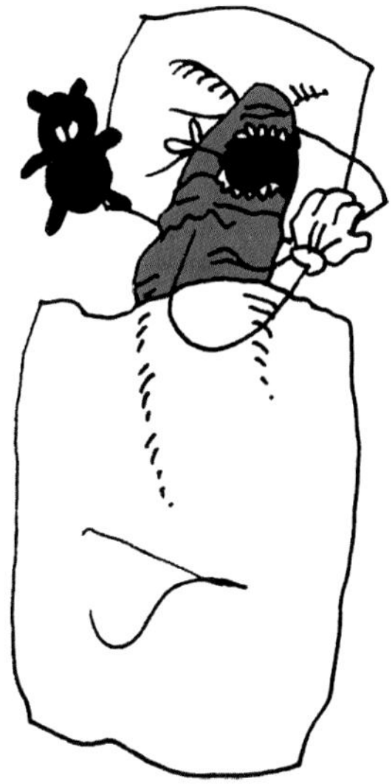

Fertig. Mehr braucht man nicht zu wissen.

Auch all die Tipps, reichlich Gleitmittel zu verwenden, sind albern. Wer wie ein Gärtner beim Umgraben eines Beetes in seinem Partner rumhackt, dem hilft auch nicht die volle Tube Gleitgel. Die Anusse dieser Welt sind genauso unterschiedlich wie die Vaginen dieser Welt. Bei der einen reicht etwas Spucke, bei der anderen geht es nur mit allergrößter Vorsicht. Da helfen keine beruhigenden Gespräche. Und auch kein Gleitgel.

Das Interessante ist aber, dass Analverkehr, sobald er dann stattfindet, sich gut anfühlt. Aber nicht, weil es besonders eng ist, sondern weil es besonders »schmutzig« ist – und zwar im psychologischen Sinne. Im Kopf regiert die Vorstellung, etwas Verbotenes zu tun. Und das kann sehr aufregend sein. Zumindest beim ersten Mal. Danach macht sich meist Ernüchterung breit. Auch wie beim ersten Mal. »Das war es jetzt?«, denkt sich vielleicht der ein oder andere etwas betreten.

Nun ja, das war es.

Gut wird Analverkehr erst, wenn er einfach stattfindet. Dann nämlich ist der Punkt erreicht, an dem Analverkehr nichts mehr ist, woran sich überzogene Erwartungen knüpfen, sondern er einfach nur geschieht. Erst dann können ihn beide Seiten genießen. Und erst dann bedeutet Analverkehr einfach nur ein besonders verbindendes Gefühl.

Analverkehr als Popkultur

Bernardo Bertolucci: *Der letzte Tango in Paris*
Der Satz »Los, hol die Butter« leitete 1972 die erste drastische Darstellung von Analverkehr in einer großen Filmproduktion ein. Diese und weitere Sexszenen stießen bei vielen Kritikern und dem Publikum auf entsetzte Ablehnung und sorgten in mehreren Ländern für einen Skandal.

Sido: »Arschficksong«
Mit diesem Song provozierte der Berliner Rapper 2003 die deutschen Gemüter. In seinem »Arschficksong« beschreibt er in expliziter Sprache Analverkehr.

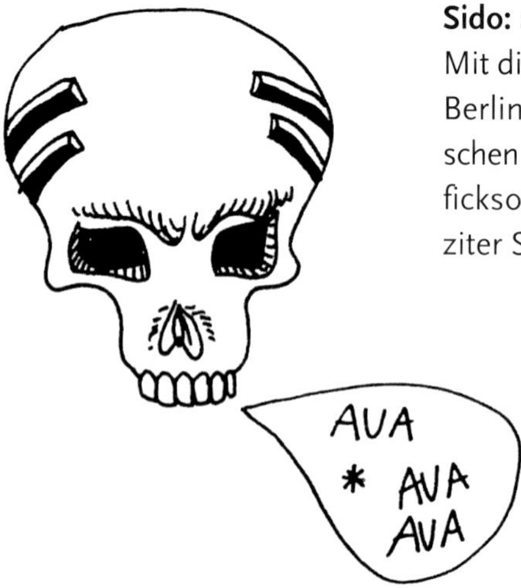

Morch Guykill: »Ein Liebeslied«
»Hey Sido, ich fick dich in den Arsch ...«, so beginnt der Song von Morch Guykill. Damit scheint Tag X der Abrechnung der Schwulenszene mit den jahrelangen Anfeindungen diverser deutscher Rapper gekommen zu sein.

Pauline Réage: *Geschichte der O.*
Analspielzeuge, anale Dehnung und Analsex spielen eine wesentliche Rolle in diesem 1954 erschienenen Skandalbuch. Das Werk von Dominique Aury, der es unter seinem Pseudonym Pauline Réage veröffentlichte, hatte großen Einfluss auf die Entwicklung der Erotikliteratur.

Jeff Koons: »Red Butt«
Jeff Koons' Bild »Red Butt« von 1991 erzielte bei einer Versteigerung 2003 einen Wert von 369 000 US-Dollar und gilt als bekannteste Darstellung von Analverkehr in der modernen Kunst. Es zeigt den Künstler beim Analverkehr mit seiner späteren Frau Cicciolina.

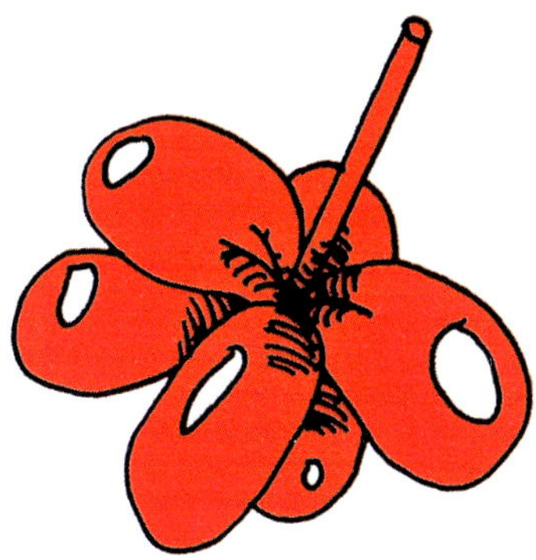

Suzuki Harunobu: Verschiedene Shunga
Bekanntester Vertreter des Ukiyo-e-Genres, eine Form der japanischen Malerei und Druckgrafik. Suyuki Harunobu produzierte auch eine Reihe von Shunga-Bildern und -Drucken, die sexuelle Handlungen darstellen, unter anderem auch Analverkehr zwischen zwei Männern.

Männer brauchen Strapse

Folgende Situation: Irgendein Club in einer größeren Stadt. Schnäpse, Schwitzen und dann Küssen. Erst die Hand am Hals, später die Hand an der Brust, dann, wenn es heller wird, die Hand zwischen den Beinen einer Frau. Vernehmbares Stöhnen. Sie atmet schwer, während sie den Kopf in den Nacken legt. Die Phase des verschämten Sex mit Kleidung beginnt. Etwa im Taxi. Sex mit Händen und in den Köpfen. Was dann folgt, ist meist: hastiges Aufschließen der Wohnungstür. Noch hastigeres Zerren und Zupfen an Kleidung. Zwischendrin immer wieder Bekundungen, dass man sehr betrunken sei und so etwas eigentlich nie tun würde. Dann die ätzenden Hosenknöpfe, das seltsame Strampeln, damit die Hosen auf dem Boden landen, das äußerst anziehnde Pullover/T-Shirt-über-den-Kopf-Ziehen. Und dann?

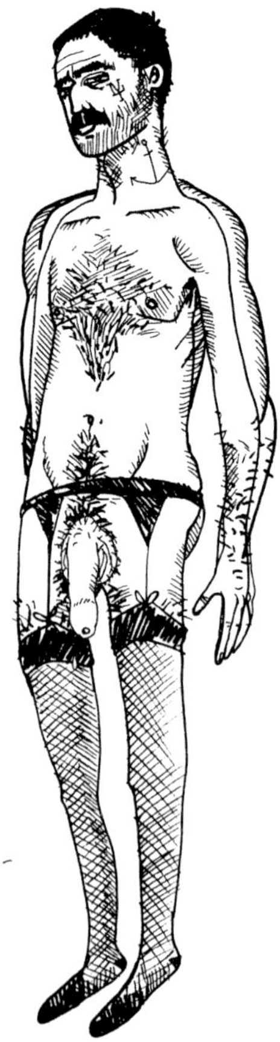

Würden wir einen Film sehen, hätte die Frau jetzt Strapse an, einen Spitzen-BH mit kleinen Löchern, aus denen ihre Brustwarzen gucken, und einen Slip, der einen Schlitz vor dem

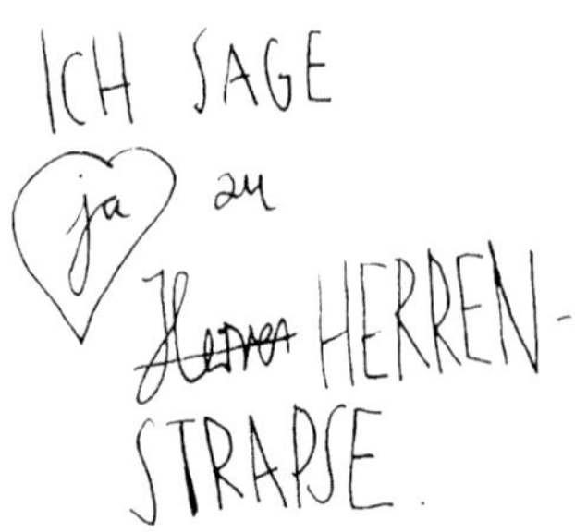

Schlitz hat. Wir gucken aber keinen Film, das ist die Realität, und die sieht anders aus. Meist hat die Frau einen funktionalen BH an, entweder soll er den Busen größer machen oder große Brüste jugendlich aufrecht halten. Der Slip hat Pünktchen oder ist einfarbig. Manchmal ist er auch sehr klein. Aber niemals hat er einen Schlitz. Strapse? Fehlanzeige.

Mal ganz im Ernst, wer hat schon mal eine Frau rumgekriegt, die Strapse trägt? Vermutlich sind Strapse das, was Flugzeugabstürze für die Welt bedeuten: Wer kennt eigentlich jemanden, der schon mal mit einem Flugzeug abgestürzt ist? Kennt überhaupt jemand jemanden, der irgendwen kennt, der schon einmal mit einem Flugzeug abgestürzt ist? Genau so ist das auch mit den Strapsen.

In einem ordentlich sozialisierten Männerfreundeskreis, Maximalalter dreißig, hat noch nie einer eine Frau mit Strapsen rumgekriegt. Strapse, die kommen erst viel später, und so mancher fragt sich, warum sie überhaupt kommen. Strapse sind, wenn überhaupt, Kulisse und wirken nicht auf alle gleichermaßen anziehend.

Was soll das auch? Brauchen Männer ein Navigationssystem, nach dem Motto: »An der Stelle, an der kein Stoff ist, geht es rein?« Nein, Männer brauchen keine »Lingerie«, wie diese unsägliche Betttrikotage auch genannt wird. Männer wollen Haut, und Männer wollen lieber Slips als »sexy Dessous«. Männer wollen einfach ihre Hände auf den Hintern legen und beim innigen Kuss in der Diele einer Wohnung der Frau von hinten zwischen die Beine fassen. Sie wollen die Frau nicht unter einen Suchscheinwerfer stellen, die Hand ans Kinn legen und sagen: »Oh, das ist aber eine feine Spitze. Ich finde nur, dir würde ein dunkles Grün besser stehen.« Und Satin, Satin geht gar nicht.

Frauen erwarten von Männern eine gewisse Leidenschaft: das fordernde Küssen, das Herunterreißen von Kleidung, das Umherwerfen auf dem Bett. Wenn Frauen aber aussehen wie böhmische Eier, werden sie auch so angefasst. Sie: »Zupf bitte nicht so, das war teuer.« Er: »Ähm, okay.«

Wer guten, leidenschaftlichen, dreckigen, feuchten Sex will, muss nackt sein. Alle anderen machen Liebe, so wie wir es aus unzähligen Hollywoodfilmen kennen – angezogen, unter der Bettdecke, bei gelöschtem Licht.

Wer will denn das? Genau, niemand.

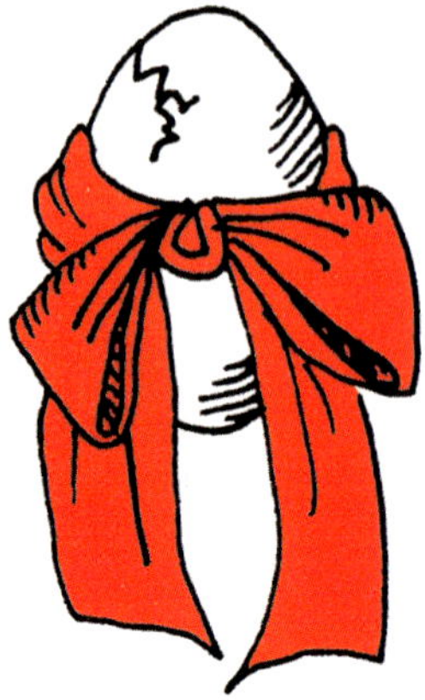

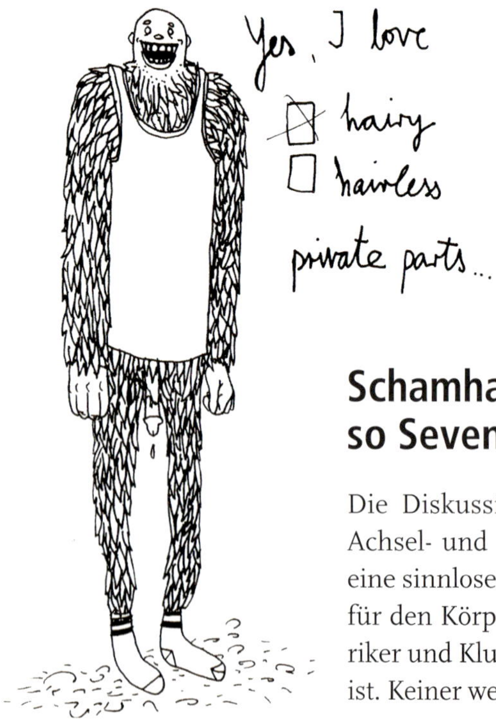

Schamhaare sind so Seventies

Die Diskussion ums Schamhaar, also Achsel- und Geschlechtsbehaarung, ist eine sinnlose Diskussion. Schamhaar ist für den Körper das, was für Kunsthistoriker und Klugscheißer die Postmoderne ist. Keiner weiß so richtig, was denn nun genau nach der Moderne kommt und wann die Moderne überhaupt begonnen hat. Und keiner hat auch nur die leiseste Vorstellung davon, was denn an Schambehaarung heute tatsächlich angebracht ist. Oder anders gesagt: Schamhaare sind die einzigen sekundären Geschlechtsmerkmale, die sich einem Modediktat zu unterwerfen haben. Einem Diktat, das von, ja von wem eigentlich, bestimmt wird?

Zurzeit ist es so, dass komplett rasiert bei Mann und Frau üblich und gesellschaftlich akzeptiert ist. Eigentlich seltsam, denn vor noch nicht mal zehn Jahren musste sich jeder Mann, der von seiner Partnerin eine Totalrasur verlangte, dem Vorwurf der Pädophilie aussetzen. Heute aber fühlt man sich in der Sauna wie zwischen seltsam präpubertierenden Erwachsenen, die vermutlich gleich feixend unter der Gartendusche eines Kindergartens durchrennen.

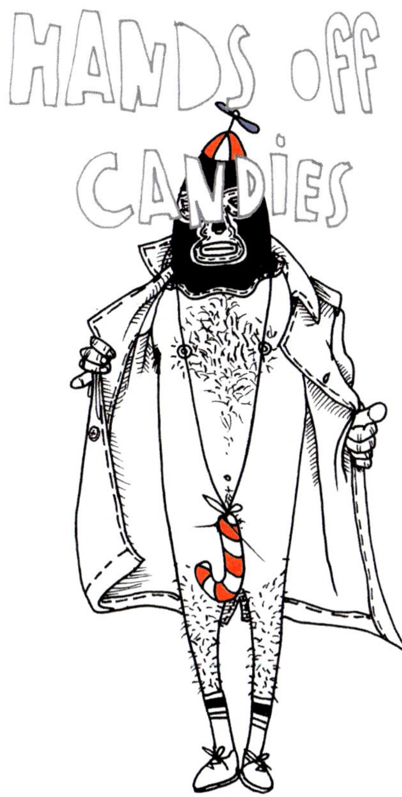

Im Prinzip ist das Verschwinden der Schambehaarung ein großer Verlust. Schamhaare haben, man mag es kaum glauben, eine sinnvolle Funktion. Sie sind keine Atavismen, wie etwa eine dritte Brustwarze oder der verlängerte Steiß. Schamhaare sind unser buschiger Schutzwall gegen lästige Unten-rum-Krankheiten – fiese

Warzen, böse Keime und unliebsame Bakterien. Mit Schamhaaren verhindert man zwar nicht das Gröbste, verringert aber die Wahrscheinlichkeit, mit tropfendem Genital im Wartezimmer des Dermatologen zu sitzen.

Schamhaare können aber noch etwas viel Besseres: nämlich muffen. Und dieser Muff ist nicht etwa abstoßend oder eklig, sondern wichtig – mal abgesehen vom Muff der Fahrrad-, Interrail- und Rucksacktouristen. Schamhaare sind unser persönliches Geruchsreservoir. Unsere sexuelle Visitenkarte, sozusagen.

Natürlich hängen wir nicht den ganzen Tag unsere Nase in den Wind auf der Suche nach dem richtigen Partner. Wir stürzen uns auch nicht gleich dem Nächstbesten in den Schoß, nur weil er oder sie uns mit dem Geruch derart betören konnte. Aber manchmal, da liegt man einfach nackt nebeneinander und, ohne dass man es merkt, verliebt man sich – vielleicht sogar wegen der Schamhaare. Unter anderem.

Und noch etwas: Schamhaare sind schön. Dem weiblichen und männlichen Körper geben sie eine Struktur, eine persönliche Zeichnung. Menschen ohne Schamhaare sehen irgendwie blass aus. Und irgendwie beschleicht einen das Gefühl, als wäre da etwas aus der Mitte des Körpers herausradiert. Schamhaare lassen sich kräuseln, man kann lustige Zwirbel aus ihnen machen, und sie lassen sich streicheln.

Schamhaarlose Männer sehen eher seltsam aus. Der Versuch, einen Schwanz durch Haarentfernung optisch größer wirken zu lassen, ist, nun ja, albern. Oft hängt dann da aus der Mitte des Körpers ein rosafarbenes Würstchen, ein kleiner Rüssel heraus. Das ist nicht gerade anziehend. Sowieso sind rasierte Schwänze absolut diskussionswürdig. Aus einem einfachen Grund: Schamhaare sind nun einmal männlich. Punkt.

Im Gegensatz dazu steht wohl kaum zur Diskussion: das postnatale Schamhaar, auch liebevoll Muttibusch genannt. Der geht gar nicht. Aber nur, weil er enorme Nachteile birgt. Ein Spatzennest will nun mal keiner lecken. Es sei denn, man trifft auf jemanden mit speziellem Fetisch. Schamlippen glattrasieren hat also durchaus was für sich. Und auch für Männer gilt: Eier glattrasieren nervt zwar unendlich, führt aber auch zu intimen Küssen aufs Skrotum[1]. Und dafür lohnt sich das Sackhautlangziehen unter der Dusche allemal.

[1] Das *Skrotum*, auch Hodensack genannt, zählt zu den männlichen Geschlechtsorganen. Es befindet sich zwischen dem Penis und dem Damm. Der Hodensack ist ein Haut- und Muskelsack und enthält die Hoden, Nebenhoden, den Anfang des Samenleiters und das Ende des Samenstrangs. Ab der Pubertät ist das Skrotum mit Schamhaaren bewachsen.

Das bedeutet nun aber nicht, dass jeder Mensch mit ausgeprägter Schambehaarung sich eine Spiegelglatze in den Schritt hacken muss. Stutzen ist super und schadet nicht der Ästhetik. Wir leben ja schließlich nicht mehr in den Siebzigern.

Altruistischer Sex ist guter Sex

Jeder Sextipp ist grundsätzlich Schwachsinn. Wofür sollte ein Mann spezielle Stellungen lernen, nach dem Motto: »Mit dieser Position erreichen Sie perfekt den Kitzler Ihrer Partnerin«? Warum sollte sich eine Frau ernsthaft Gedanken über den perfekten Blowjob machen?

Das soll jetzt kein Aufruf in Sachen koitaler Egoismus sein. Doch generell gilt: Wie viel Spaß macht Sex, wenn wir die ganze Zeit nur daran denken, ob der andere dabei glücklich ist?

Altruistischer Sex ist immer die schlechtere Option. Was haben Frauen von einem Mann, der sie zwar stundenlang leckt, aber nur, weil er irgendwo gehört hat, dass Frauen das mögen? Was bringt es einem Mann, einen geblasen zu bekommen, wenn er dabei das Gefühl hat, sie macht es nur ihm zuliebe (➛ siehe »Sperma muss schmecken«, S. 19)?

Viele von uns lesen alle möglichen Sexratgeber oder belegen gar Sexkurse, um ihren Partnern besser zu gefallen. Das Problem daran: Nur wenigen Menschen gefällt die sexuelle Unselbstständigkeit des anderen. Einigermaßen aufmerksame Männer durchschauen den gespielten Blowjob und schütteln sich vor Grauen, wenn die Frau auch noch fragt: »Gefällt dir das so?« Auch für jede Frau ist der Spaß schnell dahin, wenn ein Mann sie zwar pflichtschuldig leckt, dann aber fragt: »Und? Kommst du bald?«

Männer wie Frauen glauben, wenn sie dem anderen zuliebe bestimmte Dinge tun, hätten sie eine erfüllte Partnerschaft. Das darf bezweifelt werden. Sex, der auf Erfüllung ehelicher Pflichten beruht, wird immer eine Pflicht bleiben, keine Kür. Was fehlt, ist, genau, die Leidenschaft.

Es ist so unendlich erregender und befriedigender, wenn beide im Bett genau das tun, worauf sie Lust haben, und zwar einzig allein aus dem Grund, weil sie es selber möchten. Ja, so etwas gibt es, Frauen, die beispielsweise gern blasen, und Männer, die es mögen, eine Frau zu lecken. Wer nicht dazugehört, kann auf diese Disziplin ja einfach verzichten. Nur es sollte niemand, wirklich niemand aus falsch verstandenem Pflichtgefühl im Bett irgendetwas tun, was ihm eigentlich nicht gefällt.

Etwas anderes sind sexuelle Gefälligkeiten, die als Dankeschön gedacht sind. Das geht völlig in Ordnung. Wenn sich eine Frau nach drei Orgasmen und perfektem Schwitzsex erschöpft gegen die Wand lehnt, ist der finale Blowjob zum

Dank dafür durchaus angebracht. Aber damit einsteigen? Warum? Wir bedanken uns doch auch sonst nicht für Dinge, die wir noch gar nicht bekommen haben, oder? Warum sollte das im Bett anders sein?

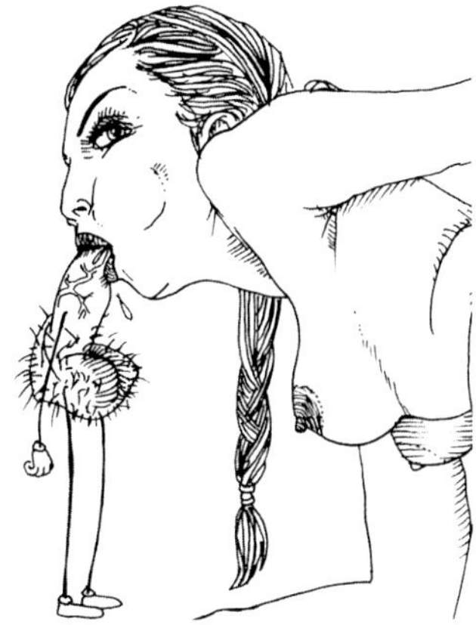

Fünf Egoisten zum Ansehen:

- *9 ½ Wochen* (1986)
- *Der letzte Tango in Paris* (1972)
- *Basic Instinct* (1992)
- *Monster's Ball* (2001)
- *Tokio Dekadenz* (1992)

Männer sind immer treu, Frauen auch

Wir wollen hier keine Diskussion zum Thema Treue beginnen. Erklärungsversuche hin oder her: Wir alle wissen, dass treu sein manchmal schwerer ist als die pünktliche Abgabe der Steuererklärung. Und das liegt nicht daran, dass Monogamie eine Erfindung unserer moralischen Welt ist. Monogamie ist nämlich eine schöne Sache. Hat aber überhaupt nichts mit Sex zu tun. Also auch nichts mit Treue.

Abends nebeneinander einschlafen, sich unter der Dusche Liedtexte für die Freundin ausdenken, dem Freund ein zauberhaftes Essen zubereiten, Geschenke kaufen, Kinder planen, Hand in Hand zum Frauenarzt gehen, gemeinsam in

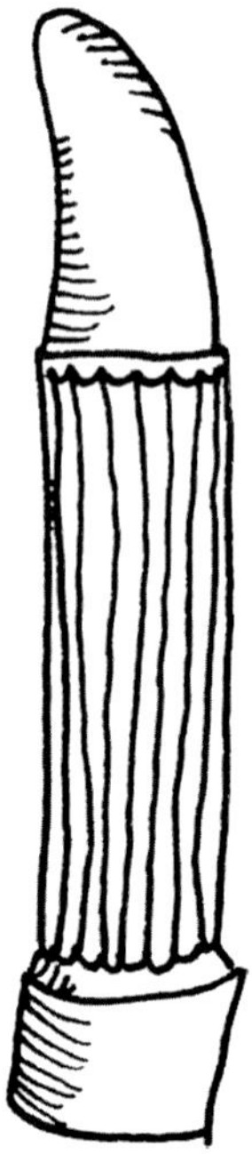

den Urlaub fahren, zusammen neue Sexsachen ausprobieren – all das sind wunderbare Aspekte einer monogamen Beziehung. Mit Treue hat das aber nichts zu tun.

Eine Beziehung kann noch so glücklich sein – fremdgegangen wird trotzdem. Es gibt statistisch gesehen vermutlich nur einen verschwindend geringen Anteil an echten monogamen Beziehungen. Selbst in Ländern, in denen der eheliche Betrug wie ein schweres Verbrechen geahndet wird, hält es die Menschen nicht davon ab, es zu tun. Der Grund dafür kann nicht der sein, dass die Natur vorsieht, das Sperma des Mannes möglichst weit zu verbreiten. Denn warum betrügen dann Frauen ihre Männer? Ihnen würde doch theoretisch eine Sorte Sperma reichen? Kein Grund also, wie eine Honigbiene über verschiedenste Schwänze zu fliegen, um genetisches Material zu sammeln.

Untreue ist vor allem schmerzhaft, aber nichts Ungewöhnliches. Weil Sex mit einer anderen Person nichts mit der Liebe zum Partner zu tun hat. Weil für manche Untreue sogar ein Elixier ist, um die Beziehung wachzuhalten. Wenngleich man es nicht unbedingt wie Diego Riviera und Frida Kahlo halten sollte. Die aktuelle Affäre mit zum Frühstück zu bringen ist nun mal wenig taktvoll.

Untreue geschieht auf Messen, an der Uni, auf der Kursfahrt. Überall lauert sie. Der besoffene Bums auf der Clubtoilette, der Büroflirt, die heißen Blickversprechungen in öffentlichen Verkehrsmitteln. Wer es ganz genau nimmt, ist schon untreu, wenn er beim Masturbieren an jemand anderen denkt. Ob nun an die Exfreundin oder Jennifer Aniston, den Verflossene oder Brad Pitt. Wer fremdwichst, kann auch fremdficken. So einfach ist das.

Natürlich ist zum echten Betrug ein großer Schritt nötig. Und jeder, der am nächsten Morgen neben einem fremden anstelle des vertrauten Menschen aufwacht, sollte wissen: Das Schlimmste kommt erst noch.

Wer auf Verheimlichen setzt, hat mit seinem Gewissen zu kämpfen. Und das meldet sich spätestens dann, wenn der Partner, der echte, abends neben einem im Bett liegt und Schmusereien ins Ohr säuselt. Die Brust schnürt sich zu, man fühlt sich wie ein Dreckschwein, überlegt noch mal, ob auch wirklich ein Kondom zwischen den Geschlechtern war. Das Gewissen ist der größte Feind des Betrügers. Das ist nicht nur bei Edgar Allan Poe so.

Und als ob das nicht schlimm genug wäre, fügen sich viele Paare auch noch gegenseitig Schmerzen zu bei dem eher hilflosen Versuch, ihr Gewissen zu entlasten. Das tut vor allem furchtbar weh, kann aber im Grunde doch nichts erklären.

Wichtig ist, Freunde aus dem Spiel zu lassen. Die hören zwar gern zu, wenn amouröse Abenteuer erzählt werden, und versprechen auch, nichts, wirklich gar nichts weiterzusagen. Aber meist schaffen sie es nicht. Meist erzählen sie es einem Arbeitskollegen. Und der erzählt es dann seiner Freundin. Und ausgerechnet die ist wiederum zufällig mit deiner Partnerin beim Spinningkurs, und dort bekommt sie nun die Geschichte von deinen sexuellen Meisterleistungen zu hören. Was dann folgt, ist meist unausweichlich: die Trennung.

All denen, die glauben, der Betrug sei das Ende vom Anfang, sei nochmals gesagt: Untreue hat nichts mit fehlender Liebe zu tun. Untreue ist ein rein sexuelles Bedürfnis, das befriedigt wird. Zumindest in den meisten Fällen. Nicht mehr, aber auch nicht weniger.

Auch wenn es schwerfällt: Wer sich hinsetzt und gemeinsam nach Erklärungen sucht, kann vielleicht noch etwas retten. Einen Versuch ist es auf jeden Fall wert.

Unsere Vorbilder – Untreue Paare

Bei denen hat es funktioniert:

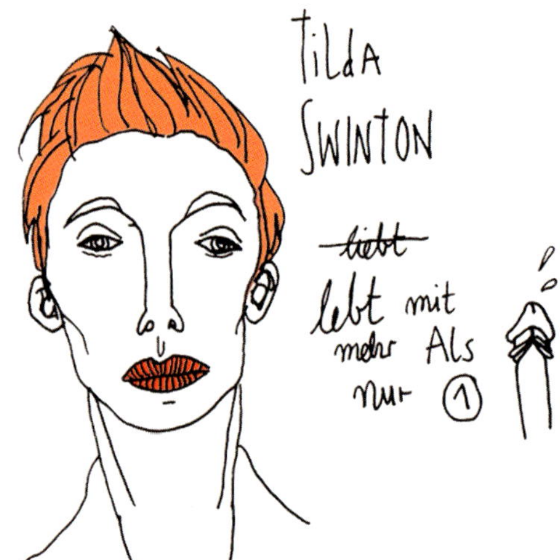

Tilda Swinton

Ein Musterbeispiel für eine Ehe mit Kindern und außerehelichen Liebesspielen. Tilda Swinton ist mit dem schottischen Autor und Maler John Byrne verheiratet und hat zwei Kinder mit ihm. Sie führen eine polyamore Beziehung, Tilda Swinton ist außerdem mit dem Künstler Sandro Kopp liiert.

William Jefferson »Bill« Clinton
Die Lewinsky-Affäre und die Geschehnisse im »Oral«-Office prägen die zweite Amtszeit von Bill Clinton. Ein Halbgeständnis bringt ein wenig Licht in die außereheliche Affäre. Trotz eines Ehebruchs, eines Meineids und eines Amtsenthebungsverfahrens blieb Clinton fest im Sattel – in der Ehe sowie im Amt des Präsidenten.

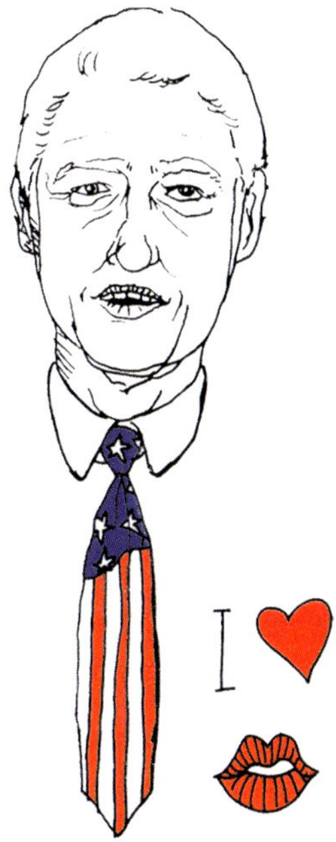

Bei denen hat es nicht funktioniert:

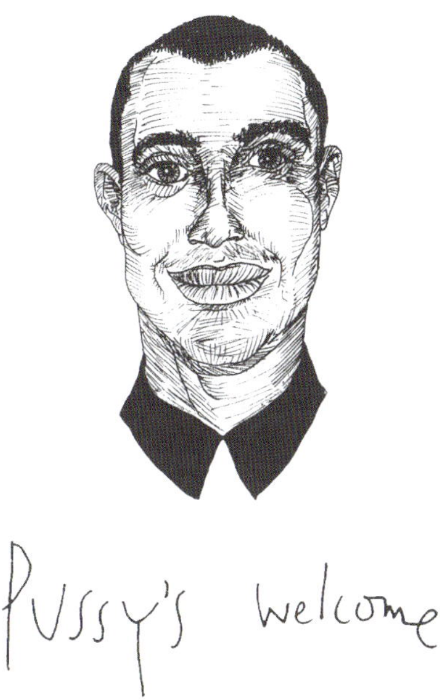

Eldrick »Tiger« Woods
Knapp ein Dutzend Frauengeschichten soll der Golf-Profi gehabt haben, darunter Barfrauen, Prostituierte und Pornodarstellerinnen. Er ließ seine Sex-Sucht für sechs Wochen in der Pine-Wood-Klinik im Bundesstaat Mississippi behandeln und zog sich eine Weile vom Golfsport zurück, um in seiner Ehe und Familie den Schaden zu reparieren, den er mit seiner Untreue angerichtet hatte. Mittlerweile ist er von seiner Frau geschieden.

Diana und Charles
Die Ehe von Diana und Prinz Charles stand von Anfang an unter keinem guten Stern. So spielte Camilla Parker-Bowles schon vor der Verlobungszeit eine große Rolle in Charles' Leben. Die unglückliche Ehe und der untreue Charles trieben Diana ebenfalls in die Untreue. Schließlich gaben Charles und Diana die Trennung bekannt.

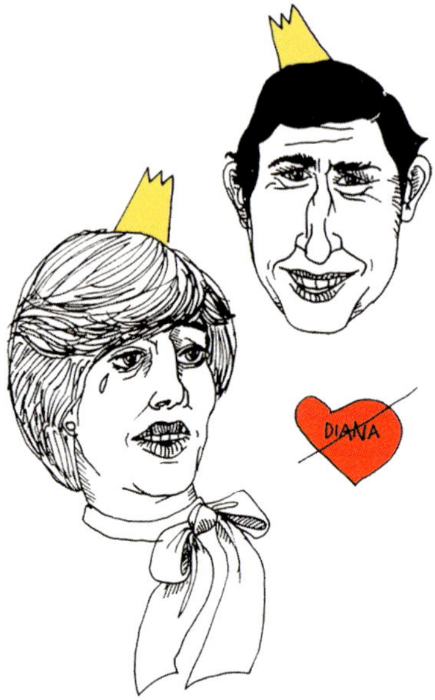

David Duchovny
Bereits 2008 outete sich der *Akte X-* und *Californication*-Star als Sexsüchtiger. Er ließ sich in eine Reha-Klinik einweisen und seine Sucht behandeln. Seine Ehe überdauerte die Behandlung dennoch nicht. Trennungsgrund war schließlich die Beziehung seiner Frau Téa Leoni zu Billy Bob Thornton.

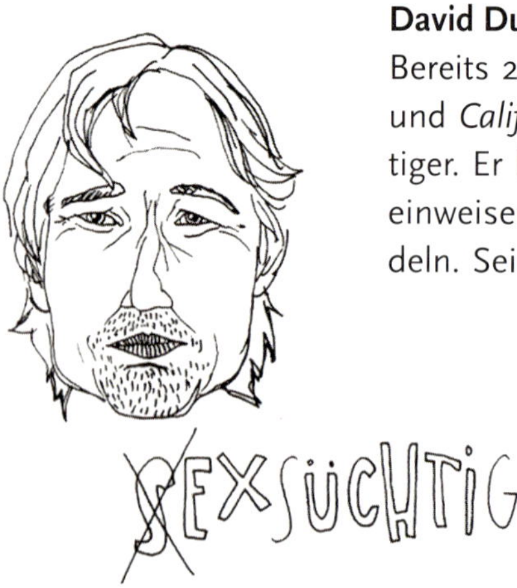

Anne Boleyn
Dass Heinrich VIII. sechs Ehefrauen hatte, ist kein Geheimnis. Dass er darüber hinaus auch außereheliche Freuden mit diversen Mätressen teilte, ebenfalls nicht. Nach seiner geschichtsträchtigen Scheidung von Katharina von Aragón ehelichte er 1533 Anne Boleyn. Die Ehe fand ihr Ende mit der Hinrichtung Anne Boleyns – angeklagt und schuldig gesprochen wegen Hochverrats und mehrfachen Ehebruchs. Der Heirat zwischen Heinrich und seiner neuen Liebe Jane Seymour stand dann nichts mehr im Wege.

Frauen wollen nur kuscheln

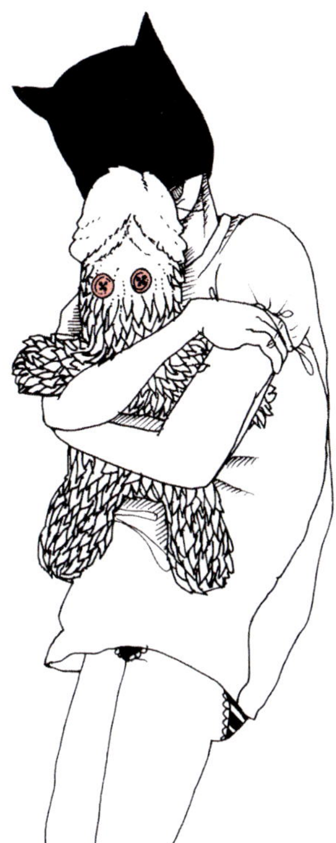

Es ist unklar, woher das Gerücht kommt, dass Frauen immer nur schmusen, schmiegen und streicheln wollen. Kommt es aus den Anfängen der menschlichen Sozialisation? Wollten Frauen früher, nachdem sie stundenlang in gebückter Haltung Beeren gepflückt hatten, nur noch kuscheln? Weil der Rücken so knarzte? Weil keine Kraft mehr war für ausdauernden Höhlensex?

Klar gibt es auch solche partnerschaftlichen Verpflichtungen wie massieren, Kopf streicheln oder Rücken kratzen während des gemeinsamen Tatort-Guckens. Aber

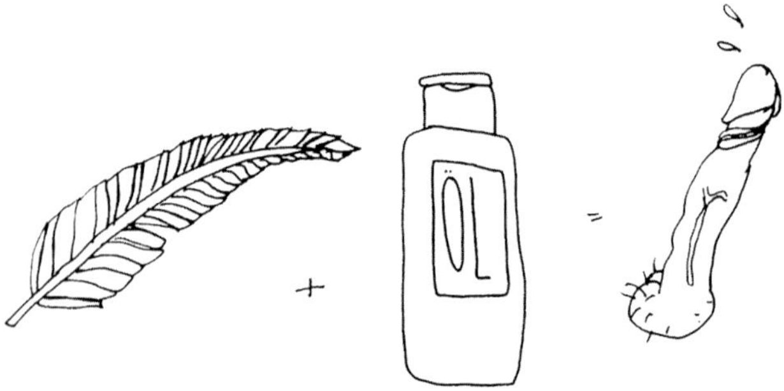

dieser Irrglaube, dass Frauen immer nur kuscheln wollen, führt dazu, dass viele Männer ihre Partnerinnen enorm unterschätzen oder gar missverstehen.

Und überhaupt, wenn Frauen immer nur kuscheln wollen, was wollen sie dann nicht? Das klingt beinahe so, als würden Frauen ihren Lebensinhalt ausschließlich ums zärtliche Berühren herum konstruieren. Aber Frauen wollen doch auch studieren, in den Urlaub fahren, Orgasmen haben, Kinder bekommen oder Whiskey-Cola trinken? Oder wollen Frauen nur kuscheln? Spätestens da wird deutlich: Wer behauptet, Frauen wollen immer nur kuscheln, kann auch gleich sagen, Frauen gehören an den Herd.

In jedem Freundeskreis gibt es diese eine seit Jahren währende Beziehung, von der niemand so recht weiß, was da eigentlich noch läuft. Fragt man den Freund, der seit fünf Jahren in einer festen Beziehung steckt, wie es denn so ist im Bett und so, hört man manchmal: »Na ja, der Sex ist eher mau. Sie will immer nur kuscheln.« Aha.

Mal im Ernst: Wie hat man sich den Sex in einer solchen Beziehung vorzustellen? Liegen da beide abends eng beieinander, die Hände auf der Bettdecke, vielleicht dreht er ihr kurz mal das Gesicht zu, und schon reagiert sie mit: »Streichle mich lieber, mir ist heute nicht so nach Sex«? Es ist nur schwer vorzustellen, was es bedeutet, den Koitus durch Kuscheln zu ersetzen. Es ist aber noch schwerer zu verstehen, wie das überhaupt funktionieren soll. Denn nur weil man eine Beziehung führt, gibt man doch nicht seine Libido auf?

Das Problem an der Kuschelaussage ist, dass die wenigsten ihrem Partner oder ihrer Partnerin zuhören, geschweige denn nachfragen, was er oder sie eigentlich mag. Vielleicht schläft besagter Freund schon seit Jahren mit seiner Freundin in der Missionarsstellung. Dabei möchte sie lieber geknebelt auf dem Bett liegen und sich den Hintern versohlen lassen.

Vielleicht erklärt das auch, warum so viele Männer glauben, ihre Freundin hätte entweder Kopfschmerzen oder gar keine Lust. Ein riesiges Missverständnis. Die Kuschelthese der Männer belegt nichts anderes als ihre Unfähigkeit herauszufinden, worauf die Partnerin wirklich steht. Es klingt ja auch besser zu sagen: »Sie mag keinen Sex, sondern immer nur streicheln«, als: »Ich bin zu blöd nachzufragen, was sie eigentlich will.« Das Bedürfnis nach Streicheleinheiten ist natürlich nicht zu verwechseln mit der zärtlichen Einleitung zum Sex. Zärtlichkeit gehört auf jeden Fall zum Sex dazu. Das vergessen viele Männer, die sich gerne archaisch über den Beckenboden einer Frau hermachen. Auch wenn es dafür keine empirischen Beweise geben mag: Männer neigen dazu, im Verlauf einer Beziehung vom zärtlichen Romantiker zum lüsternen Grobmotoriker zu mutieren. Wo früher noch stundenlang am Hosenbund genestelt, mit den Lippen ausdauernd ihr Körper erforscht und zärtlich die Innenseiten ihrer Hände betastet wurden, davon ist im Alltag einer Beziehung oftmals nicht mehr viel übrig.

Aus vorsichtigen Küssen wird die Frage: »Wollen wir Sex?«

Aus zärtlichem Bauchstreicheln wird das grobe Fingern: »Bist du schon feucht?«

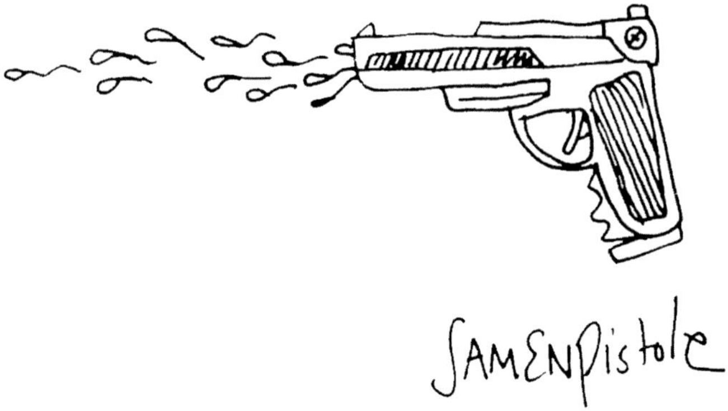

Aus ausdauerndem Vögeln wird das öde Sonntagsbumsen: »Bin gekommen, machst du es dir selber?«

Mal im Ernst, wer hat auf so etwas denn Lust? Wenn Männer nicht immer nur ihren Samen verschießen wollten, tja, dann würden sie sich vermutlich auch mehr um die Erregung ihrer Partnerin kümmern. Aber da fehlt es eben häufig am nötigen Einfühlungsvermögen. Und die vermutlich einzige Gegenwehr der Frauen, wenn es um schlechten Sex in der Beziehung geht, ist die Flucht in die Fantasie und das Aufrechterhalten körperlicher Berührungen in Form von, na, wenigstens Kuscheln.

Was lernen wir daraus? Frauen wollen anständig angefasst werden. Sie wollen genauso guten, leidenschaftlichen, dreckigen und feuchten Sex wie Männer. Und nicht immer nur kuscheln.

Kuscheln für Einsame

Das Herzschlagkissen

Viele lieben eine Schulter zum Anlehnen und empfinden den Herzschlag des Partners als beruhigend und entspannend.

Nur gibt es nicht immer diese Schulter oder Brust zum Anlehnen. Aber das Problem haben pfiffige Designer gelöst. Mit dem Herzschlagkissen wird der Herzschlag simuliert, so dass man sich bequem entspannen und wohlfühlen kann.

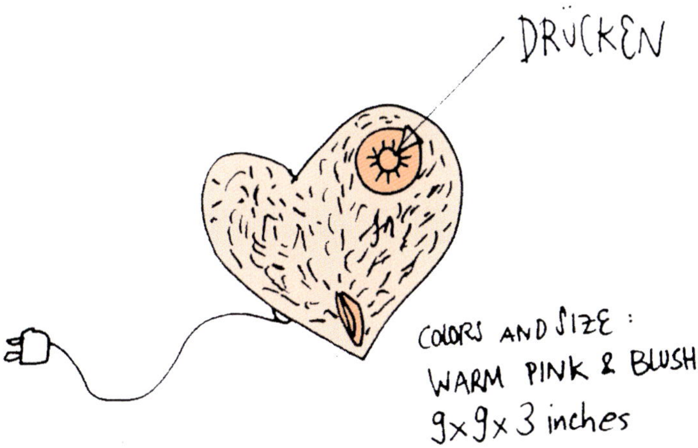

Dakimakura

Ein *Dakimakura* ist ein großes, in Japan weit verbreitetes Kissen. Übersetzt bedeutet Dakimakura »Umarmungskissen«. Es ist auch bekannt unter den Namen *Odakomakura* oder

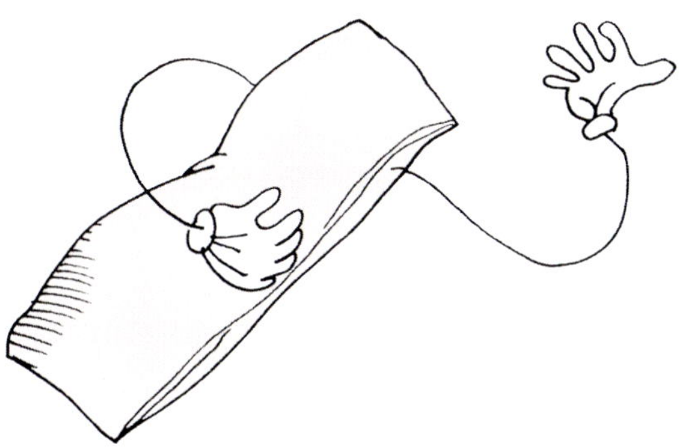

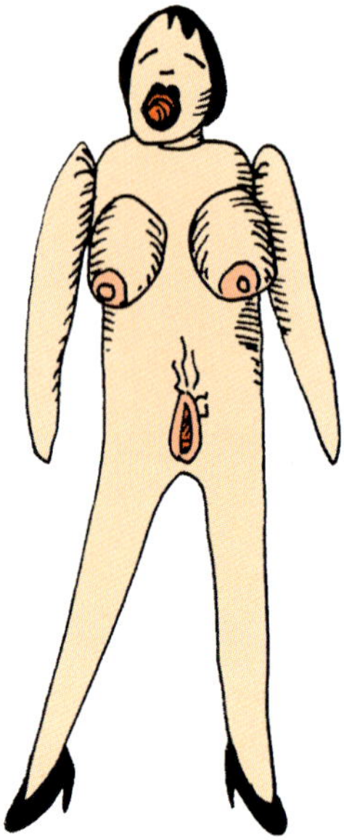

Idakimakura. Obwohl diese Kissen von unterschiedlicher Form sind, haben sie eines gemein: Sie können beim Schlafen umklammert werden und müssen nicht unbedingt nur als Kopfkissen dienen.

Real Doll

Eine *Real Doll* ist eine Liebespuppe, die sich auch zum Kuscheln eignet. Bei der Real Doll handelt es sich um eine lebensechte Puppe. Die Puppe ist anatomisch korrekt geformt und von Größe und Gewicht her einer lebenden Frau nachempfunden. Selbst die Haut fühlt sich an wie echte Haut. Die Ausstattung bestimmt den Preis. Eine einfache Gummipuppe aus dem Sexshop ist schon ab 10 Euro zu haben. Lebensechte Puppen mit aufwendiger Austattung wie Atmung, Körpertemperatur und Herzschlag kosten mehrere Tausend Euro.

Funktionide

Der globale Jobnomade vereinsamt, seine Gefühlswelt droht zu verflachen. Um die emotionalen Grundbedürfnisse des Menschen zu befriedigen, entwickelte der Designer Stefan Ulrich einen *Funktioniden*. Ein Funktionid sieht aus wie eine weiße Raupe und täuscht Atmung und Herzschlag eines

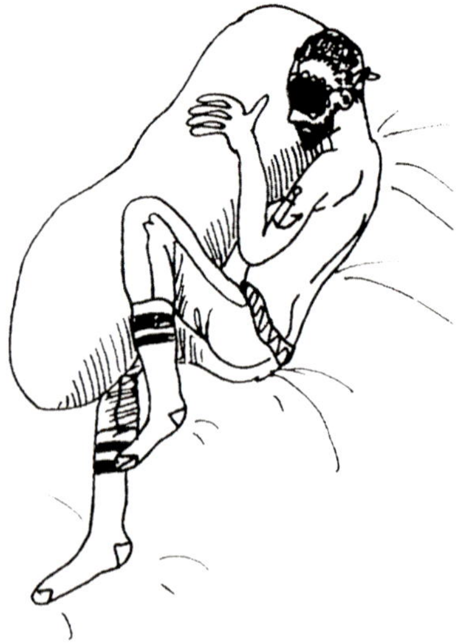

Menschen vor. Hierzu nutzt der Designer die Technologie der elektroaktiven Polymere, Materialien, die sich Mittels elektrischer Impulse fließend verformen können. Stefan Ulrich hat es bewusst vermieden, sein Objekt menschlich zu gestalten, denn es hat sich gezeigt, dass Menschlichkeit beispielsweise bei Robotern nur bis zu einem gewissen Grad positiv bewertet wird.

Das Orgasmuskomplott – »Ich muss nicht kommen«

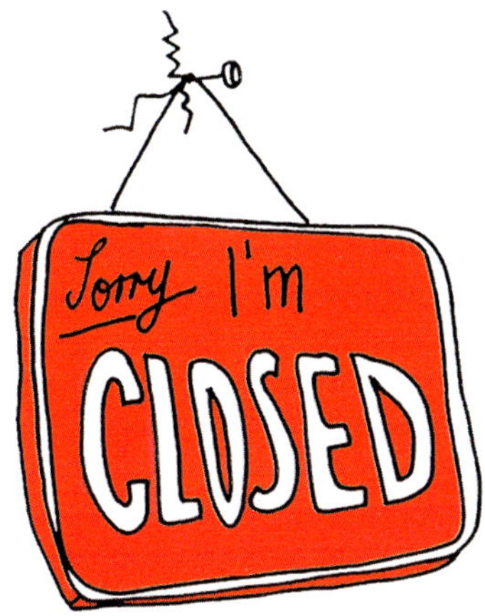

Wenn es blöd läuft, gibt es während des Geschlechtsverkehrs einen Zeitpunkt, der überschritten werden kann. Dann schaltet das Gehirn wieder in den Realitätsmodus, verlässt die wilde Ruhe des gedankenlosen Geschlechtsverkehrs, und es wird deutlich, dass irgendetwas nicht stimmt. Das Gefühl dabei lässt sich schwer beschreiben. Aber klar ist: Der Sex dauert auf einmal einfach zu lange.

Und dann tun viele Frauen zwei Dinge. Entweder spielen sie einen Orgasmus vor, sagen ihn auf wie ein gut einstudiertes Gedicht. Oder sie behaupten: »Du, mir ist ein Orgasmus nicht so wichtig.«

Warum, fragt sich dann der Mann, warum ist ihr ein Orgasmus nicht so wichtig? Bin ich nicht gut? Kann sie meinetwegen nicht kommen? Stelle ich mich irgendwie blöd an?

Einen Orgasmus zu negieren ist genauso unsinnig, wie einen Orgasmus vorzutäuschen. Schon sexuelle Gefälligkeiten sind ein schwieriges Thema (➛ siehe »Altruistischer Sex ist guter Sex«, S. 33). Nun aber steht die Orgasmuslüge im Mittelpunkt. Wie viele Männer mag es wohl geben, die sich zur Seite drehen und ins Kissen hauchen, dass sie gerade

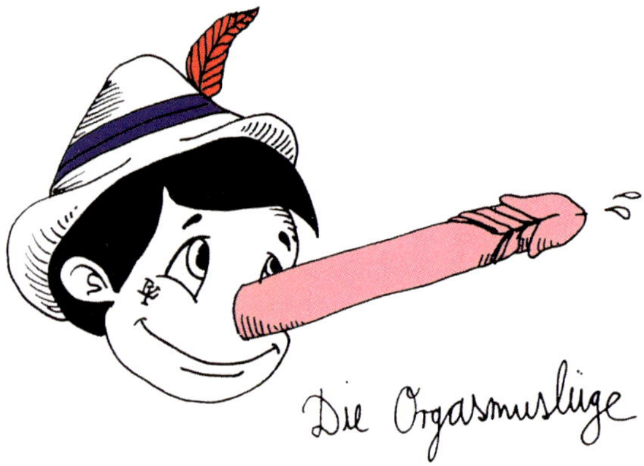

keinen Orgasmus brauchen, wenn sie das Gefühl haben, der Sex schleppt sich irgendwie dahin? Das sagen Männer nur, wenn sie ein Kondom angezogen haben und merken, dass sie plötzlich nichts mehr spüren. Und dann ziehen sie meist das Kondom wieder ab und hoffen insgeheim, einen geblasen zu bekommen.

Hoffen Frauen auch, dass sie hinterher geleckt werden, wenn es währenddessen zum Orgasmus nicht gereicht hat? Ja, sie hoffen es! Eine Frau, die auf einen Orgasmus verzichtet, möchte dem Mann einen Gefallen tun, der aber kein Gefallen ist! Natürlich wollen auch Frauen einen Orgasmus bekommen.

Sollte es tatsächlich mal zu derart unangenehm zähem Sex kommen, hilft nur eins: Absetzen und Nachfragen. Denn was sich in den meisten Fällen hinter diesem traurigen Verzicht auf einen Orgasmus verbirgt, ist die Tatsache, dass die Frau einfach nur guten Sex will.

Frauen sind keine verpuschelten Furbys, deren Sexualität auf Verzicht basiert. Auch wenn das mancher Mann nicht glauben will: Frauen wollen anständig gefickt werden. Sie wollen an den Hüften gepackt und begierig an sein Becken gedrückt werden. Sie wollen die Hände des Mannes überall auf ihrem Körper spüren, seinen Schwanz in sich, seinen Körper auf sich, um schließlich mit zitternden Schenkeln orgastisch in sich zu versinken. Frauen wollen schwer atmend auf dem Rücken liegen, ein heftiges Pochen im Bauch verspüren und das unvergleichliche Gefühl der Schwere genießen, das sich anschließend in ihrem Körper breitmacht. Frauen wollen einen Mann, der verschwitzt seine Brust über ihr Gesicht legt und sich mit geschlossenen Augen an ihren Schultern festhält, wenn er kommt. Nachdem sie gekommen ist. Im Idealfall mehrere Male.

Natürlich ist das nur eine mögliche Variante des Geschlechtsaktes. Natürlich gibt es auch Sex, der still und ruhig verläuft, bei dem die Frau auch mal nicht kommt. Oder der Mann. Und natürlich gibt es immer wieder Sex, der für beide unterschiedlich befriedigend ist.

Aber Sex, der gemeinsam stattfindet, sollte sich auch im gemeinsamen Wohlgefallen auflösen. Erst dann können wir von Sex sprechen, vorher ist es Masturbation.

Sex muss gut riechen

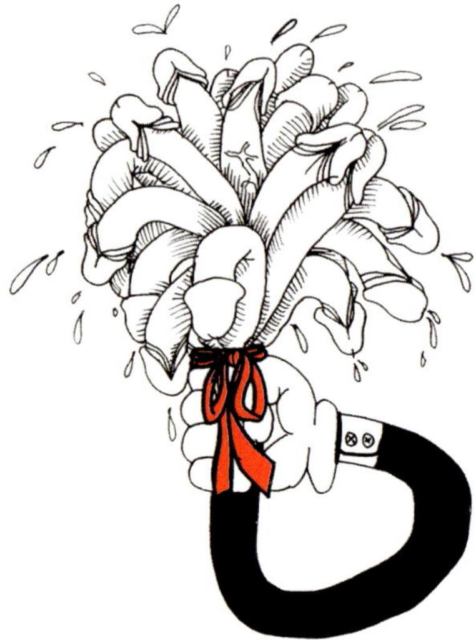

Ein Gang durch die Körperhygieneabteilung eines beliebigen Drogeriemarkts beweist: Wir haben ein Problem damit, wenn es stinkt und mufft. Ist ja auch unangenehm, wenn der saure H & M-Modeschweiß durch die U-Bahn wabert oder die Hände nach Zigaretten stinken. Erschreckend ist allerdings die Vielzahl der Produkte an Intimwaschmitteln. Was soll das eigentlich sein? Und wofür? Braucht man wirklich eine Extraseife für Vagina und Penis? Die Menschen sind doch Tausende von Jahren ohne so etwas ausgekommen. Wozu also den Intimbereich mit Intimseife waschen?

Es scheint, besonders Frauen sind besorgt, sie könnten untenrum riechen oder unrein sein. Was für ein Geruch soll das bitte sein, den Frauen sich da unbedingt wegwaschen wollen? Und gibt es überhaupt Intimwaschzeug für Männer? Gut, wer sich drei Tage nicht wäscht, riecht irgendwann. Aber wer sich jeden Tag wäscht, der ist doch eigentlich sauber? Oder nicht?

Intimwaschlotionen sind die Putzmittel der Ängstlichen unter uns. Und vermutlich haben auch Männer solch ein Zeug schon mal ausprobiert. Heimlich natürlich. Zum Beispiel das von der WG-Mitbewohnerin, das auf dem Badewannenrand vergessen wurde. Intimwaschmittel sind ein bisschen wie Frauenrasierer. Im Grunde nicht anders als Rasierer für Männer, nur, dass die Verpackung aussieht, als wären es Damenbinden.

Es ist in der Tat so, dass sich manche Frauen nur ungern lecken lassen, weil sie befürchten, nicht gut zu riechen. Es soll sogar Frauen geben, die deshalb komplett darauf verzichten. Das ist natürlich fatal. Vor allem für die Frauen. Um ein für alle Mal mit diesem Missverständnis aufzuräumen: Männer mögen es kräftig. Nicht immer und nicht alle, aber solange es sich nicht um Oralverkehr nach einer Hundert-Kilometer-Fahrradtour handelt, stinken Frauen nicht. Zumindest nicht besser oder schlechter als Männer.

Es ist sogar so, wenn eine Frau nicht nach Palmolive Cocos riecht, sondern nach sich selbst, dann ist das schön. Irgendwie vertraut. Es hat diesen warmen Geruch, der einem schon vor dem Sex das Gefühl für nach dem Sex vermittelt. Ein Geruch von Wärme, Nähe und Vertrauen.

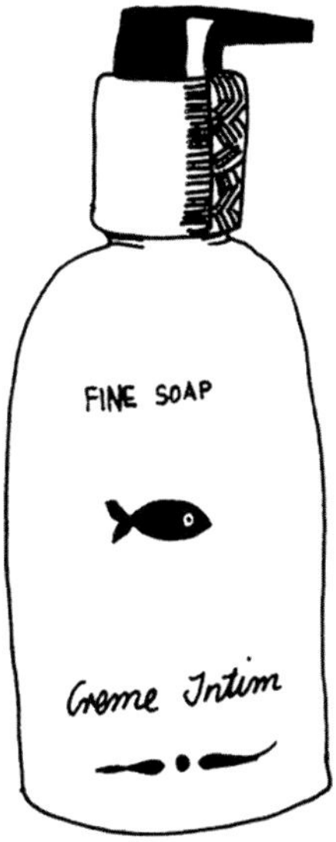

Aber leider waschen viele Frauen ihren Intimbereich so häufig wie andere ihre Hände. Das ist nicht nur ungesund, sondern auch einfach unnötig. Und das Schlimmste daran: Es ist langweilig, eine Frau zu lecken, die wie eine *Douglas*-Filiale riecht. Wer sein Genital übermäßig reinigt, wäscht nämlich auch gleich seine Sexual-Lockstoffe mit weg. Also, mehr Selbstvertrauen in den eigenen Körper und weniger Vertrauen in die Kosmetikindustrie, bitte!

Und noch was: Wenn der andere anfängt zu riechen, ist das immer gleich eklig? Nein, ist es nicht. Am

Anfang einer Beziehung haben wir fünfmal am Tag Sex und mindestens zehn Orgasmen (zumindest in der Übertreibung, wenn man davon seinen Freunden erzählt). Zwangsläufig fängt man an zu schwitzen und zu stinken. Aber es ist ein schöner Geruch. Es riecht salzig. Auch Frauen riechen nach Schweiß. Aber eher süßlich, angenehm. Gut, bei Männern ist das zugegebenermaßen etwas anderes, da bleibt einem schon mal die Luft weg, wenn man postorgastisch erschöpft seinen Kopf in der Achselhöhle des anderen ruhen lässt.

Das Seltsamste aber ist, dass Frauen immer wieder nachgesagt wird, sie würden nach Fisch riechen. Eine der bescheuertsten Verunglimpfungen überhaupt. Dabei sind es die Männer, die sich als Kind nur selten waschen und auch als Erwachsene am liebsten nur so oft wie unbedingt nötig. Der fischige Geruch, den man Frauen unterstellt, entsteht erst, wenn Sperma ein Weilchen in der Vagina schlummert. Es reicht schon ein halber Tag, und dann riecht es, nun ja, beachtlich.

Auch wenn das jetzt eher in die *Feuchtgebiete*-Schublade passt: Dieser Geruch ist zwar heftig, aber eigentlich auch ganz schön. Wer sich traut, eine Frau trotzdem zu lecken, muss sich vielleicht überwinden. Aber wer sich in diesem Moment seiner olfaktorischen Umstände bewusst ist, wird es mögen. Weil es irgendwie heiß ist, die animalischen Triebe über Intimputz und Vaginaldusche zu stellen. Weil die Vagina vor dem Sex zu reinigen ungefähr so leidenschaftsversprechend ist, wie vor dem Sex ein Handtuch unterzulegen.

Sex mit schönen Männern ist immer gut

von Mosh Khanedani (32), PR-Beraterin

Im Gegensatz zu Frauen sind Männer zeit ihres Lebens (zumindest bis vor einigen Jahrzehnten) selten nach ihrem Äußeren beurteilt worden. Männer waren in der Regel dann attraktiv, wenn sie Heldentaten vollbrachten, einen Drachen töteten, besonders reich und erfolgreich oder besonders intelligent waren.

Dank unserer Mütter, die in den 1960ern für die Gleichberechtigung der Frau auf die Straße gingen, hat sich das Männerbild massiv gewandelt. Einfacher ist es seither nicht geworden für die armen Jungs. Was gestern noch legitimes, männliches Verhalten war, galt plötzlich als indiskutabel und machomäßig.

Umdenken war notwendig. Stichwort: die Entdeckung der Weiblichkeit. Manche Männer haben es damit allerdings derart übertrieben, dass sie weibischer wurden als Transsexuelle auf dem Christopher Street Day. Das wiederum fanden die Frauen dann nicht besonders sexy.

In den letzten dreißig Jahren haben sich die Parameter, an denen die Attraktivität der Männer gemessen wird, maßgeblich verschoben. Heutzutage gelten, zumindest in optischer Hinsicht, für Männer ähnliche Kriterien wie für Frauen.

Natürlich kommt es immer erst mal auf den Charakter an. Bei Männern zählen aber auch gesellschaftlicher Status, Intelligenz und ihr Bankkonto. Anders lässt es sich kaum erklären, dass kleine, dicke, hässliche, aber berühmte und reiche Männer vorzugsweise schöne und interessante Frauen im Arm halten. Macht macht sexy. Wenn man Salman Rushdie googelt und sich die Ergebnisse der Bildersuche an-

Salman Rushdies Schriftstellerbonus

schaut, möchte man den Hut ziehen. Rushdie ist weder besonders groß noch hübsch, noch gut in Schuss. Aber er hat stets atemberaubende Frauen an seiner Seite. Vermutlich schreibt sich Rushdie die Frauen ins Bett. Als Schriftsteller ist ein großes Maß an Empathie und Sensibilität gefordert, beides Attribute, die auch einen guten Liebhaber auszeichnen.

Vielleicht stellen sich Frauen im Bett mit einem kleinen, dicken Mann, der an einen Maulwurf erinnert, dann aber doch den großen Gutgebauten vor. Die Gedanken sind frei. Besonders in der Horizontalen.

Kurz vs. lang – die Körpergröße

Mal ehrlich, alles unter 1,80 Meter ist bei Männern eigentlich schon klein. Und alles unter 1,70 Meter ist sogar winzig. Jede Frau wünscht sich einen Mann, bei dem sie sich geborgen und beschützt fühlt. So viel archaisches Denken steckt in uns allen. Ein Mann, der eine Frau umarmt und dabei ungefähr ihre Statur hat, kann eine Frau nur be-

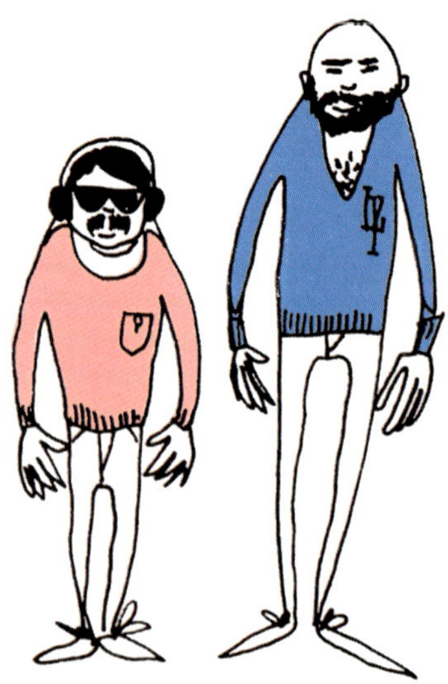

dingt beschützen. Es sei denn, er hat einen schwarzen Gürtel in Wing Tsun. Aber wer hat den schon?

Ein Blick nach Hollywood zeigt: Es gibt kaum einen männlichen Schauspieler, der größer als 1,75 Meter ist. Warum ist das so? Kleine Männer suchen Aufmerksamkeit. Sie sind daher gern mal besonders extrovertiert, besonders lustig, besonders laut und manchmal auch besonders großkotzig. Das nennt man Napoleon-Komplex. Napoleon war ein kleiner Mann mit einer großen Profilneurose, die ihn dazu trieb, halb Europa zu erobern. Was ihm an Körpermaß fehlte, versuchte er mit territorialer Größe wettzumachen.

Vermeintliche Traummänner wie Tom Cruise, Lenny Kravitz, Mark Wahlberg, Alain Delon, Jean Claude von Damme sind alles Männer unter 1,73 Meter. Dass sie mit Muskelmasse versuchen, ihre Körpergröße zu kompensieren, macht es nicht besser. Eher schlimmer. Kleine Männer haben Komplexe. Große Männer haben zwar auch welche, aber die äußern sich anders. Große Männer sind nicht so laut. Und nicht so hungrig nach Aufmerksamkeit. Große Männer sind weniger aufdringlich und müssen nicht mit großen Gesten ihre Männlichkeit beweisen. Besonders nicht im Bett.

Hübsch vs. hässlich

Hübsche Männer sind mitunter todlangweilig. Gerade im Bett. Mit so einem Mann Sex zu haben ist dann ungefähr so erotisch wie Sex mit einem hübschen, wohlgeformten Vibrator. Er erfüllt seinen Zweck, aber macht nicht wirklich glücklich.

Wenn hübsche Männer mit einer Frau schlafen, geben sie sich meist wenig Mühe. Alles wirkt inszeniert. Der Akt selbst hat fast etwas Aseptisches. Hübsche Männer, wie im Übrigen

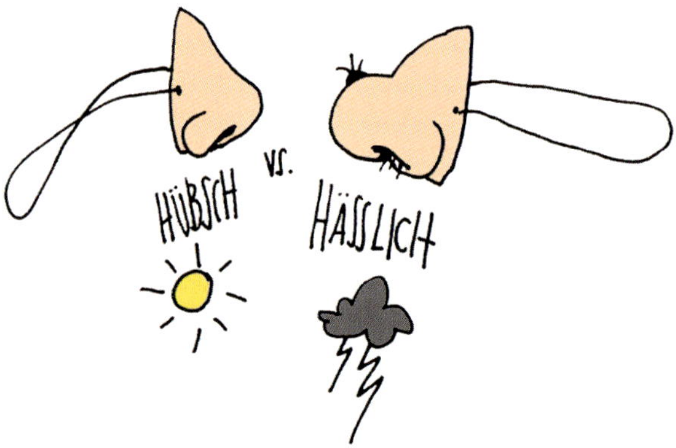

auch hübsche Frauen, verlassen sich meist zu sehr auf ihr Äußeres. Weil sie es gewohnt sind, alles zu bekommen. Irgendwie erwartet man von schönen Menschen, dass sie sich auf den Rücken legen und bedienen lassen. Sie nehmen sehr gern, aber geben gern wenig. Weil sie nicht müssen. Weil sie nie mussten. Erst recht nicht beim Sex.

Menschen, die sich weniger über ihr Aussehen definieren, sind meist nicht nur die interessanteren Gesprächspartner, sondern auch die interessanteren Bettgefährten. Sie sind aufmerksamer, weniger ich-fixiert, kreativer. Der Sex ist oft überraschend gut. Gerade weil so jemand grundsätzlich unterschätzt wird.

Dick vs. dünn

Ein dünner Mann weckt Beschützerinstinkte. Wenn ein Mann mager ist, entwickeln Frauen eher das Bedürfnis, ihm eine Hühnersuppe zu kochen und eine wärmende Decke um die Schultern zu legen. Der friert doch bestimmt.

Wenn eine Frau nicht gerade einen BMI von unter 18 hat, braucht sie bei einem dünnen Mann schon ein sehr gesundes

Selbstbewusstsein. Ansonsten hat selbst eine normalgewichtige Frau schnell das Gefühl, eine Walküre zu sein. Wer schon mal auf einem sehr dünnen Mann lag, kann die Angst nachvollziehen, den Geschlechtspartner zu erdrücken. Ein dicker Partner, der schwitzend auf ihr liegt und um sein Leben röchelt, ist aber auch nicht gerade die Erfüllung weiblicher Fantasie.

Wenn ein Mann mit sich und seiner Männlichkeit im Reinen ist, ist es verhältnismäßig egal, ob er klein, groß, dick, dünn, hübsch oder hässlich ist. Wenn er selbstbewusst ist, ohne ein narzisstischer Großkotz zu sein, wenn er zuverlässig, aufmerksam, charmant und halbwegs gepflegt ist, wenn er der Frau zumindest für eine Nacht glaubhaft machen kann, dass sie schön und begehrenswert ist – dann hat er das Spiel, zumindest auf horizontaler Ebene, schon fast für sich entschieden. Optische Parameter sind eher zweitrangig. Frauen sind da durchaus einfach gestrickt. Sie verbergen es nur hinter kapriziösem Getue. Alles, was sie wollen, ist zumindest für ein paar Stunden das Gefühl, das tollste Mädchen der Welt zu sein.

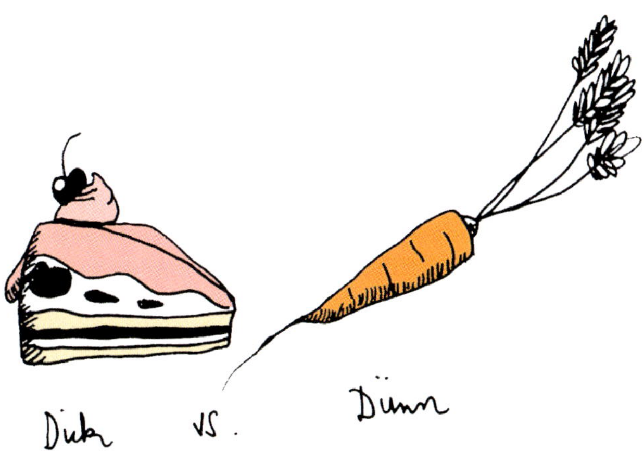

Sex mit schönen Frauen ist immer gut

von Andreas Richter (34), Autor und Journalist

Schönheit ist wohl eines der kostbarsten Güter unserer Zeit. Ob man das gut findet oder nicht. Schöne Menschen werden hofiert. Schönen Menschen lässt man den Vortritt. Schöne Menschen werden sozial belohnt. Hässliche Menschen dagegen nimmt keiner wahr. Und wenn doch, dann ist es selten schmeichelhaft.

»Schönheit ist ein Skandal«, schreibt Ulrich Renz in seinem Buch *Schönheit. Eine Wissenschaft für sich*. Der Autor hat die wichtigsten Studien über Schönheit und Attraktivität ausgewertet und festgestellt: Hübsche Babys bekommen mehr Zuwendung, schöne Kellnerinnen erhalten mehr Trinkgeld, attraktive Bewerber handeln höhere Gehälter aus, und gut aussehende Politiker bekommen mehr Stimmen. Seine These: Das Schöne zieht uns magisch an. Selbst Kinder bevorzugen Spielkameraden, die nicht nur nett, sondern am besten auch noch hübsch sind. In der Tat: ein Skandal.

Dabei ist die Oberflächenfixierung noch nicht einmal eine Erfindung von Turbokapitalismus und Hochglanzwerbung. Vermutlich ist der Vorsprung der Schönen fast so alt wie die Menschheit selbst. So alt wie der Mythos von der schönen Helena. So alt wie die Überlieferung, dass Kleopatra in Stutenmilch gebadet haben soll, um ihre Haut schönzupflegen. So alt wie in Märchen und Fabeln festgehaltene Sehnsüchte der nicht ganz so Wohlgeratenen, eines Tages wie durch ein Wunder als Blickfang aufzuwachen. Wir alle kennen die Geschichten vom hässlichen Entlein oder vom Aschenputtel.

Mittlerweile ist Schönheit ein lukratives Geschäft, vor allem für bestimmte Berufsgruppen wie Redakteure von Frauenmagazinen oder Schönheitschirurgen. Halten wir fest: Der Vorteil von Schönheit hat Tradition, und selbst wenn wir uns auf den Kopf stellen, sehen die Schönen immer noch besser aus.

Was hat das Ganze mit Sex zu tun? Ganz einfach. Wer schön ist, muss sich weniger anstrengen. Und wer weniger schön ist, muss an anderer Stelle punkten, um im Rennen zu bleiben. Das ist im sozialen Miteinander so. Das ist im Berufsleben so. Warum sollte es im Bett anders sein?

Das Fatale daran: Dieser eigentlich logische Zusammenhang hat kaum Einfluss auf die üblichen Muster der Partnerwahl. Zumindest nicht, wenn sich Männer jemanden für eine Nacht suchen. Frauen sind da, wie in so vielen Dingen, cleverer und weniger gefährdet, sich in der Adonisfalle zu langweilen.

Für Männer zählt es für gewöhnlich mehr, davon berichten zu können, am Vorabend ein Model flachgelegt zu haben, auch wenn er dabei fast eingeschlafen ist, als das Mauerblümchen aufgesammelt zu haben, das ihm den Blowjob seines Lebens beschert hat. Das ist paradox, aber symptomatisch für unser Wertesystem. Wir sind eitel, und uns ist Bestätigung offenbar wichtiger, als unbedingten Spaß zu haben. Ganz schön traurig eigentlich.

Deshalb soll hier mit dem Irrtum aufgeräumt werden, dass Sex mit schönen Menschen zwangsläufig auch besonders schön sein muss.

Lang vs. kurz

Lange Frauenbeine gelten als wesentlicher sexueller Schlüsselreiz für Männer. Lange, schlanke, definierte Frauenbeine zu betrachten reicht schon völlig aus, um eine Erektion zu bekommen. Solche Beine zu berühren und zu küssen, lässt so manchen Mann in die Nähe des Wahnsinns abgleiten.

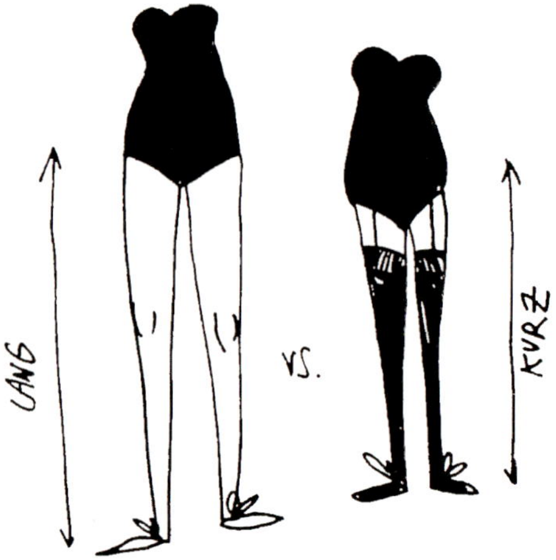

Aber stellen wir uns vor, ein Mann ist mit einer Einmeter-achtzig-Frau im Bett. Er will sie mal eben in eine andere Stellung bringen. Das könnte schwierig werden. Da müssen Beine auseinandergefaltet werden. Da muss ein langer Körper neu positioniert werden. Und wenn es so weit ist, hat man im schlimmsten Fall nur noch einen Halbsteifen.

Bei kleinen Frauen wiederum ist der Sexappeal auf weniger Raum verdichtet, er springt einem förmlich entgegen. Wenn die Eleganz einer großen Frau im Ruhezustand einer Riesenlilie entspricht, dann ist die kleine Frau das Gänseblümchen unter den potenziellen Sexpartnern. Egal in welchem Zustand, sie sind universell einsetzbar. Man kann kleine Frauen ohne weiteres hochheben, herumwirbeln, sie innig umarmen und all das, ohne irgendwelche Extremitäten sortieren zu müssen.

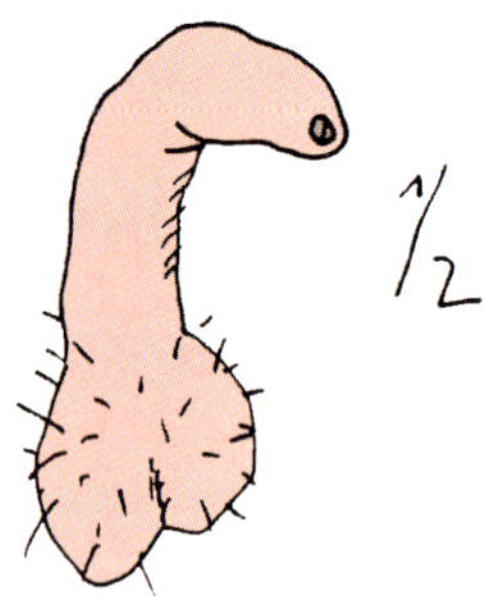

Hübsch vs. hässlich

Hübsche Mädchen müssen nur mit dem Finger schnippen, um Sex zu haben. Andere müssen darum kämpfen. Für Mit-Schönheit-Gesegnete ist Aufmerksamkeit nichts Besonderes, es ist die Normalität. Wenn sich jemand diese Aufmerksamkeit erst erarbeiten muss, dann gehört womöglich auch regelmäßiger Sex nicht zur Normalität, dann ist der hart erarbeitete Aufriss vielleicht etwas ganz Besonderes, der ungeahnte Leidenschaft freisetzt.

Dick vs. dünn

Wir alle kennen die Klischees, wenn es um Körperfülle und Sexualität geht. Dünne kann man nicht hart rannehmen, weil sie sonst auseinanderbrechen. Unter der Last von Dicken gerät man jedoch in Atemnot. Dünne riechen komisch aus dem Mund, weil sie, um dünn zu sein, nichts essen. Dicke riechen komisch am ganzen Körper, weil sie bei der kleinsten Bewegung ins Schwitzen geraten. Das ist natürlich alles Unsinn und letztendlich eine Frage der Vorlieben.

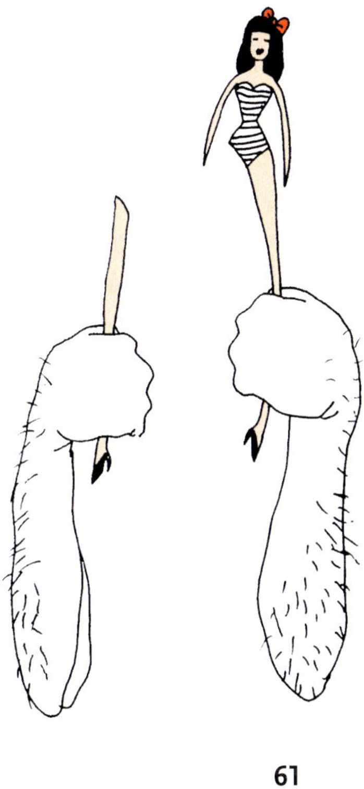

Aber selbst wenn die Vorliebe eher zum Schlanken neigt, hegen doch viele Männer den Wunsch, wenigstens einmal auch mit einer fülligeren Frau zu schlafen. Vielleicht ist es die Sehnsucht nach Nestwärme. Vielleicht das Interesse herauszufinden, ob an dem geflügelten Wort »more to love« tatsächlich etwas dran ist. Vielleicht aber auch die Vorstellung, dass jenseits des klassischen Schönheitsideals womöglich ganz andere sexuelle Energien freigesetzt werden.

Kleine Schwänze sind auch okay

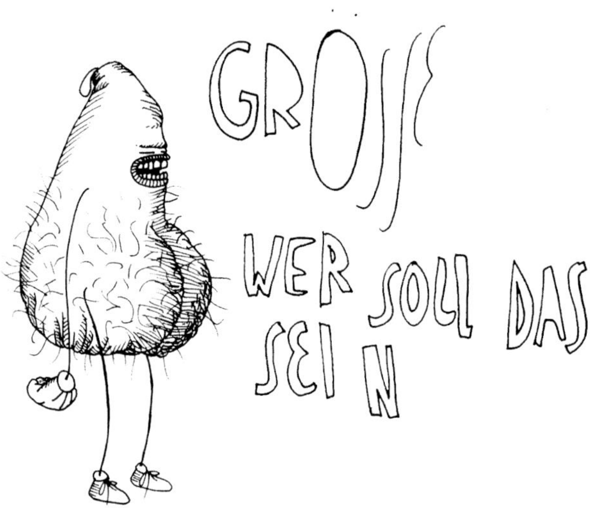

Während des Schreibens dieses Absatzes findet mit einer Freundin ein Dialog über Skype statt:

»Schreiben jetzt das nächste Kapitel: ›Kleine Schwänze sind auch okay.‹«

»Nein!«, antwortet sie.

Das trifft es leider ziemlich genau. Also Männer, die das hier gerade lesen und einen kleinen Schwanz haben (unter dem deutschen Durchschnitt von 14 Zentimetern, bei einem Durchmesser von 3,5 Zentimetern und weniger), sollten das Kapitel lieber überspringen. Es ist nicht gut fürs Ego. Versprochen.

Kleine Schwänze sind ein Problem. Das erfährt ein Mann spätestens dann, wenn er mit mehr als fünf Frauen geschlafen und sie nach ihren Penisvorlieben befragt hat. Wenn der Sex vorüber ist, kein Erwartungsdruck mehr da und der eigene Schwanz eingerollt unter der Bettdecke ruht, sind Frauen in solchen Momenten manchmal erschreckend ehrlich.

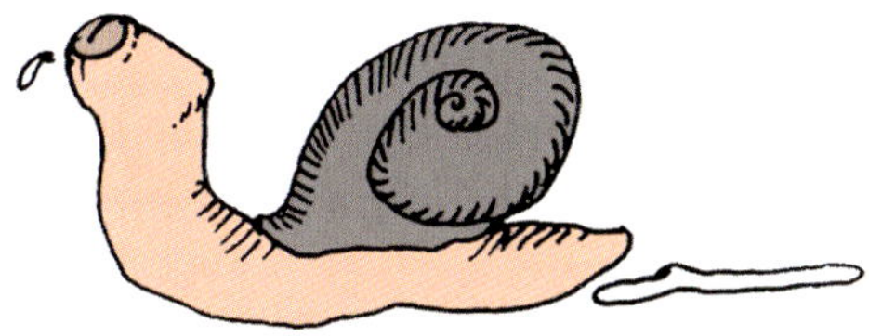

Kleine Schwänze sind eine miese Laune der Natur. Männer mit kleinen Schwänzen sind wie kleine Männer – irgendwie eigen, immer darauf bedacht, im rechten Licht zu stehen. Doch was genau sind kleine Schwänze? Kommen wir noch mal kurz mit dem deutschen Durchschnitt von 14 Zentimeter, das ist kein allzu großer Schwanz, muss aber noch kein Problem sein. Ist er dick und schwer, rettet es den Penisträger. Doch meist ist ein kurzer Schwanz auch dünn, ein Würstchen, das sich möglicherweise steinhart aufrichten kann, aber trotzdem seiner Funktion nicht gerecht wird.

Sex muss spürbar sein, Technik hin oder her. Wenn ein kleiner Penis sanft und berührungslos die Vulva passiert, um es sich in der Vagina gemütlich zu machen, passiert nichts. Was fehlt, ist ganz einfach der enge mechanische Kontakt. Da nützen auch keine von Sexratgebern lächerlich gepriesenen Techniken. Er ist drin, und niemand spürt etwas. Auch der Mann nicht. Denn wenn eine Frau sehr erregt ist und die Schamlippen weit geöffnet, dann ist der Reibungswiderstand, nun ja, eben minimal. Die Vagina steht offen, und es ist viel Raum für Lust. Viel zu viel für die Würstchenmänner.

Millionen Frauen und Männer verzweifeln an kleinen Schwänzen. Ganze Stellungsspektren fallen weg. Die Frau

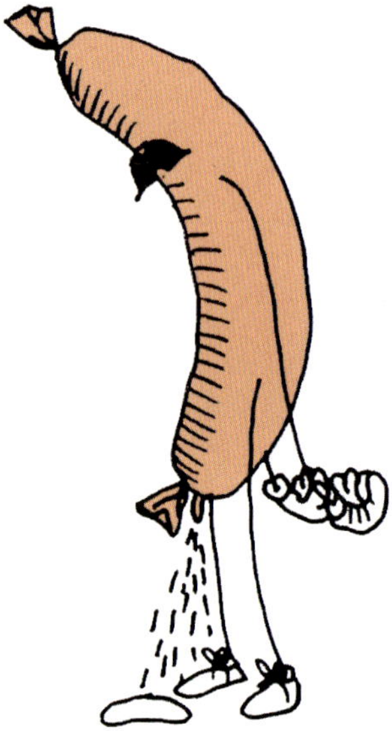

oben, der Penis rutscht raus, immer. Von hinten, der Penis reicht nicht weit genug hinein. Von der Seite, er schafft es nicht mal an den Pobacken vorbei. Einzig die Missionarsstellung. Die ist zwar kuschlig, aber nicht unbedingt eine Orgasmusgranate.

Aber es gibt auch Vorteile. Ja, wirklich, die gibt es, wenn auch wenige. Solange man keine Schwertschluckerin zur Freundin hat, bleibt vielen Männern nämlich das vermutlich Großartigste am Blowjob verwehrt: der Deep Throat[2]. Männer mit kleinen Pimmeln erleben diesen Deep Throat jedes Mal. Davon können viele Männer nur träumen, die einen großen Penis haben. Und Frauen auch, weil sie nicht mit einem Würgreflex zu kämpfen haben.

Auch ist die Sache mit dem Analverkehr erheblicher einfacher mit einem kleinen Mann. Während sich die Männer mit großen Penissen in Geduld und Vorsicht üben müssen, können kleine Männer einfach überall hineinpieken, egal, wohin.

[2] Auf dem Rücken liegend, den Kopf nach hinten gebeugt, den Mund weit geöffnet, so präsentiert sich die Pornodarstellerin Linda Lovelace 1972 auf dem Plakat des wohl bekanntesten Pornofilms aller Zeiten: *Deep Throat*. Der Film sorgte in den USA für eine sexuelle Revolte. Amerikanische Staatsbeamte sahen sich plötzlich mit dem anatomischen Wunder einer Krankenschwester konfrontiert, die ihre Klitoris in der Kehle hatte. Das Ergebnis: eine zeitweilige Inhaftierung des Hauptdarstellers, Aufführungsverbot in der Hälfte der amerikanischen Staaten und 600 Millionen Dollar Einnahmen für die Produzenten.

Die Vorhaut muss ab

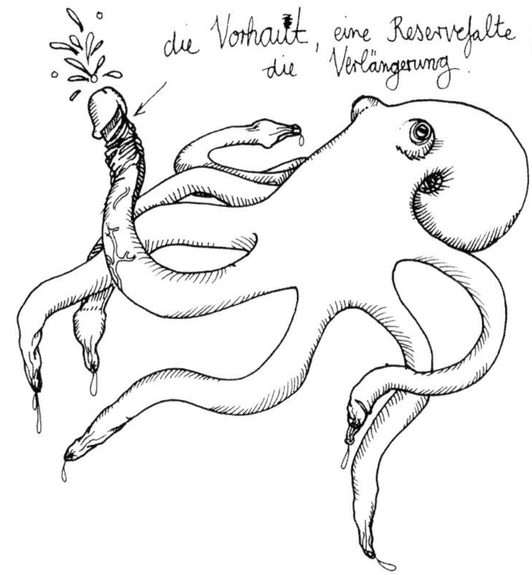

Welche Funktion die Vorhaut hat, ist klar: Zum Schutz der Eichel ist sie gedacht, damit diese zarte rosa Haut, so empfindlich wie ein nackter Zahnnerv, nicht die ganze Zeit über an der Innenseite der Unterhose schubbert. Damit durch ebendieses Schubbern der Mann nicht ständig eine Erektion bekommt oder mit schmerzverzerrtem Gesicht in der U-Bahn steht, wenn es mal wieder voller ist.

Und warum schneiden dann die Juden seit knapp 3000 Jahren ihre Vorhaut ab? Warum ist der durchschnittliche amerikanische Mann beschnitten? Warum ist das in England üblich? Und warum ist in Deutschland das Beschneiden eher unüblich und wird meist nur vorgenommen, wenn der Penis durch die Vorhaut beengt wird?[3]

Die Vorhaut ist kein Atavismus, wie oftmals angenommen. Aber sie ist ein Körperteil, das ähnlich behandelt wird wie die Mandeln: Die werden auch gern rausgenommen, ohne über die Konsequenzen nachzudenken. Das Beschneiden ist inzwischen

[3] Die *Vorhautverengung* ist eine der häufigsten urologischen Krankheiten und tritt bei zirka ein Prozent der männlichen Kinder und Jugendlichen auf. Da sich unter der Vorhaut Ablagerungen sammeln und dies häufig zu weiteren Krankheiten führt, wird in solchen Fällen die Vorhaut meist operativ entfernt.

ziemlich modern. Egal, ob von einem Rabbiner oder Chirurgen durchgeführt.

Bei der Vorhaut kommt aber noch etwas anderes hinzu. Es gibt dieses Gerücht, dass beschnittene Männer besser im Bett seien, weil sie länger könnten und unempfindlicher an der Eichel seien. Doch da beginnt es sonderbar zu werden, denn welcher Mann will denn unbedingt unempfindlich an der Eichel sein?

Der Verlust der Vorhaut ist mittlerweile zur heimlichen Waffe der WHO geworden. Wenn bei einem Mann die Vorhaut entfernt ist, wird die Eichel zwar nicht gleich rumpelig, rau und hornig, aber trotzdem wird sie etwas fester. Das hat zur Folge, dass der HI-Virus nicht mehr so leicht in den Körper eindringen kann. Angeblich soll dies die Wahrscheinlichkeit, sich mit dem HI-Virus anzustecken, vorhautloser Penis vorausgesetzt, um 50 Prozent senken.

Wer sich jedoch auf solche Wahrscheinlichkeiten verlässt, hat beim Thema Aids ohnehin verloren. Das wäre vergleichbar mit folgender Überlegung: Es besteht zwar ein statistisch höheres Risiko, als Raucher früher zu sterben, aber jeder Raucher denkt sich natürlich: »Mich wird es schon nicht treffen.« Ebenso gibt es eine gewisse Wahrscheinlichkeit, im Lotto zu gewinnen, und jeder hofft insgeheim, er könnte derjenige sein, der diesmal den Jackpot knackt. Doch gewinnen werden wieder nur die anderen.

[4] *Smegma* ist eine helle seifenartige, teils krümelige Substanz, die sich an den äußeren Geschlechtsorganen aus Hautresten und Drüsensekreten bildet. Es fettet diese Hautregionen ein, so dass beispielsweise die entstehende Reibung beim Laufen keine Schmerzen bereitet. Bei mangelhafter Intimhygiene können sich jedoch Bakterien ansiedeln, und es kommt häufig zu einer unangenehmen Geruchsausbildung. Das Vorgehen mancher Ärzte, aus hygienischen Gründen eine Beschneidung der männlichen Vorhaut zu empfehlen, ist umstritten, da eine Beschneidung nicht die Genitalhygiene ersetzt.

Ein wichtiges Argument beim Thema Vorhaut ist die Hygiene. Man muss sich den Ort unter der Vorhaut wie eine warmfeuchte Schwimmhalle vorstellen. Dort ist genug Platz für Unmengen an Bakterien, die sich, fehlende Körperpflege vorausgesetzt, zu einer muffigen Suppe vermengen.[4]

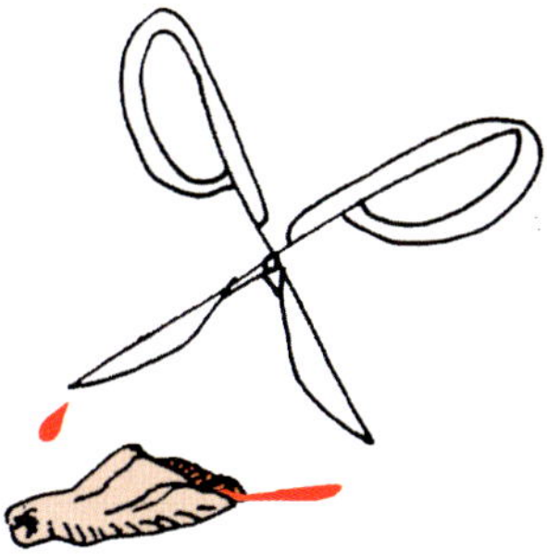

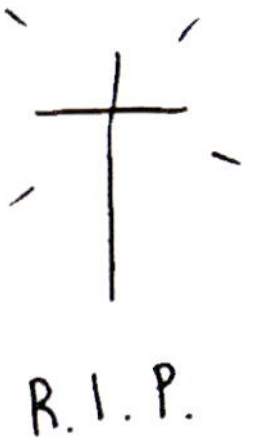

Wer sich also beschneiden lässt, trifft viel weniger eine religiöse Entscheidung als vielmehr eine hygienische und in seltenen Fällen auch eine ästhetische. Frauen sind oftmals der Meinung, dass beschnittene Penisse schöner aussehen. Ein Schwanz, der durch ein müdes Hautläppchen verlängert wird, sieht ja auch nicht unbedingt aus wie ein Sexualorgan, sondern eher wie ein präpubertäres Elefantenrüsselchen.

Ein Hinweis sollte nicht fehlen: Die Masturbation kann erheblich unter dem beschnittenen Penis leiden. Üblicherweise onanieren Männer, indem sie die Vorhaut über die Eichel und wieder zurück gleiten lassen. Tja, wenn die Vorhaut aber nun fehlt, geht das nicht mehr. Männer mit nackten Penissen sind tatsächlich auf Spucke oder Gleitgel angewiesen. Das ist, vermutlich, ein erheblicher Nachteil bei fehlender Vorhaut.

Wie kann man beschnitten werden?

Erstaunlicherweise gibt es nicht nur verschiedene Beschneidungsmöglichkeiten, sondern das Entfernen der Vorhaut ist auch bestimmten Moden unterworfen. In Europa bevorzugt man den »low style«, in den USA den »high & tight«. Den was? Hier die unterschiedlichen Varianten:

High & loose
Das Stückchen Vorhaut, das über die Eichel ragt, wird abgeschnitten, es bleibt aber noch etwas Vorhaut zurück, die sich dann hinter der Eichel befindet. Es sieht ein bisschen aus wie eine halb ausgedrückte Teewurst. Vermutlich eine Kompromisslösung zwischen Vorhaut weg und Vorhaut da. Für die eher ängstlichen Männer unter uns.

Low & loose
Wahrscheinlich die Wunschbeschneidung der meisten Männer. Es bleibt noch etwas Vorhaut, die die Eichel umgrenzt. Der Vorteil bei dieser Beschneidung: Es sieht aus, als hätte man ständig einen Halbsteifen.

High & tight
Hier wird die komplette Vorhaut entfernt plus etwas Haut am Penis. Und der Penis wird dem Nacktmull immer ähnlicher. Welcher Mann ausprobieren möchte, wie das aussieht, braucht einfach nur sehr streng seine Vorhaut nach hinten zu ziehen, bis sich die Ei-

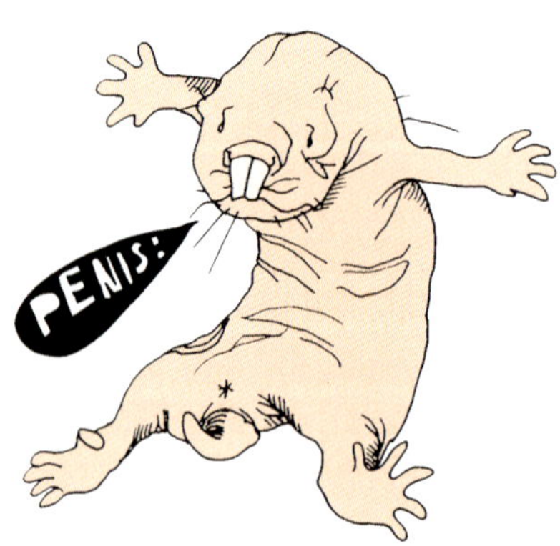

chel etwas nach unten biegt. Genauso sieht diese Radikalbeschneidung aus.

Low & tight

Das ist die vollständige Beschneidung. Hier wird alles entfernt, was auch nur im Entferntesten mit Vorhaut zu tun hat. Das Ergebnis: ein Penis wie aus einem Pornofilm. Glatt, eichelig und in den ersten Wochen vermutlich ständig halb erigiert. Was allerdings blöd ist: Das Frenulum ist weg. Und jeder Mann weiß: Das Frenulum ist ziemlich erogen. Die Entfernung des Vorhautbändchens ist vermutlich so sinnvoll wie die Entfernung einer Brustwarze.

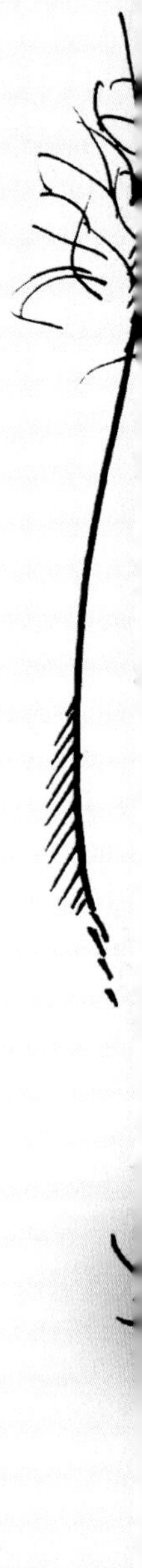

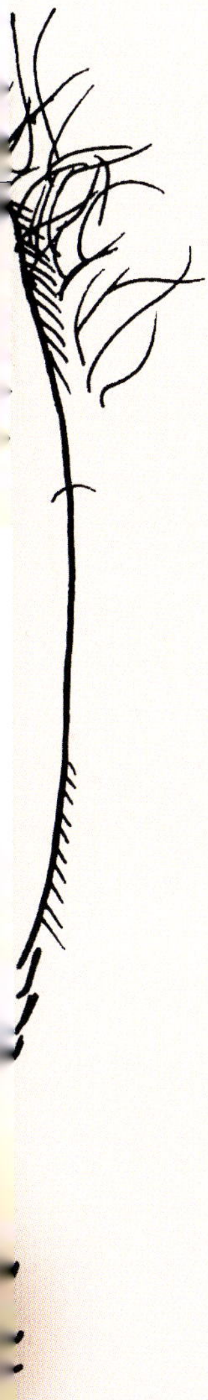

KAPITEL 2

Vom Haben und Machen

Einleitung

Wenn Sexualwissenschaftler von verschiedenen Formen der Sexualität sprechen, meinen sie die Art und Weise, wie Menschen miteinander verkehren, also ob sie homosexuell, heterosexuell, asexuell, zoophil, pädophil, Päderasten oder was auch immer sind. Da akribisch zu unterscheiden ist langweilig. Die meisten Menschen wissen dank YouPorn und seinen Ablegern[5] ohnehin, was so alles geht. Viel spannender ist es doch, sich genauer anzuschauen, was wir im Bett eigentlich so alles treiben und welche möglichen Gemeinsamkeiten es gibt. Und gibt es überhaupt welche?

Natürlich gibt es die.

Manchmal tun wir Dinge, von denen wir annehmen, wir wären die Ersten und Einzigen, die so etwas machen. Doch vermutlich gibt es noch andere, die schon mal im Rausch ihren Partner betrogen, sich wieder versöhnt und sich dann doch getrennt haben. Er oder sie wird daraufhin versucht haben, sich zu betäuben, durch wilden Sex mit fremden Menschen, die eventuell nicht mal dem eigenen Geschmack entsprechen. Man wird Dinge tun, die man vorher noch nie getan hat, und Seiten an sich entdecken, von denen man nicht mal ahnte, dass sie in einem schlummern. All diese Erfahrungen verändern und beeinflussen unsere Sexualität, unser Verhalten.

Jeder Mensch hat so etwas wie ein sexuelles Gedächtnis, das sich aus individuellen Erfahrungen und Reflektionen zusammensetzt. Doch diese individuellen Erfahrungen und Reflexionen ähneln einander mehr, als wir oftmals glauben. Es soll im Folgenden deshalb weniger um Männer und Frauen gehen, die auf Windeln, Rohrstöcke und Paddel stehen, sondern vielmehr um unseren alltäglichen Umgang mit Sexualität, also den Sex, den wir haben – oder eben nicht. Das ist der Sex, der uns formt, erfahren macht, erwachsen werden lässt. Das ist der Sex, der uns erlaubt, zu differenzieren, Vergleiche anzustellen, und aus tumbem Ficken Geschlechtsverkehr werden lässt.

Einzelne Formen von Sexualität sind dabei erstaunlich universell: Wenn wir von einer Affäre reden, wissen alle sofort, was gemeint ist und haben eine Vorstellung davon, wie der Sex in einer solchen Konstellation funktioniert. Und das Interessante daran: Viele kennen das Gefühl, das mit einer Affäre verbunden ist, nämlich das Gefühl, etwas Verbotenes, Heimliches und damit besonders

[5] *YouPorn* ist wohl die in Deutschland bekannteste Internetseite zum kostenfreien Austausch pornografischer Videos. YouPorn war die erste Internetseite, die Schmuddelfilmchen angeboten hat, völlig umsonst, ohne Kreditkarten-Abbuchung. Bis heute ist nicht geklärt, wer hinter YouPorn steckt. Es gibt das Gerücht, ein deutscher Geschäftsmann habe diese Website gegründet. Bereits nach einem Jahr Onlinebetrieb zeigte sich allerdings, wie viel Macht Sex im Internet hat. YouPorn gehört bis heute zu den am meisten besuchten Websites. Zeitweilig onanieren mehr Leute vor ihrem PC, als Nachrichten auf *Spiegel Online* zu verfolgen. Doch YouPorn ist nicht die einzige Quelle der Lust, wenn es um Porn 2.0 geht:
fantasti.cc – DIE Alternative für den YouPorn-User
redtube.com – typischer Ableger nach dem Vorbild des großen Bruders
pornhub.com – Besonderheit sind die gut sortierten Categories
yuvutu.com – unendlich viele Amateurpornos
extremetube.com – für die etwas härtere Gangart

Aufregendes zu tun. Die Affäre selbst ist natürlich wieder so individuell wie jeder von uns. Doch wir alle assoziieren mit Affäre ein sehr ähnliches, im Grunde kollektives Gefühl. So gesehen gibt es vermutlich sogar mehr sexuelle Gemeinsamkeiten als unterschiedliche libidinöse Vorlieben.

Auf den ersten Blick erscheint das vielleicht ernüchternd, denn in der Erfahrbarkeit von Sexualität verbirgt sich demnach ein generelles Muster, das verdeutlicht, dass alles, was man erlebt hat oder noch erleben wird, nichts Exklusives ist. Im Gegenteil, Sexualität ist etwas, das uns Menschen verbindet. Der dicke Mann, dessen Bauch in seiner Jeans zu wohnen scheint, die knittrige Eisverkäuferin, die gefühlte tausend Jahre alt ist, der arbeitslose Deutsche, der mit zweiundzwanzig schon vier Kinder hat, der eingebildete Filmintellektuelle, die erfolgreiche Juristin und der arrogante Chefarzt – sie alle, wir alle haben eine Sexualität, die im Grunde gleich funktioniert. Oder anders gesagt: Sexualität ist so etwas wie eine universelle Sprache. Auch wenn wir am Anfang noch nicht wissen, wohin mit unserem Körper, den BH nicht aufkriegen und das Kondom nicht drüber und wir uns unsicher über den Körper des anderen hinwegbewegen, so lernen wir doch mit der Zeit, werden aufmerksamer, verstehen die Sprache der menschlichen Sexualität immer besser, wissen ihre Zeichen zu deuten und komplizierten Zusammenhänge zu verstehen. Und dann ist Sex kein Mysterium mehr, keine unverständliche Sprache, sondern eine, die weltweit gespro-

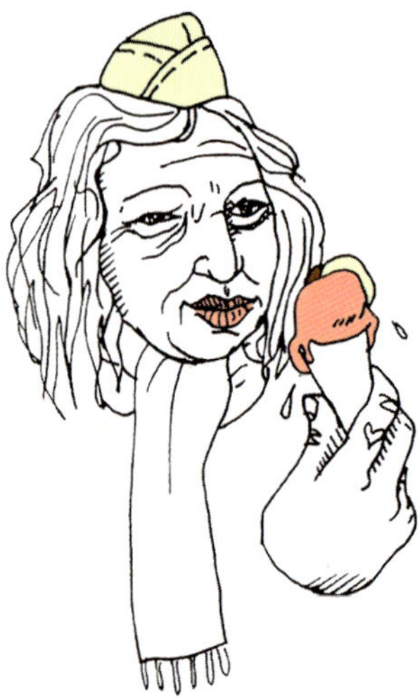

chen wird – sozusagen das Esperanto der Muschis und Schwänze.

Beziehungssex

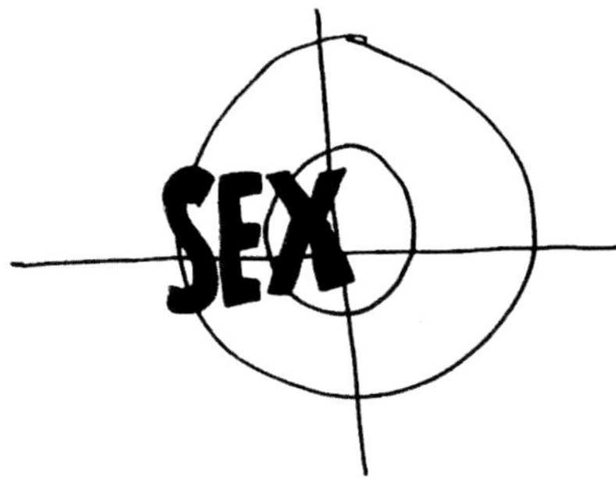

Ist es eigentlich unvermeidlich, dass der Sex in einer Beziehung mit der Zeit schlechter wird? Vielleicht nicht schlechter, aber langweiliger? Dass er weniger wird, seltener stattfindet, zum sonntäglichen Stelldichein verkommt? Vielleicht.

Das Phänomen ist bekannt: Während der Kennenlernphase geschieht der Sex einfach so. Man schläft miteinander, überall, ständig, flüstert sich ins Ohr, dass man gern Sex hätte, selbst wenn man eigentlich schon gar nicht mehr kann. Es ist die berühmte erste Zeit, in der man tatsächlich nichts anderes macht außer Sex – wenn er denn gut ist.

Beziehungssex dagegen ist irgendwann leidenschaftslos. Punkt. Natürlich schreit jetzt jeder auf, der in einer Beziehung lebt, behauptet das Gegenteil oder kommt mit Argumenten um die Ecke, die seltsam bemüht klingen, aber auch richtig sind: Der Sex in einer fortgeschrittenen Beziehung ist vertraut, anmutig, wissend und aufrichtig. Alles Eigenschaften, die One-Night-Stands nicht haben.

Beziehungssex kann auch experimentell sein und damit sehr aufregend. Welcher Mann traut sich schon in der ersten Nacht zu sagen, dass er der Frau gern mal auf den Bauch pinkeln (➤ siehe »Pinkelsex«, S. 209) will? Welche Frau gesteht ihrem Liebhaber, dass sie ihn gern mal mit einem Harnisch (➤ siehe »Umschnall-Dildo«, S. 206) vögeln würde? Die einzelnen, fein ausdifferenzierten Formen der Sexualität kommen erst später. Möglicherweise viel später.

Wer allerdings kränkelnden Beziehungssex hat, wird ihn kaum retten können. Das ist vermutlich so. Spätestens wenn die Freundin mit einem Sommer-Sex-Booklet vom aktuellen Cover der *Young Miss* im Schlafzimmer erscheint, sind ernste Zweifel angebracht. Weil dann die Phase der öden Experimente beginnt: Sex im Kaufhaus, weil die Redakteure es so wollen, Sex im Auto, Sex im Schlafzimmer, aber diesmal mit dem Kopf am Fußende des Bettes. Da fragt man sich doch: Wo bleibt eigentlich die sexuelle Selbstbestimmung? Müssen wir erst Vorschläge bekommen, damit wir einen Orgasmus haben?

Und das genau ist das Problem. Der Sex ist dann nämlich ungefähr so aufregend wie kalte Gurkensuppe, auch so ein Rezept aus den Frauenzeitschriften. Jede Anstrengung, den Sex wieder so klingen und fühlen zu lassen, wie es zu Beginn war, bleibt eine Anstrengung. Und jeder Versuch, das zu ändern, wird am Versuch scheitern. Der Konflikt, der Betrug (➛ siehe »Affären«, S. 185) und eine mögliche Trennung sind fast unausweichlich.

Was aber gut funktioniert, sind Beziehungen, deren Sexualität auf Neugier basiert. Was gibt es noch? Was können wir ausprobieren? Wo liegen unsere Grenzen? Das sind Fragen, die sich jeder selbst und dem anderen stellen sollte. Nur so erhält man die sexuelle Spannung einer Beziehung aufrecht. So einfach das klingt, so schwierig ist die Umsetzung. Doch wer erfinderisch und fantasievoll an den Körper und die Libido des anderen herantritt, wer nie das Interesse am anderen verliert, kann auch auf Dauer guten Sex haben.

In der Realität sieht das jedoch meist anders aus: Entweder haben wir dauerhaft guten Sex, dafür aber eine komplizierte Beziehung, oder das Gegenteil ist der Fall. Guter Sex, der länger als drei Monate guter Sex bleibt, ist eine Frage des nötigen Abstands, der Freiräume und der Toleranz. Da drängt sich die Frage auf, warum der Sex am Anfang oft so gut ist.

Ein junges Paar besteht noch aus zwei unabhängigen Individuen. Kein »wir fahren gemeinsam in den Urlaub«, kein »wir kommen gerne heute Abend zum Raclette-Essen«. Kein emotionales Synchronschwimmen. Später, wenn aus zwei Einzelwesen ein Paar geworden ist, wenn die Freiräume weniger und auch der emotionale Abstand zwischen beiden geringer geworden ist, wird es häufig schwierig mit dem Sex.

Wenn genügend Abstand und ein gewisses Eigenleben auf beiden Seiten gewahrt bleiben, haben wir nie das Gefühl, alles voneinander zu wissen. Leidenschaft braucht Distanz. Harmonie kann schnell in Monotonie umschlagen. Liebe, Nähe und Vertrauen sind die Eckpfeiler einer funktionierenden Beziehung. Doch Leidenschaft und Harmonie, das sind oftmals Kain und Abel in einer Beziehung. Einer zieht immer den Kürzeren. Selbst zu entscheiden, was das antreibende Motiv einer Partnerschaft ist, bleibt schwierig und ist vermutlich nur mit einer hohen Reflexionsgabe und sehr viel Vernunft möglich. Wer Leidenschaft will, muss dafür arbeiten. Wer Harmonie will, muss verzichten können.

Wer versteht, dass Leidenschaft allein nicht der Grund für dauerhaft guten Sex ist, sondern auch das Analysieren, Hinterfragen und Bewerten der gemeinsamen Libido dazugehören, befindet sich auf dem richtigen Weg. Wer lernt, dass bei Langeweile Trennung nicht die einzige Lösung ist, der hat schon einiges verstanden.

Doch schützt auch das Arbeiten an einer Beziehung, das Bewusstmachen der Mechanismen des partnerschaftlichen Geschlechtsverhältnisses nicht davor, in der Harmoniefalle einer langjährigen Partnerschaft zu landen. So viel Irrationalität wohnt der Leidenschaft dann doch inne.

Versöhnungssex

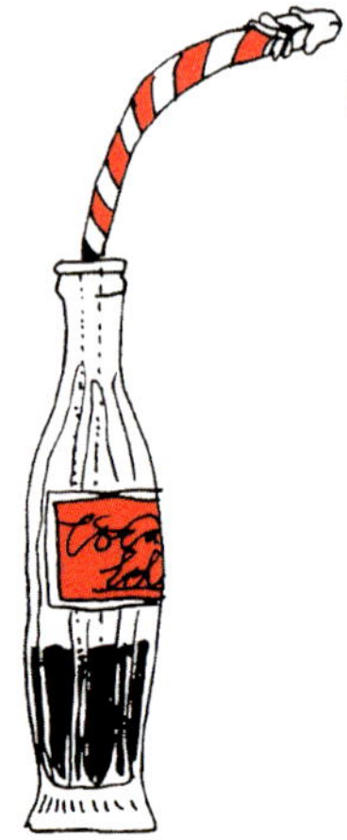

Neben eiskalter Cola im Sommer oder bergab Fahrradfahren gibt es nichts Besseres als Sex nach einem Streit. Versöhnungssex fühlt sich an wie der gute erste Sex am Anfang einer Beziehung, jedoch mit einem bekannten Körper und den bekannten Regeln. Versöhnungssex beendet meist einen entsetzlichen Streit und verwandelt lautes Herumgekeife in lautes Herumgestöhne.

Das Gute daran: Wenn der Sex vorüber ist und man schließlich außer Atem nebeneinander liegt, fragt man sich, ob der Streit überhaupt nötig gewesen ist. Sowieso sollte jedem eigentlich klar sein, dass Auseinandersetzungen, die vor versöhnlichem Sex stattfinden, oft totaler Schwachsinn sind. Der Mann soll weniger Gas beim Kochen verwenden, nicht immer das Licht im Bad vergessen oder auch mal Klopapier kaufen. Die Frau ist eine einengende Zicke, will einem das Rauchen verbieten oder die Treffen mit den Freunden. Wer Versöhnungssex hat, weiß, die Beziehung ist intakt.

Schwierig wird es erst bei Streits, die sexlos enden. Das sind Streits, die sich tief ins kollektive Beziehungsbewusstsein einprägen und hässliche Narben in einer Partnerschaft hinterlassen. Meist geht es um Betrug, fehlende Liebe, fehlendes Vertrauen oder einfach nur um ein Zuviel oder Zuwenig an gemeinsam verbrachter Zeit. Anschließend sitzen sich beide mit verheulten Augen gegenüber, und niemand traut sich, irgendetwas zu tun. Von Erregung keine Spur. Der Streit ist vorbei, das Problem aber nicht gelöst.

Echter Versöhnungssex zeichnet sich aus durch verwischte Tränen und große Innigkeit. Manchmal wünschen sich Männer und auch Frauen, sich öfter zu streiten, um endlich mal wieder ordentlich angefasst zu werden. Wenn Männer ihren Fehler eingestehen, was sehr, sehr selten geschieht, sind sie anschließend besonders versöhnlich, einfühlsam und zärtlich. Frauen hingegen, wenn sie ihren Fehler eingestehen, was noch viel, viel seltener geschieht, sind dann oftmals wild und ungestüm.

Aber warum fühlt sich der Versöhnungssex so besonders an? Diese Frage ist einfach zu beantworten. Da greifen nämlich evolutionsbiologische Mechanismen. Erst mal müssen wir uns fragen, warum wir überhaupt eine Beziehung führen. Warum empfinden wir so etwas wie Liebeskummer, Herzschmerz, und warum fühlt sich Verliebtheit und Sehnsucht genauso an, wie es sich anfühlt? Ohne hier irgendjemanden desillusionieren zu wollen, aber Verliebtheit ist nichts anderes als eine tendenziell angenehme Berauschung an unseren eigenen Hormonen. Diese Gefühle sind eine Einrichtung der Natur nach dem Motto: Hey, das Leben zu zweit ist viel leichter als das Leben alleine. Zur Erhaltung dieses Zustands wirken die Hormone. Würden wir weder Liebeskummer noch Herzschmerz kennen, wären wir vermutlich ein promisker Sauhaufen und die Menschheit wäre nicht von Pest und Cholera dahingerafft, sondern von grassierenden Geschlechtskrankheiten. Aber dem ist ja nicht so, wir haben Gefühle, und in diese Kerbe schlägt auch der Versöhnungssex.

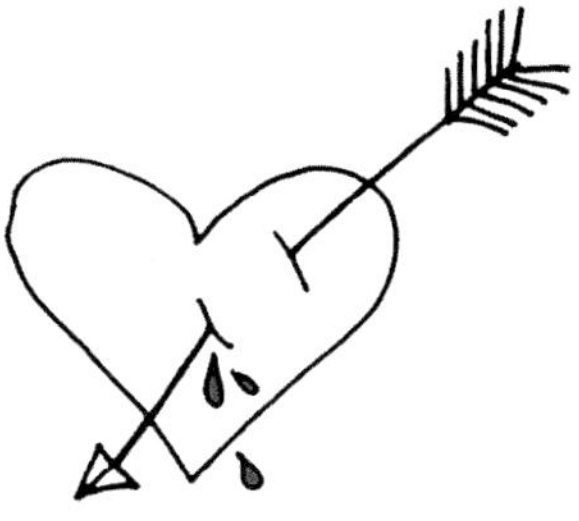

Wer sich verträgt, wird mit Hormonen und Rauschzuständen belohnt. Wer sich geschlechtlich verträgt, schläft anders mit seinem Partner. Inniger, fester, tiefer. Würde der Mann sich beim Sex beobachten, würde er feststellen, dass er tiefer zustößt, noch tiefer drin sein möchte, näher an seiner Partnerin. Das hat sogar einen evolutionsbiologischen Sinn. Auf der einen Seite vermittelt dieses tiefe Zustoßen ein Gefühl von unendlicher Innigkeit. Auf der anderen Seite sollen damit die Spermien von möglichen Konkurrenten verjagt werden. Könnte ja sein, dass die Frau sich ihre körperlichen und emotionalen Sehnsüchte während der Streitphase von einem Dritten hat befriedigen lassen.

Versöhnungssex ist viel mehr als einfach nur guter Sex nach einem schlechten Streit. Wer innig, warm und verschwitzt aufeinander einschlafen kann, wer seinen Partner liebt und begehrt, wer zulässt, Intimität zu teilen, nachdem man sich sinnbildlich die Haare ausgerissen hat, kann mit Gewissheit davon ausgehen, dass die Beziehung funktioniert, dass noch viel Versöhnungssex kommen wird und auch das Wichtigste einer Partnerschaft besteht: Vertrauen. Einen angenehmeren Beweis dafür gibt es nicht.

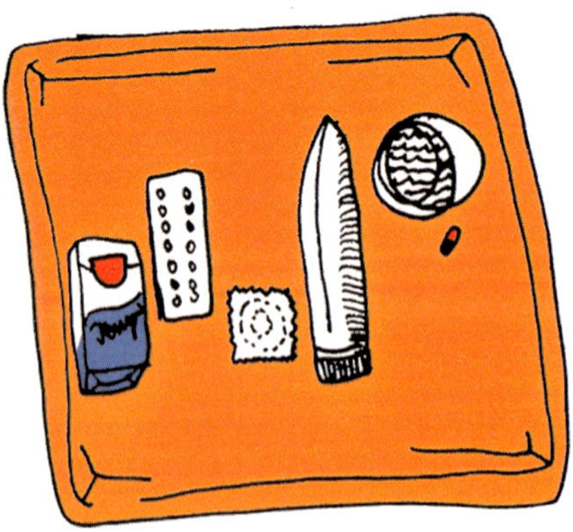

Der letzte Sex

Es gibt genau zwei Arten von letztem Sex. Einmal den letzten Sex, der unspektakulärer nicht sein könnte, weil er der Sex ist, den man einfach so hat, und plötzlich macht einem die Trennung einen Strich durch die Rechnung. Diese Art letzter Sex ist meist sehr unglamourös, womöglich müde, ungewaschen und am Ende eines langen

Arbeitstages. Oft ist der letzte Sex auch dieser Wochenrhythmus-Sex, also miteinander schlafen nicht aus Leidenschaft und Lust, sondern aus Routine. Dann steht man vor den Ruinen seiner Beziehung und blickt zurück auf den einen Sex, der irgendwie stattgefunden hat, aber keinen besonderen Grund hatte. Dieser letzte Sex ist fürchterlich. Die Erinnerung daran noch fürchterlicher, weil man sich das Ende doch besser vorgestellt hat, oder?

Aber es gibt noch eine andere Art von letztem Sex. Das ist der Aufwiedersehen-Geschlechtsverkehr mit der Exfreundin oder dem Exfreund. Häufig findet er nach einem nächtlichen verzweifelten SMS-Dialog statt und ist eine Mischung aus der rohen Gewalt des Rebound Sex (➛ siehe »Rebound Sex«, S. 83) und dem vertrauten Koitus von zweien, die sich so gut kennen wie kein anderer. Und das macht den wirklich letzten Sex so besonders.

In meist grobschlächtiger Betrunkenheit mischen sich die verschiedensten Bedürfnisse: Der Verlassene hofft auf eine neue Chance, und der Verlassende vermisst die Nähe und das Vertrauen des anderen. Oft ist es auch so, dass schon ein neuer Mensch im Kopf des einen oder anderen kreist, damit wird der letzte Sex oft noch brisanter, noch verletzender, noch gewaltiger.

In der Beziehung versprach man sich die absolute Treue. Jetzt lebt der andere in einer vogelfreien Welt, in der plötzlich Konkurrenten buhlen. Und diese Konkurrenten müssen durch die eigene überbordende Sexualität verscheucht werden. Das klappt natürlich nicht. Die Trennung ist vollzogen, und meist hat der letzte Sex einfach nur die Funktion, das Ende der Partnerschaft zu besiegeln.

Der letzte Sex kann dabei sehr unterschiedlich ablaufen. Bei manchen findet er in einem Hausflur statt und ist gar kein richtiger Sex, sondern ein trauriges Ineinanderstehen, eine Erektion, die sich gegen einen Oberschenkel drückt. Bei anderen ist es der rohe Sex auf dem Küchentisch. Oft ist der wirklich letzte Sex von größter emotionaler Schmerzhaftigkeit geprägt, selten von inniger Vertrautheit.

Und das Schlimmste am endgültig letzten Vereinen ist die Schwierigkeit, darüber hinwegzukommen. Besonders für den Verlassenen. Wie soll er loslassen, wenn er den Geruch, die vertrauten Geräusche, den Geschmack des anderen wieder in der Nase, im Ohr, im Mund, unter seinen Händen hat? Wie soll das funktionieren? Der eine hofft, der andere ist verzweifelt.

Obwohl es äußerst verlockend ist, ein letztes Mal mit dem anderen zu schlafen, muss man sich der Folgen bewusst sein. Oft beginnt eine Spirale des Grauens. Der eine verlangt danach, den letzten Sex zu wiederholen, bis aus der Wiederholung wieder eine Beziehung wird. Der andere lässt gewähren aus Langeweile oder Einsamkeit. Beides wenig schmeichelhafte Motive.

Der letzte Sex ist der Dolchstoß für die Erinnerung an eine Beziehung. Über beiden Köpfen wird immer dieses letzte Erlebnis stehen. Später hört sich das dann so an: »Eigentlich wollte sie ja noch mit mir zusammen sein, aber die Zeit hat uns auseinandergebracht« (der Verlassene), oder: »Ich wusste nicht, was ich tun sollte, aber er hat so traurig geguckt« (die Verlassende).

Selbstverständlich treffen diese Beispiele immer für beide Geschlechter zu. Selbstverständlich gibt es auch letzten Sex, der zu einer neuen Wiedervereinigung der beiden Partner führt. Aber viel häufiger schürt dieser wirklich allerletzte Sex nur ein einziges Gefühl: Es ist vorbei. Es ist ab jetzt für einen unbestimmten Zeitraum ziemlich einsam in meinem Leben.

Rebound Sex

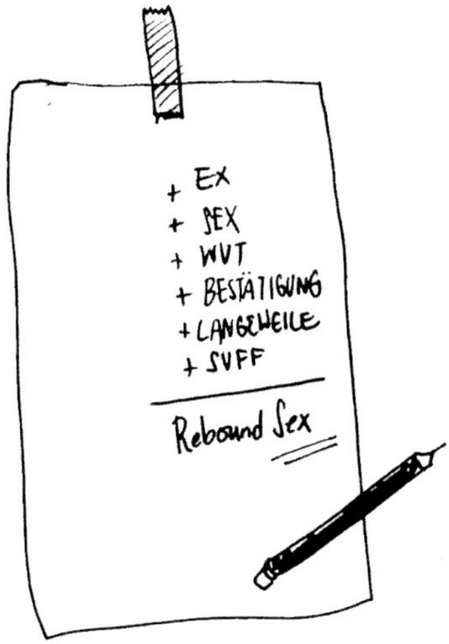

Rebound Sex[6] ist wie Mietwagen fahren. Man krümelt, kleckert mit Getränken herum, kratzt an Leitplanken entlang, lässt das Fenster beim Parken offen stehen. Man benimmt sich wie ein Schwein, so wie man sich niemals im eigenen Auto benehmen würde. Da passt man auf, dass möglichst kein Straßendreck ins Auto geschleppt wird, und im Handschuhfach liegt vermutlich ein Staubtuch stets griffbereit. Beim Sex ist das manchmal ähnlich.

Rebound Sex findet kurz nach einer Beziehung statt. Es ist der erste Sex mit einem anderen Menschen, nachdem man die partnerschaftliche Ruhe eingetauscht hat gegen flackernde Diskolichter und unzählige Gin Tonics. Rebound Sex findet gänzlich ohne Gefühl statt und hat meist ein fürchterliches Finale. Doch bis es dazu kommt, hat man wahrscheinlich sogar ziemlich aufregenden Sex, gerade weil er so gedankenlos, experimentierfreudig und ausufernd ist.

Rebound Sex ist komplett befreit von Rücksichtnahme. Der pure Egoismus regiert. Idealerweise sind gerade beide getrennt. Möglicherweise er-

[6] Der Begriff der *Rebound-Periode* ist seit den achtziger Jahren unter Sexualwissenschaftlern gebräuchlich. Gemeint ist damit das Phänomen der häufig nur kurzlebigen zweiten Ehen, die bereits unmittelbar nach der Scheidung der ersten Ehe geschlossen wurden. Generell wird mit der *Rebound-Periode* die Zeit nach einer festen Beziehung bezeichnet, in der von den Betroffenen aufgrund der emotionalen Verarbeitung der Trennung keine verbindliche Beziehung eingegangen werden kann und diese Phase nur mit kurzen Affären überbrückt wird.

zählt die Frau dann am nächsten Abend ihren Freundinnen, dass sie gestern den heftigsten Typen aller Zeiten unter der Bettdecke hatte. Das sind jene, die einer Frau beim Sex das Gesicht ins Kissen drücken und gleich beim ersten Treffen auf Analverkehr bestehen. Es ist genau der Sex, bei dem der Mann nie nachfragt, was er tun darf und was nicht. Er wird die Frau von hinten nehmen und ruckartig von ihr ablassen, sie auf den Rücken drehen, sich auf ihre Brust setzen, ihren Kopf festhalten und von ihr verlangen, sein Sperma zu schlucken.

Das Erstaunliche daran ist, dass derselbe Mann in einer vertrauten Beziehung ganz anders ist. Er ist vermutlich das genaue Gegenteil von dem, was er mit der Unbekannten erlebt hat. Der Grund dafür ist Wut. Und deshalb ist auch der Sex so grob und gewaltig.

Vermutlich stellt der Mann sich gerade vor, wie seine Exfreundin mit einem anderen im Bett liegt und genauso stöhnt, wie sie es bei ihm getan hat. Er wird die Erlebnisse ihres Kennenlernens auf einen neuen, für ihn gesichtslosen Mann projizieren. In ihm keimt eine enorme Eifersucht, die er im Sex zu kanalisieren versucht. Das ist nicht nur aufregend, sondern auch ein interessanter Vorgang der Evolutionsbiologie. Wer Sex hat, pflanzt sich fort. Wer tief und hart zustößt, pflanzt sich besser fort. Dieses Phänomen des besonders tiefen Sex können wir auch beim Geschlechtsverkehr mit der Freundin, nachdem sie den Betrug gebeichtet hat, beobachten (➛ siehe »Versöhnungssex«, S. 78). Es ist eine wilde Form der Vereinigung und gipfelt so häufig in … Tränen.

Und je mehr sich der Mann während des Rebound Sex aufschaukelt, umso wahrscheinlicher kreist seine Fantasie doch nur um seine ehemalige Freundin. Es geht gar nicht um die Frau, die unter ihm liegt. Er stellt sich eher vor, es sei seine Ex. Er fickt sie. Gibt ihr die Schuld an allem. Und dann ... Dann kommt er ... Und ist plötzlich wieder in der Realität. Er wird sich auf die Bettkante setzen, den Kopf in die Hände stützen oder sich die Haare raufen. Vermutlich wird er auch weinen. Das ist eine oft erlebte Geste im Leben eines männlichen Single.

In diesem Moment starrt die Frau in seinem Bett vermutlich unsicher an die Zimmerdecke. Gehen oder bleiben? Meist entscheidet sie sich fürs Bleiben. Gerade wenn der andere weint, schluchzt und wimmert. Keiner will in so einer Situation alleine sein – es sei denn, er sagt es explizit. Was dann oft folgt, ist die zweite Phase des Rebound Sex, der fast noch unheimlichere Part. Der frisch Vereinsamte wird die fremde Frau an sich heranziehen, wird sein Gesicht in ihren Nacken vergraben und den Arm um ihren Bauch schlingen. Wird tief, aber unruhig schlafen, sehr früh morgens aufwachen und den Sex vom Vorabend wiederholen. Zum Leidwesen der Frau.

Und warum lassen sich Frauen überhaupt auf so etwas ein? Auf wütende, grobe und unsensible Männer? Auf Männer, die ganz offensichtlich mit ihrem Kopf woanders sind und sich mittels Sex abreagieren wollen? Auf die unheimliche Stille nach all dem emotionalen und körperlichen Gerangel?

Beim Rebound Sex gibt es auch das weibliche Motiv der Rache: dem Unbekannten all das erlauben, was man der langjährigen Liebe, die man nun vergessen will, stets verwehrt hat. Der hemmungslose und ausufernde Sex sozusagen als Befreiungsschlag und Genugtuung, die innere Befriedigung, dem Ex eins auszuwischen, selbst wenn der davon nichts mitbekommt. Auch Frauen sind wütend und versuchen, den Stolz, der bei Trennungen oft eine Macke abkriegt, durch Sex mit fremden Männern wieder aufzurichten. Der

Rebound Sex hat dann die Funktion, die Kränkung des Verlassenseins zu mildern, sich emotional wieder zu stärken. Das funktioniert natürlich nicht immer gleich gut, aber wer wütend ist, denkt über so was nicht nach. Wer wütend ist, will etwas gegen den Schmerz tun, will vielleicht Grenzen ausloten, um hinterher besser zu wissen, was man will und bereit ist zu geben, will zumindest ein Minimum an Nähe, ohne sich gleich auf etwas Neues einzulassen, will einen Mann im Bett, aber trotzdem seine Ruhe.

Rebound Sex ist ein mit Wucht gezogener Schlussstrich unter eine gescheiterte Beziehung.

Besoffener Sex

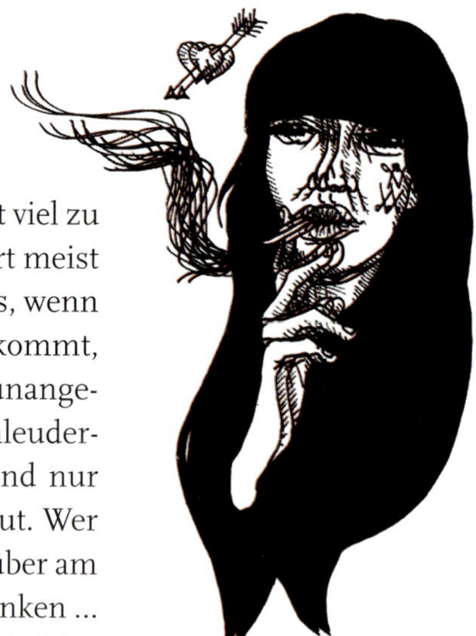

Dazu gibt es eigentlich nicht viel zu sagen. Besoffener Sex dauert meist viel zu lange. Der Orgasmus, wenn es denn überhaupt dazu kommt, vermischt sich mit dem unangenehmen Gefühl, einen Schleudersitz verlassen zu haben. Und nur selten ist der Sex wirklich gut. Wer besoffenen Sex hat, will darüber am liebsten nicht weiter nachdenken ... Deshalb wird es dazu auch hier keine weiteren Gedanken geben.

Promiskuität

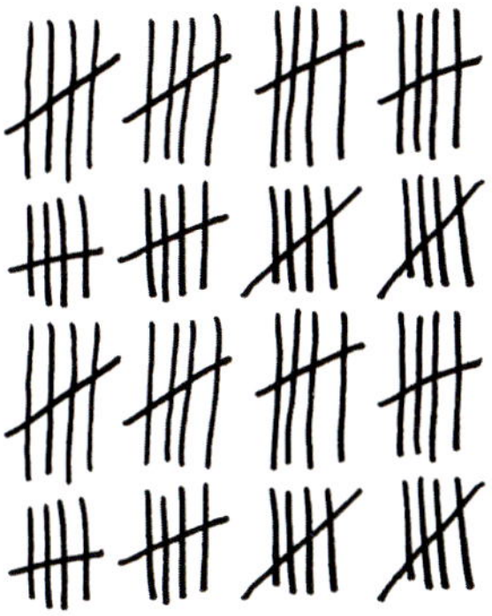

Wann ist eine Frau eine Schlampe? Wenn sie mit mehr als fünf, zehn oder hundert Männern geschlafen hat? Wann ist ein Mann ein Aufreißer? Wenn er mehr als fünf, zehn oder hundert Frauen flachgelegt hat? Ist eine Frau eine Schlampe, wenn sie gut blasen kann und schon hundert Schwänze im Mund hatte? Ist ein Mann ein Weiberheld, weil er sich keine Gelegenheit entgehen lässt? Es ist schwer festzulegen, ab wann ein Mensch eine Schlampe oder ein promiskes Dreckschwein ist und ab wann ein erfahrener Liebhaber bzw. Liebhaberin. Die Anzahl der Geschlechtspartner ist dafür jedenfalls kein Indiz.

Obwohl wir uns in einer aufgeklärten Welt wähnen, wird es Frauen immer noch vorgeworfen, wenn sie aus Lust und nicht aus Liebe mit vielen und verschiedenen Männern schlafen. Das ist erstaunlich, denn seitdem wir denken können, ist es normal, dass ein Mann einen bunten Fächer an sexuellen Erfahrungen hat. Wenn aber eine Frau mit mehr Männern geschlafen hat als Farbmuster an einem Pantone-Fächer, gibt es Probleme. Männer dürfen mit hässlichen, dicken oder blöden Frauen schlafen. Sie dürfen wahllos und wollüstig sein. Frauen aber sollen, zumindest in der Fantasie der Männer, am besten noch gar keinen Mann gehabt haben und auch nach ihnen

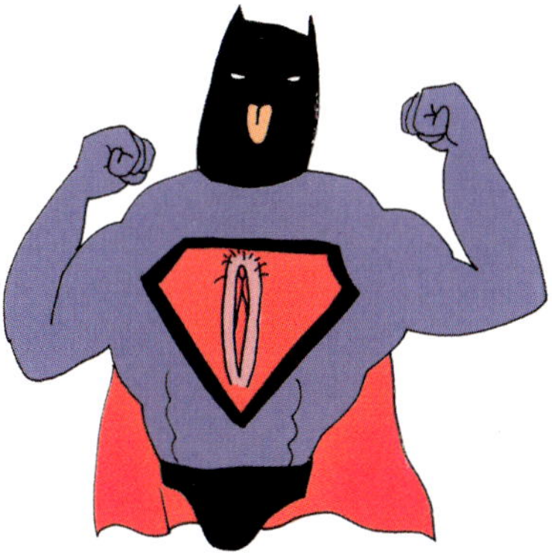

auf jeden anderen Mann verzichten. Frauen sollen unbeleckt sein, Männer erfahren.

Das ist absoluter Schwachsinn.

Selbst Frauen untereinander werfen sich das Schlampenwort um die Ohren. Wenn eine mit mehr als zehn Männern geschlafen hat, fangen Freundinnen an zu tuscheln und behaupten Sachen wie: »Die schläft doch mit jedem.«

Liebe Frauen, fragt doch mal euren Freund, mit wie vielen Frauen er schon im Bett war. Na und? Spielt das eine Rolle? Ist er deshalb für euch weniger attraktiv? Nein, ist er nicht.

Bei Frauen ist das nicht anders. Wenn eine Frau mit mehr als zehn Männern geschlafen hat, ist sie entgegen gängiger Meinungen nicht unbedingt erfahrener, was sexuelle Spielarten angeht. Sie kennt sich vielleicht besser mit verschiedenen Männertypen aus. Aber ihre Attraktivität misst sich nicht daran, wie viele Geschlechtspartner sie hatte. Eine Entwarnung für alle Frauen, die gern viel Sex haben: Macht so viel Sex wie ihr wollt, mit so vielen Männern wie ihr wollt. Es ändert nichts.

Männer wie Frauen, die einen promisken Lebensstil zelebrieren, sind keine schlechteren oder besseren Menschen. Und sie sind auch nicht die besseren Liebhaber. »Viel nützt viel« ist auch in diesem Fall totaler Quatsch.

Was allerdings auffällt: Menschen mit häufig wechselnden Geschlechtspartnern haben oft ganz bestimmte Eigenschaften, die man bei Befürwortern der monogamen Lebensweise kaum antrifft. Promiske Menschen sind unruhig. Sehr unruhig. Wer genau in die Augen desjenigen blickt, der Promiskuität als akzeptable Lebenshaltung kultiviert, wird eine gewisse Leere bemerken. Der Gestus der Einsamkeit scheint einem promisken Menschen aus jeder Pore zu diffundieren. Manche Menschen riechen nach dem Sex nach Schweiß, andere nach Einsamkeit.

Polygamie scheint also den Menschen auch nicht wirklich glücklich zu machen. Das sollte jedem klar sein, der versucht, seine große Liebe durch häufig wechselnde Geschlechtspartner zu vergessen: Wer viel Sex mit unterschiedlichen Partnern hat, hat vielleicht viel zu erzählen, aber wenig zu fühlen. Viele Orgasmen sind noch lange kein Garant für starke Emotionen. Das ist vermutlich auch der Grund, warum wir alle irgendwann ruhiger werden, begreifen, dass es nicht darum geht, eine beachtliche Liste an Geschlechtspartnern vorweisen zu können, an deren Körper wir uns zwar vage erinnern, aber deren Seele wir niemals kennengelernt haben.

Es ist dennoch anmaßend, einem Menschen die Anzahl seiner Geschlechtspartner vorzuwerfen. Jeder muss für sich selbst herausfinden, was richtig für ihn ist und was nicht.

Interessant ist jedoch, dass von Frauen und Männern, die mit nur wenigen Menschen geschlafen haben, eine bestechende Anziehung ausgeht. Eine Frau, die in ihrem Leben noch keinen Schwanz in den Mund genommen hat und noch nie auf einer Clubtoilette Sex hatte, ist für jeden Mann von besonderem Reiz. Genauso reizvoll ist für jede Frau ein Mann, der noch nie einen geblasen bekommen hat und noch nie Analverkehr hatte. Sie sind selten zu finden, diese unerfahrenen, aber dennoch reifen Menschen. Und wenn man sie gefunden hat, möchte man ihnen alles zeigen und erklären, sie die Schönheit einer unbefangenen Sexualität spüren lassen und ihre Neugier befriedigen. Vielleicht weil einem selbst die eigene Sexualität keine Überraschung mehr zu bieten hat.

Besonders diejenigen, die schon mit vielen Menschen geschlafen haben, fühlen sich zu jenen hingezogen, die noch mit kaum einem anderen als mit sich selbst Sex hatten. Es scheint, als würde sich die Magie der Sexualität gerade dann entfalten, wenn Menschen miteinander schlafen, die voneinander lernen können. Nein, nicht lernen, viel besser: partizipieren.

Was ist eigentlich Sexsucht?

Sexsucht ist eine Sucht wie jede andere auch, also vergleichbar mit Alkohol- und Drogensucht. Der Sexsüchtige hat einen gesteigerten Sexualtrieb und ein starkes und häufiges Verlangen nach dem Höhepunkt. Sex bestimmt das gesamte Denken und Handeln des Süchtigen. Sexsüchtige können kein enges Verhältnis zu ihren Partnern aufbauen. Die unbefriedigende Suche nach dem Höhepunkt muss immer weiter fortgeführt und die Dosis Sex ständig erhöht werden.

Im Durchschnitt hat ein Mensch 1,5-mal die Woche Sex. Die Grenze zwischen Hypersexualität und ausgeprägter Potenz ist allerdings dünn. Zu unterscheiden ist schwer. Es gibt auch keine einheitlichen Kriterien für die Sexsucht. Sie ist ein Verhaltensmuster, ein Verlangen nach einem bestimmten Zustand. Die Süchtigen können nicht anders und handeln unter Zwang. Und vor allem können sie nicht ohne Sex.

Meist geht Sexsucht auch mit anderen Persönlichkeitsstörungen einher, zum Beispiel Depressionen. In Deutschland sind ein bis sechs Prozent von der Sexsucht betroffen. Sexsüchtige finden Hilfe bei den wenigen spezialisierten Ärzten, bei Therapeuten oder in Selbsthilfegruppen.

Unsere Vorbilder:

Eldrick »Tiger« Woods

Nachdem der Golfprofi sich seine Sexsucht ein- und seiner Frau die Untreue gestanden hatte, ließ Tiger Woods sich in der Pine-Woods-Klinik behandeln. Sechs Wochen Therapie kosten umgerechnet 15 000 bis 30 000 Euro.

Michael Douglas

Michael Douglas gilt als Ex-Sexsüchtiger. Nach seiner Rolle in *Basic Instinct* gab es Presseberichte über seinen Klinikaufenthalt. Auch vor der Ehe mit Catherine Zeta-Jones ließ er sich behandeln.

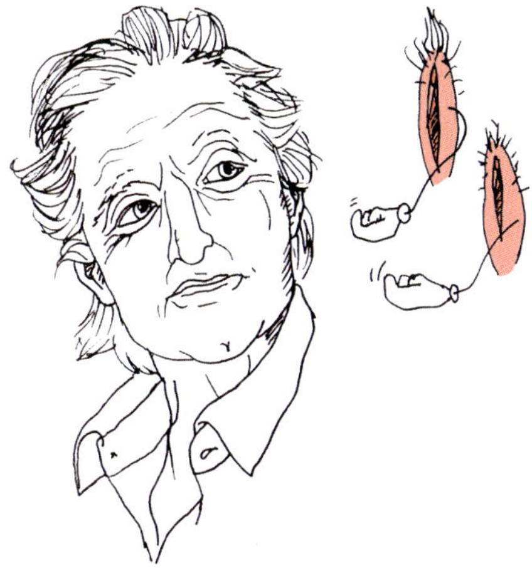

David Duchovny

In der Serie *Californication* spielt David Duchovny die Rolle eines sexbesessenen Autors. 2008 ließ er sich aus diesem Grund auch im echten Leben in einer Klinik behandeln.

Lindsay Lohan

Lindsay Lohan ist bekannt für ihre Exzesse. Die Schauspielerin soll ihre Drogen- und Medikamentensucht gegen Sexsucht getauscht haben.

Liza Minelli

Liza Minelli ist der Beweis, dass Sexsucht keine Besonderheit der jungen Generation ist. Sie war und ist mit Sicherheit kein Kind von Traurigkeit. Mittlerweile gilt ihre Sucht als therapiert.

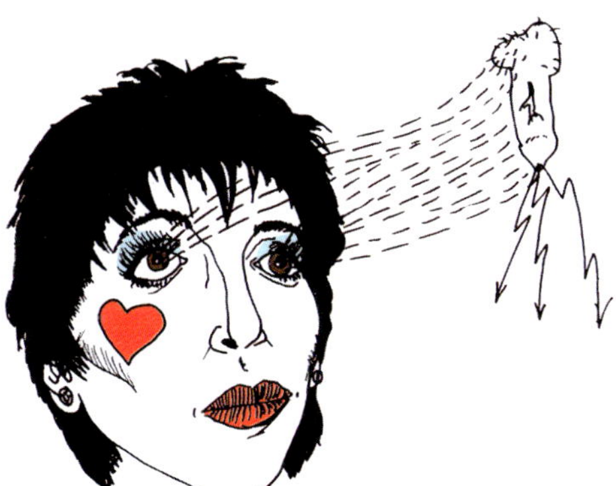

Gar kein Sex

Das gibt es auch. Ja, wirklich. Gar kein Sex ist auch möglich. Im Leben eines Menschen gibt es Phasen, in denen Sex keine Rolle spielt. Man muss bloß mal seine Eltern fragen, wann sie das letzte Mal miteinander geschlafen haben. Die meisten erfahren so das erste Mal, dass Mann und Frau manchmal sogar ganz auf Sex verzichten.

Vielleicht wird der Sex mit der Zeit weniger. Vielleicht ist es normal, dass Sex irgendwann nicht mehr so wichtig ist. Väter sagen das ja mitunter, wenn sie an Weihnachten betrunken in der Küche sitzen: »Ach weißt du, irgendwann ist Sex einfach nicht mehr wichtig.« Und dann sitzt man da, alleine gelassen mit dieser Aussage, schluckt verängstigt seine Spucke runter und denkt darüber nach, welche Gründe es dafür geben mag, gar keinen Sex mehr zu haben. Und es fällt einem keiner ein. Nicht ein einziger. Sex macht Spaß. Sex ist ein unschuldiges und (meist) kostenloses Vergnügen. Sex ist großartig. Warum sollte man also auf Sex verzichten? Und trotzdem gibt es Menschen, die keinen Sex haben.

Mit gar kein Sex ist jetzt nicht das etwas abseitige Thema der Asexualität[7] gemeint, ein Thema, das in den letzten Jahren durch mies recherchierte *Focus*-Artikel und RTL2-Reportagen bekannt wurde. Zu Asexuellen wurden plötzlich Menschen erklärt, die einfach keine Lust mehr auf Sex hatten. Und prompt standen sie auf einer Ebene mit Turnschuhschnüfflern und Brustklammermenschen.

Wichtig: Zwischen gar kein Sex haben und keine Lust auf Sex gibt es einen Unterschied.

[7] *Asexuell* ist ein Mensch, der kein Bedürfnis nach Sex hat. Deutlich vom Begriff Asexualität abzutrennen ist der freiwillige Verzicht auf Sex zum Beispiel aus religiösen Motiven oder der unfreiwillige Verzicht auf Sex zum Beispiel als Folge von Stress, Krankheit oder Mangel an Gelegenheit.

Gar kein Sex kommt schon mal vor. Zumindest über einen gewissen Zeitraum, zum Beispiel wegen Dienstreisen, Auslandssemestern oder Fernbeziehungen. Vermutlich ist das nicht so ungewöhnlich und eher den äußeren Umständen als inneren Zuständen geschuldet.

Doch wie verhält es sich mit der allgemeinen Lustlosigkeit, dem realen oder gefühlten Mangel an Sex? Während unsere Freunde, die schon lange in einer festen Beziehung leben, sich mit ihrem wöchentlichen Samstagmorgen-Gevögel begnügen, sind die Singles unter uns schon froh, wenn sie an einem Wochenende überhaupt mal jemanden abschleppen. Es scheint, als mangele es an allen Ecken und Enden. »Oversexed und underfucked«[8] beschreibt den Zustand heutiger Singles, aber auch den vieler Paare.

Es ist doch so: Da werden wir, ohne große Anleitung, aus der Pubertät entlassen, versuchen uns mit einem beständigen Kribbeln im Unterleib zu sozialisieren – und haben Sex. Warum sollte es also normal sein, irgendwann damit aufzuhören?

Schuld daran ist zum einen die Enttabuisierung von Sexualität, also der Umstand, dass sich mit einer Lockerung der traditionellen Sexualmoral mit all ihren Verboten, Sanktionen und Schuldgefühlen scheinbar eine große Langeweile breitgemacht hat. Offensichtlich besaßen gerade die unerfüllten und tabuisierten sexuellen Wünsche und Bedürfnisse

[8] Ein nicht auf eine bestimmte Person zurückzuführendes Zitat. Besonders Mitte der neunziger Jahre eine beliebte Redewendung, um den eigenen Zustand sexueller (Un-)Befriedigung zu beschreiben. In einer Welt, in der mit nackten Frauen, mit Sex und erotischen Befindlichkeiten geworben wird, befinden sich die Adressaten in einem ständigen Zustand unterschwelliger sexueller Erregung, die kaum mit tatsächlicher physischer Befriedigung gemindert werden kann.

eine ganz besondere Triebkraft. Die öffentliche, mitunter völlig banale Dauerdarstellung von Sexualität in den Medien trägt dazu bei, dass ein wichtiger Anreiz sexueller Lust und Begierde verlorengegangen ist: das Unbekannte.

Den Rest erledigt die Pornografisierung unserer Gesellschaft. Männer gucken zu viele Pornos und denken dann, ihr Schwanz sei viel zu klein. Frauen lesen zu viele Frauenzeitschriften und glauben, sie seien viel zu dick oder ihre Haut sehe aus wie ein verschrumpelter Pfirsich. Schon bei ihren ersten sexuellen Erfahrungen setzen sich Jungs unter enormen Leistungsdruck, und Mädchen eifern übertriebenen Schönheitsidealen nach. In der partnerschaftlichen Sexualität existieren daher viel zu viele »es sollte so und so sein«, anstelle des viel sinnvolleren »Scheiß drauf, lass es uns trotzdem machen«.

Wir lernen Sexualität schon lange nicht mehr als Autodidakten, sondern durch Dritte, durch Medien, Bücher, Filme. Das soll überhaupt nicht bewertet werden, das ist heute einfach so. Nur, lieber Vierzehnjähriger oder liebe Vierzehnjährige, die das hier vielleicht gerade lesen, auch wenn euch die *Bravo*-Studie[9] letztes Jahr noch früher für geschlechtsreif erklärt hat und behauptet, bewusste Selbstbefriedigung beginne im zarten Alter von zwölf Jahren, was bedeutet Sexualität für euch? Bedeutet Sexualität, mit Freunden Gang-Bang-Partys[10] zu feiern, oder geht es darum, einfach nur Sex zu haben? Ist Analverkehr eine Trophäe oder eine intime Er-

[9] Die »Dr. Sommer Studie – Liebe, Körper, Sexualität« von 2009 ist die zweite Studie im Auftrag des Magazins *Bravo* und wurde vom Institut iconkids & youth in München durchgeführt. Insgesamt wurden 1228 Jugendliche im Alter von elf bis 17 Jahren interviewt. Die gesamte Studie ist frei erhältlich unter www.bauermedia.de.

[10] Als *Gang Bang* bezeichnet man eine Form von Gruppensex, bei dem mehrere Männer abwechselnd eine Frau penetrieren.

fahrung? Ist die erste Trennung Grund genug, von nun an mit jedem oder jeder wahllos zu schlafen, oder ein tiefer emotionaler Einschnitt?

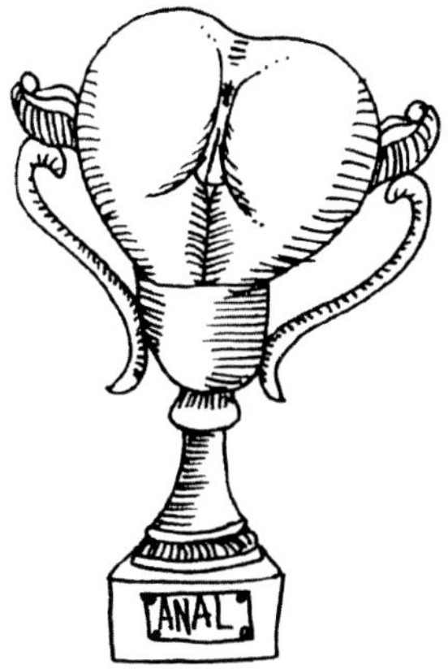

Stellen wir mal folgende Behauptung auf: Kein Sex zu haben ist ein Phänomen unserer Zeit. Kein Sex ist nämlich ungewöhnlich, weil wir uns damit unserem evolutionsbiologischen Auftrag widersetzen. Denn der ist ziemlich eindeutig auf Reproduktion festgelegt.

Selbst in Zeiten, als der Lustkiller Katholische Kirche noch massiven Einfluss auf das menschliche Treiben hatte: Die Menschen schliefen miteinander, und das oft.[11] Und heute? Heute kennen wir zwar alles aus dem Internet und lesen begierig jeden Sextipp, doch bevor wir überhaupt an Sex denken, haben wir schon unsere Vorlieben irgendwelchen neosexuellen Kategorien[12] zugeordnet. Selber machen? Fehlanzeige.

Menschen haben heute nicht einfach Sex miteinander, sondern sie lassen sich erst mal kategorisieren. Heute ist man nicht einfach schwul, sondern man ist zunächst queer. Wer gern Frauenstrapse trägt, ist

[11] Ein historisches Zeugnis sexueller Freizügigkeit geben die Memoiren des berühmten Schriftstellers Giacomo Casanova. Der 1725 geborene Venezianer schildert das maßlose Leben seiner Zeitgenossen und lässt sich selbst dabei nicht aus. Mehrfach verfilmt, z. B. 2005 mit Heath Ledger in der Hauptrolle.

[12] *Neosexualitäten. Über den kulturellen Wandel von Liebe und Perversion* von Volkmar Sigusch, Campus Verlag, Frankfurt am Main, 2005. Volkmar Sigusch gehört zu den weltweit renommiertesten Sexualwissenschaftlern und ist Begründer der sogenannten kritischen Sexualtheorie. Seine These: Im Anschluss an die sexuelle Revolution in den sechziger Jahren gab es die neosexuelle Revolution, also eine Phase, in der sich ganz neue Erscheinungsformen des Sexuellen herausgebildet haben.

möglicherweise schwul und transgender. Wer gern Frauenstrapse anzieht, während er bei Edeka Würstchen kauft, ist intersexuell.[13] Was soll das? Man ist weder inter-trans-queer-irgendwas, sondern man hat einfach etwas gefunden, das einen geil macht. Na und?

Wenn wir unsere Sexualität derart in Schubladen packen, bezahlen wir dafür einen hohen Preis: den der allgemeinen Unlust. Weil wir schon, bevor wir zum Kondom greifen, zu wissen glauben, warum wir überhaupt Sex haben. Weil wir über den Mann oder die Frau, die gerade über oder unter uns liegt, vielleicht mehr wissen, als wir sollten. Die Konsequenz: Wir sind nicht mehr in Stimmung. Der Zauber des Unbekannten geht flöten. Wir vögeln, wenn wir denn vögeln, nicht einen Menschen, sondern eine sexuelle Facette, die wir schon kannten, bevor wir überhaupt wussten, wie derjenige eigentlich heißt, den wir da gerade mit Küssen benetzen.

Doch wie ist es, wenn man das Ende schon kennt, bevor etwas überhaupt angefangen hat? Fänden wir *Star Wars* immer noch cool, wenn wir von vornherein gewusst hätten, dass Darth Vader der Vater

[13] *Queer,* zu Deutsch »sonderbar«, »anders«, »verdreht«. War es anfangs eine Beschimpfung für Homosexuelle, wird damit heute eine politische Bewegung bezeichnet, die sich für die Rechte sexuell anders orientierter Menschen einsetzt. Mit *transgender* werden Menschen bezeichnet, die sich mit ihren primären und sekundären Geschlechtsmerkmalen nicht oder nicht vollständig identifizieren können und daher die äußerliche Anpassung an das andere Geschlecht durch geschlechtstypisches Kleiden und Verhalten suchen. Als *intersexuell* bezeichnet man Menschen, die man genetisch, anatomisch oder hormonell nicht eindeutig dem weiblichen oder dem männlichen Geschlecht zuordnen kann. Betroffene Menschen werden auch Intersexuelle, Hermaphroditen oder auch Zwitter genannt. In Thailand gibt es zum Beispiel sogenannte *Ladyboys,* Mannfrauen, die dort vergleichsweise selbstverständlich als Teil der Gesellschaft akzeptiert werden, jedoch vermehrt im Rotlichtmillieu anzutreffen sind.

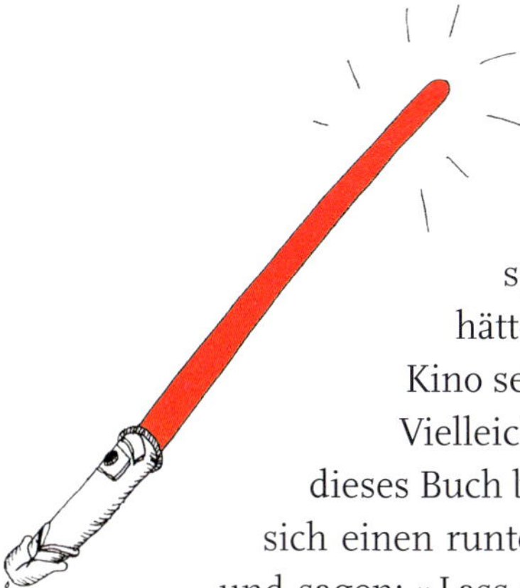

von Luke Skywalker ist? Vielleicht. Aber mit Sicherheit wäre der Film nicht halb so spannend gewesen. Vermutlich hätte kaum einer das Finale noch im Kino sehen wollen.

Vielleicht sollte man jetzt einfach mal dieses Buch beiseitelegen, ins Bett gehen und sich einen runterholen oder jemanden anrufen und sagen: »Lass uns Sex haben.« Ohne darüber nachzudenken. Ohne in sexuellen Kategorien zu denken. Ohne ständig zu hinterfragen, wie attraktiv oder unattraktiv, wie langweilig oder extravagant, wie schüchtern oder pervers man eigentlich ist. Einfach mal mit den Kleidern auch alle Bedenken ablegen. Das sollte man unbedingt tun.

Sex mit einer Prostituierten

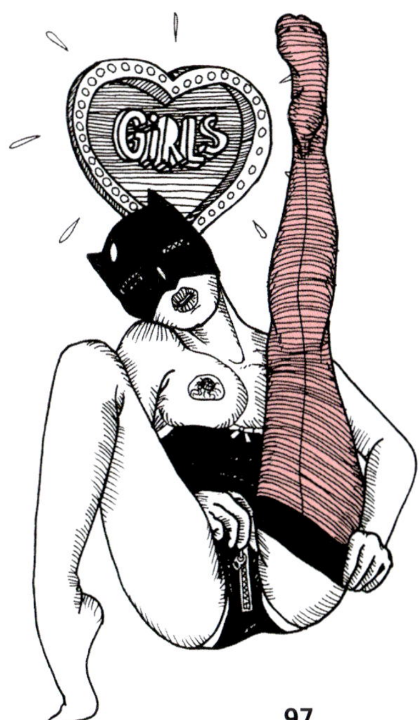

Laut Statistik geht jeder zweite Mann mindestens einmal in seinem Leben ins Bordell. In Deutschland pflegen 18 Prozent der Männer sogar ein regelmäßiges Verhältnis zu Prostituierten. Zwei von zehn Männern, mit denen eine Frau schläft, hatten oder haben also regelmäßig Sex gegen Geld.

Männer haben unterschiedliche Motive, eine Prostituierte

aufzusuchen. Es gibt Männer, die wirklich keine abbekommen und trotzdem Sex haben wollen. Für sie ist der Gang in den Puff wie für andere der Besuch der Freundin. Andere Männer sind am Herrentag besoffen, schließen bescheuerte Wetten ab und schlafen vermutlich auf dem Busen der Nutte ein. Wieder andere sind Geschäftsmänner, die auf Messen und Dienstreisen ihre Freundinnen und Ehefrauen nicht wirklich betrügen wollen, aber dennoch Sex haben möchten.

Wie das funktioniert? Nun, für viele Männer ist Sex haben etwas anderes als Betrügen. Der Betrug beginnt für sie am Arbeitsplatz, im Club oder dem Sportverein, wenn sie sich emotional auf eine andere Frau einlassen, weil sie bei ihr das zu bekommen scheinen, was sie bei ihrer Partnerin vermissen. Das ist für viele Männer der Unterschied zwischen Betrug und Sex. Wer also seine Frau nicht betrügen, sondern einfach nur Sex haben will, geht lieber in den Puff, hat Sex, bezahlt und geht.

Doch was wirft das für ein Bild auf die Männer? Es ist ja nicht so, dass Frauen nicht auch gern mal einen emotionslosen und stressfreien Orgasmus hätten. Und was machen sie dann? Gehen sie in Laufhäuser, in Bordelle an der polnischen Grenze oder zum Straßenstrich, um sich einen heroinkranken Callboy ins Auto zu holen? Nein, Frauen machen so etwas nicht. Zumindest nicht für gewöhnlich.

Männer haben Sex mit Frauen in hässlichen Kabuffen, mit roten Neonröhren unter der Decke und einem Glas voller Kondome auf dem Nachttisch. Sie ziehen sich aus, bekommen eine Erektion und möglicherweise einen Blowjob.

Sex mit einer Prostituierten ist in den meisten Fällen nichts anderes als Masturbation. Sex mit einer Prostituierten ist wie

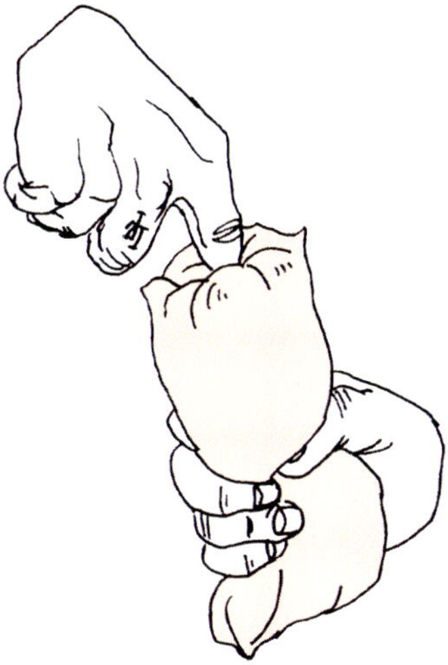

Sex mit einer Travel Pussy[14], es bedeutet den Männern nichts. Es geht nur darum, zu kommen. Das ist traurig, weil die allermeisten Männer vergessen, dass dort ein Mensch unter ihnen liegt und arbeitet – eine Frau, die zur Schule ging, Träume hatte, Hoffnungen und Wünsche und die jetzt Sex mit Männern haben muss, nicht darf.

Männer können über solche Umstände hinwegsehen, und Frauen fragen sich: »Wie können Männer dort überhaupt geil werden?« Das ist eine leicht zu beantwortende Frage. Die meisten Männer, die nicht unbedingt zu den chronischen Bordell-Besuchern gehören, gehen in den Puff, wenn sie sturzbetrunken sind. Meist in einem Zustand, in dem sie in Clubs fremden Frauen an den Busen fassen und viel zu jungen Mädchen unablässig Getränke ausgeben wollen. Und wenn sie keinen Erfolg haben, wanken sie besoffen in den Puff.

Das klingt lächerlich, klar. Können Männer sich dann nicht einfach einen runterholen? Nein. Sie versteifen sich in diesem Moment so sehr auf den Orgasmus und das warme

[14] Zu den wenigen, eigens für Männer konzipierten Sexspielzeugen gehören die *Travel Pussys*, die sehr unterschiedliche Formen haben. Am bekanntesten sind dabei die gelegentlich auf öffentlichen Toiletten erhältlichen Plastiktüten mit schlauchförmiger Öffnung, die mit Wasser gefüllt ein aufregendes Erlebnis versprechen. Doch auch der weiblichen Anatomie nachempfundene Modelle lassen sich in einschlägigen Internetportalen käuflich erwerben. Wichtig dabei ist die gute Tarnung für unterwegs. Sehr beliebt: die Taschenlampe, Handelsname »Fleshlight«.

Gefühl einer Vagina, dass jedwede Vernunft ausgeschaltet wird.

Und trotzdem: Wenn Männer nüchtern sind, reden sie davon, wie abstoßend sie Prostitution eigentlich finden. Da schüttelt es einen Mann zwar bei dem Gedanken an die möglichen Geschlechtspartner einer Prostituierten, aber es spielt keine große Rolle bezüglich ihrer erektilen Funktionen. Männer gehen zu Nutten. Das wird so bleiben, auch in Zukunft.

Wahrscheinlich träumt jeder Mann davon, einmal mit einer Edelhure die Nacht zu verbringen. 3000 Euro für eine einzige Nacht! Die muss echt was drauf haben.

Und vermutlich haben diese Frauen auch etwas drauf. Vermutlich sind sie atemberaubend schön, hochintelligent,

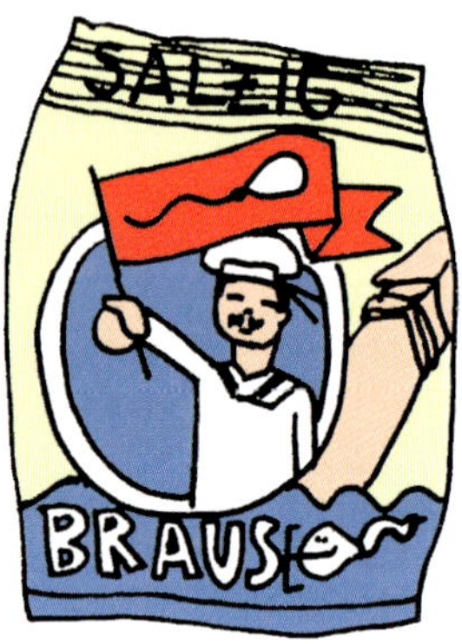

witzig und ausgesprochen gute Gesprächspartner. Und vermutlich sind diese Frauen auch wenig eigennützig im Bett. Sie falten mit ihrer Zungenspitze Kirschstiele zu kleinen Herzchen, mögen Analverkehr und schlucken Sperma, als handele es sich um *Ahoi*-Brause.

Aber mal im Ernst, so etwas ist doch nicht unmöglich? Es scheint, als vereinen Edelhuren all jene fantastischen Eigenschaften, die in der Realität bei Frauen durchaus auch anzutreffen sind. So Jungs, und jetzt die schockierende Wahrheit: Auch eure Freundinnen und Ehefrauen können all die Dinge, von denen ihr träumt. Sie sind nicht nur schön, intelligent und haben Humor, sondern können auch gute Gesprächspartner sein, Spaß am Sex haben und mit der entsprechenden Libido ausgestattet sein. Das Zusammenspiel all dieser Eigenschaften nennt man übrigens Traumfrau und nicht Edelhure. Man muss nur lange genug danach suchen.

Was aber die Prostitution für viele Männer so attraktiv macht, ist vor allem ein Aspekt: das Bezahlen und der bedingungslose Sex. Für so manchen ist Sex nämlich eine Sache langwieriger Verhandlungen, was schon traurig genug ist. Und genau das macht den Sex für viele Männer unnötig kompliziert. Bei einer Prostituierten legt der Freier Geld auf den Tisch und bekommt, was er verlangt. Das ist ohne Zweifel reizvoll.

Dieses Spiel kann man ja auch zu Hause mal ausprobieren. Warum nicht der Freundin Geld für sexuelle Dienstleistungen anbieten? Warum das Ganze nicht mal als Rollenspiel betrachten? So abwegig ist die Idee gar nicht. Und wenn sich die Freundin drauf einlässt und beide Spaß daran haben, warum nicht? Das ist es die Sache doch allemal wert. Vor allem für jene, die wissen wollen, wie sich Sex gegen Geld anfühlt. Denn mehr ist Prostitution nicht: eine Dienstleistung.

»Internet ist für Porno da«

Der erste Porno ist für die meisten Vor-Internet-Pubertären ein einschneidendes Erlebnis, wenn nicht sogar ein traumatisches. Es brennt sich ein, das Bild vom Sex: glänzende Penisse, die in Vaginen versinken, dazu wie Tiere stöhnende Menschen. Mit halb offenem Mund saßen sie vor dem Fernseher ihrer Eltern und beobachteten fremde Männer und Frauen beim Sex.

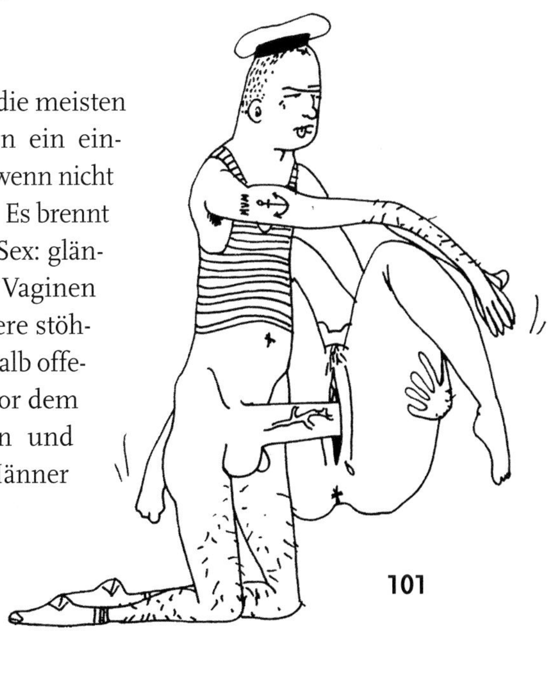

Ein Moralmechanismus meldete sich sofort zu Wort: »Ist das schlecht, was ich da sehe? Macht das dumm? Was machen die da überhaupt?«, ging es durch die kleinen Köpfe. Eine Antwort haben sie darauf nie erhalten, sie konnten ja schlecht ihre Eltern befragen.

Heute ist das anders. Wer im Internet ein bisschen surft, wird überwältigt von dem massiven Angebot an Pornografischem. Angeblich besteht das Internet zu 70 Prozent aus Mösen, Brüsten, Schwänzen und Amateurpornos.

Gibt es eigentlich noch die VHS-Kassette mit dem Vierstunden-Porno billigster Machart? Vielleicht werden die längst gesammelt und gehandelt wie seltene Briefmarken.

Wer heute Pornos gucken will, muss sich nicht mehr in einer schmierigen Bahnhofsbuchhandlung für teures Geld einen Erotikfilm kaufen, muss nicht mehr in ein Pornokino gehen und neben alten, onanierenden Männern sitzen, um Linda Lovelace (➤ siehe Marginalspalte »Deep Throat«, S. 64) dabei zu beobachten, wie sie Schwänze verschluckt. Heute gibt man bei Google einfach »Porno« ein und landet – unter anderen – auf YouPorn (› siehe Marginalspalte »YouPorn«, S. 73).

YouPorn steht stellvertretend für einen neuen Umgang mit Pornografie. Mittlerweile gibt es noch viel mehr Seiten, auf denen man sich kostenlos Pornos ansehen kann, aber YouPorn soll nun im Folgenden für frei zugängliche Schmutzfilmchen stehen.

Was macht Internetpornografie mit uns? Es macht uns weniger verklemmt und verändert irgendwie auch unsere Sexualität. Es sind heute nicht mehr nur Sexualwissenschaftler, die sich mit der komplexen Begrifflichkeit unserer Libido auseinandersetzen, nein, heute wissen wir alle, was ein Blowjob, Fisten und Analverkehr ist.

Pornografie ist, dank Internet, gesellschaftsfähig. Es geht sogar so weit, dass wir uns gegenseitig Videos schicken, von

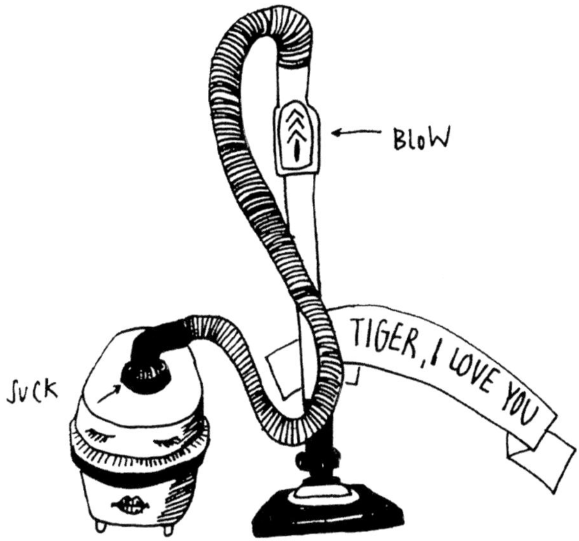

Frauen, die sich mit Staubsaugern befriedigen, oder von Männern, die sich von maskierten Frauen auspeitschen lassen. Wir lachen über Missgeschicke während des Pornodrehs und schauen im Büro in der Mittagspause Pornos, ohne rot zu werden. Es verändert unsere Gewohnheiten; während Sexfilmchen früher ein Stigma der Einsamkeit waren, sind sie heute Konsumgüter, die in jedes Leben passen.

Männer und Frauen gucken Pornos. Frauen vielleicht nicht so oft und mit der gleichen Intensität, aber auch sie tun es. Es muss einen Grund geben, warum die Pornoindustrie so viel Kohle verdient. Oder, um es noch drastischer zu formulieren: Jeder mag Pornos, auch wenn viele es nicht zugeben wollen. Klar können wir uns mit schweinischen Büchern im Bett verstecken, die linke Hand auf der Seite des Sexromans und die rechte Hand im Schritt. Aber ist Pornos gucken nicht viel einfacher? Geht alles nicht viel schneller?

Wir essen manchmal bei McDonald's, finden es aber eigentlich eklig. Nichts anderes ist der Konsum von Porno-

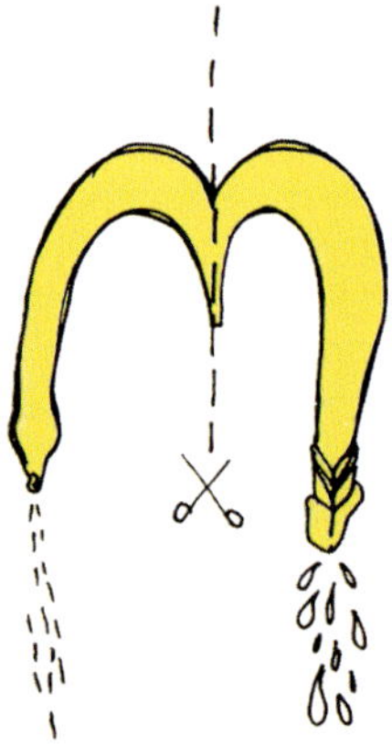

grafie. Fastfood-Sexualität. Eindeutig, verlogen, doch für einen kurzen Moment befriedigend. Big Mac ist gleich Jenna Jameson[15]. Das selbstgekochte Essen, mit Hingabe zubereitet, ist unsere Fantasie. Die Zutaten sind unsere Erfahrungen, unsere Vorstellungen und unsere Wünsche. Vor der Internetpornografie war es schwierig, einen Porno zu finden, der einem gefällt. Es war ein Glückstreffer. Heute geben wir bei YouPorn ein, was wir sehen wollen. Eine kleine Japanerin, die eine Schüssel voller Sperma trinkt. Das nennt man Bukkake[16], alter Hut. Eine Milf

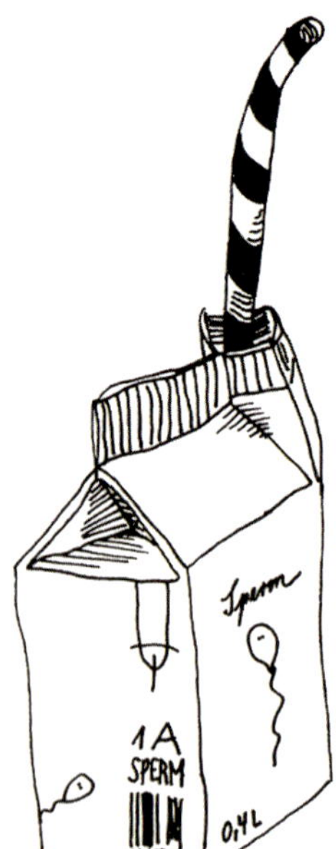

[15] US-amerikanische Pornodarstellerin, Pornoproduzentin und Geschäftsfrau. Sie gilt als eine der weltweit bekanntesten und berühmtesten Pornodarstellerinnen. Ihre 2004 erschienene Autobiografie *How to Make Love Like a Porn Star* (Titel der deutschen Ausgabe: *Pornostar*), geschrieben vom in der amerikanischen Pick-up-Szene als Flirtguru bekannten *Rolling-Stone*-Autor Neil Strauss, war sechs Wochen in der Bestseller-Liste der *New York Times*.

[16] Gruppensexpraktik, bei der mehrere Männer gemeinsam einer Person ins Gesicht oder den Mund ejakulieren. Diese Praktik ist dem *Gokkun* nicht unähnlich, also dem gemeinschaftlichen Ejakulieren in ein Gefäß mit dem Ziel, das so gesammelte Sperma von jemandem trinken zu lassen. Der Begriff *Bukakke* stammt vom japanischen Verb bukkakeru und bedeutet so viel viel »spritzen« oder »planschen«. – Beide Praktiken sind mittlerweile eigene Pornokategorien.

(➛ siehe »Milf«, S. 219) die es mit ihrem Stiefsohn treibt? Pff, alter Hut. Jede noch so seltsame Fantasie findet ihre bildliche Darstellung in Videos, die es im Internet gibt. Ob das gut ist oder ob wir jetzt alle zu langweiligen Zombies mutieren, die nur noch zu Internetpornos kommen können. Nein, natürlich nicht.

So, wie wir nicht jeden Tag zu McDonald's gehen, so wie wir aber auch nicht jeden Tag Dorade mit Thymiankartoffeln zubereiten, benutzen wir auch nicht jeden Tag die Pornos fleißiger Internetamateure. Wir benutzen sie, weil wir manchmal faul sind, weil wir es manchmal einfach dreckig, schmutzig und schnell wollen. Daran ist nichts Verwerfliches.

Skype Sex

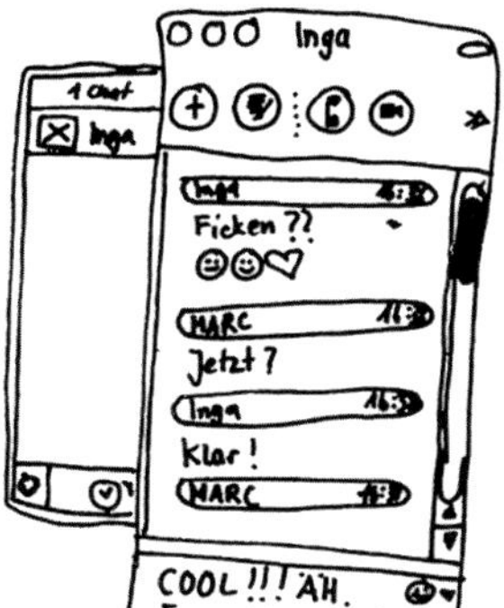
Inga
1 Chat
Inga
Ficken ??
MARC
Jetzt ?
Inga
Klar !
MARC
COOL !!! ÄH.
Freu mich ... Wo?

Das ist noch neu. Das gibt es noch nicht lange. Erst vor ein paar Jahren wurde Chatten von einer Nerd-Veranstaltung zu einem Massenphänomen. Noch zu Beginn des Jahrtausends traf man sich in sogenannten IRC-Räumen und chattete. Da ging es auch viel um Sex. Meist waren es Männer, die so taten, als wären sie Frauen, und sich gegenseitig Pornobildchen schickten – solche, die schleppend langsam übertragen wurden und das Onanieren vor dem Computer noch zu einer langwierigen Sache machten.

Heute ist das anders. Skype Chats oder iChat – es ist egal, welches Chatprogramm man nutzt – sind so üblich wie E-Mails und SMS. Im Folgenden wird Skype nur als Synonym für die Kommunikation via Chatplattformen über das Internet verwendet. Skpe hat vermutlich die meisten angemeldeten Nutzer. Deshalb nimmt diese Kommunikationsform inzwischen einen besonderen Stellenwert ein.

Wir sind nämlich ehrlich beim Skype Chat. Wir brauchen uns nicht zu verstecken, bewegen uns in gewohnten Räumen, aber reden mit einer vielleicht fremden Person. Schon nach kürzester Zeit öffnet man sich, gibt Dinge preis, die man nicht mal seiner Beziehung erzählen würde:

»Hallo, was machst du gerade?«

»Ich sitze vor meinem Computer und chatte mit dir.«

»Ich habe gerade an dich gedacht und wollte dir das mal mitteilen.«

»Das ist ja süß. Habe auch gerade an dich gedacht, hatte aber kein Bedürfnis, dir das mitzuteilen.«

»Ich fand es toll, dich gestern zu sehen, und habe mir vorgestellt, du wärst bei mir geblieben.«

»Was hätten wir bei dir getan?«

»Gefickt?«

»Ja?«

»Bestimmt.«

»Aber du hast eine Freundin!«

»Ja, sie hätte ich nicht mitgenommen. Ich glaube, sie wäre zu Hause geblieben.«

»Haha.«

»Hihi.«

»Ich hätte dich gern aufs Bett geworfen, deinen Rock langsam hochgeschoben und deinen Bauch geküsst. Ich würde meine Hand auf deinen schönen Busen legen und meine andere Hand auf deine Muschi. Wir hätten tollen Sex gehabt.«

»Glaubst du?«

»Ja, ich hätte dir dabei geholfen, deinen Pullover über den Kopf zu ziehen. Dabei hätte ich angefangen, deinen Hals zu küssen, und dich gefingert. Erst sanft, dann fester. Erst mit einem Finger, später mit zwei Fingern, vielleicht auch mit drei Fingern.«

»Das mag ich nicht.«

»Mit drei Fingern?«

»Ja.«

»Warum?«

»Ich hab das Gefühl, ich bin zu eng dafür.«

»Glaubst du?«

»Ja.«

Skype-Gespräche über Sex und das, was man mag, das Mitteilungsbedürfnis darüber, das sich entwickelt, haben ihre eigene zauberhafte Magie. Sie sind oft so voller Andeutungen, und die Atmosphäre, die dabei entsteht, ist so anders als die kühle Realität, in der man sich später wieder mit der gewohnten Unsicherheit bewegt. Die Gefühle, die beim Chatten entstehen, sind nicht echt. Dennoch freut man sich auf das am Nachmittag stattfindende Gespräch, das so anders ist als das Gespräch in einem Café.

»Ich will mit dir schlafen. Jetzt.«

»Ich auch. Schreib mir, was du tun möchtest.«

»Ich möchte, dass du dich auf mein Gesicht setzt, ich würde dich lecken, meine Hände auf deinen Hintern legen, dein Becken gegen mein Gesicht drücken und wollen, dass du kommst, direkt auf meinem Gesicht. Du sollst dich vorbeugen, ohne deine Muschi von meinem Gesicht zu nehmen, und meinen Schwanz in deinen Mund nehmen. Erst wenn ich gekommen bin, gehst du von meinem Gesicht runter, legst dich neben mich, gibst mir einen Kuss auf den Mund.«

Hier folgt meist eine Pause von mehreren Minuten. Man sieht ein Wölkchen bei iChat oder einen kleinen Stift, der sich unablässig bewegt, bei Skype. Es dauert ewig.

»Ich bin feucht, erzähl mir mehr davon, ich werde mich dabei selbst befriedigen.«

»Ich mich auch. Ist das okay?«

»Ja, ist es. Es macht mich an, dass ich weiß, dass du deinen Schwanz in der Hand hast. Ich würde jetzt gern bei dir sein, würde wollen, dass du mich von hinten nimmst. Ich würde meine Hände auf dein Bett stützen. Würdest du mir auf den Rücken kommen?«

»Ja, aber lieber in dein Gesicht.«

»Das mag ich nicht.«

»Warum?«

»Es brennt in den Augen.«

Das Problem beim Skype-Gespräch ist aber nicht, dass danach alles irgendwie aufgeladen ist. Das auch. Aber viel schwieriger ist es, produktiv zu bleiben. Die meisten Gespräche via Skype finden während der Arbeitszeit statt. Nicht Facebook oder MySpace sind die Zeitkiller des Bürotalltags, sondern Bumsgespräche via Skype. Wie soll man auch arbeiten, wenn die Kollegen nervös mit ihren Hintern auf dem Stuhl hin- und herrutschen? Wie soll man sich konzentrieren, wenn die Erektion an die Tischplatte tippt?

Das Verrückte an Gesprächen via Skype ist, dass sie sich anfühlen wie kleine Beziehungen im Mikrokosmos des Computers.

»Ich schlafe jetzt.«

»Ich auch, schlaf gut.«

»Machst du noch mal die Kamera an?«

Die Kamera geht an. Eine Frau mit langen Haaren und feinen Gesichtszügen erscheint im Bild, sie liegt seitlich zur Kamera und hat die Bettdecke bis unter die Nase gezogen. Ihre Augen sind geschlossen. Das grobkörnige Bild der Videoübertragung schafft tatsächlich so etwas, wie Nähe zu suggerieren. Es fühlt sich gut an.

»Du siehst schön aus, wenn du einschläfst.«

»Du siehst lustig aus, wenn du einschläfst.«

»Soll ich ein Hörspiel anmachen?«

»Nein.«

»Soll ich dir was vorlesen?«

»O ja, lies mir was vor.«

Das Vorlesen beginnt, und gemeinsam spielt man sich eine Beziehung vor. Das ist schön, hat aber, wie vieles, was im Internet geschieht, keine wirkliche Substanz. Viel wichtiger als der virtuelle Sex, die virtuelle Vertrautheit, die virtuelle Nähe, all die Schönheit des Augenblicks vor dem Computer, getrennt durch viele Straßen, mitunter Kontinente, ist es, auf einen Versuch in der Realität nicht zu verzichten.

»Wollen wir uns morgen sehen?«

»Ja.«

»Ich werde dich sofort küssen, wenn ich dich sehe, ich werde dich einfach berühren und gegen die Wand drücken.«

»Das darfst du machen. Aber was ist, wenn uns jemand sieht?«

»Ist egal.«

»Okay.«

»Wollen wir durchbrennen, gehst du mit mir nach Australien, und wir machen eine Surfschule auf?«

»Ja, würde ich gern. Das wäre schön.«

»Fände ich auch.«

»Kann ich dich vermissen, ohne dass wir eine Beziehung führen?«

»Ich weiß es nicht.«

»Ich vermisse dich.«

»Mmmh.«

»Bis morgen.«

»Bis morgen.«

»Machst du die Kamera noch mal an? Ich will dir meinen Penis zeigen.«

»Ich will ihn nicht sehen.«

»Ooooch bitte.«

»Nein, wenn, dann will ich ihn selber fotografieren.«

»Das darfst du gern.«

»Ich will es auch. Ich mag deinen Penis.«

»Ich mag meinen Penis auch.«

»Ich freu mich so sehr auf morgen.«

»Ich schlaf jetzt.«

Natürlich ist man nie gemeinsam durchgebrannt, hat nie diese Intimität aus dem Internet in die Realität transportiert. Es bleibt eine Skype-Affäre, die nach eigenen, den immer gleichen Regeln funktioniert und den Schritt in eine echte Beziehung, mit echten Gesprächen, mit echtem Vorlesen und echten Orgasmen nie oder nur sehr selten schafft. Das ist oft schade. Denn eines ist sehr schön am Sykpe-Gespräch: Es ist innig und fast immer konfliktfrei. Es ist mit seiner Ehrlichkeit und Direktheit fast die ideale Kommunikation zwischen zwei sich begehrenden Menschen. Aber leider begehren sie sich wegen der richtigen Anwendung von Wörtern, nicht wegen eines richtigen Gefühls im echten Miteinander.

»Wir haben lange nicht mehr miteinander gechattet, oder?«

»Ja, hatte viel zu tun. Du, ich muss leider auch schon wieder los.«

»Okay.«

»Man sieht sich.«

»Jaja.«

»Bis dann.«

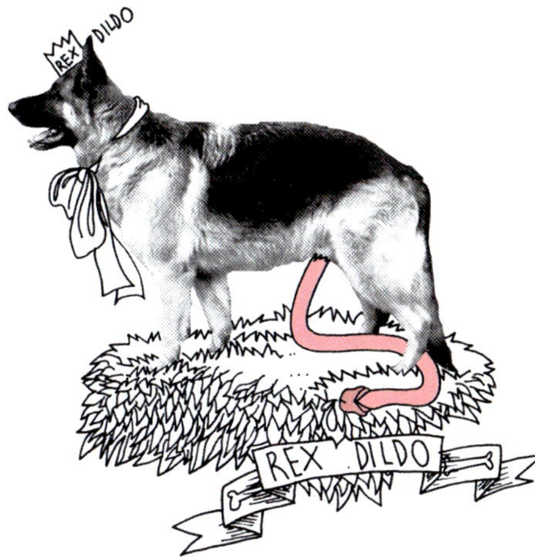

Sex mit Tieren

Vergesst Fußball, Listen mit unnützem Wissen oder amerikanische TV-Serien. Es gibt kein besseres Thema für ein gelungenes Partygespräch als das Thema Tiersex.

Ein Kühlschrank, Bier in der Hand, Zigarette im Mundwinkel, und plötzlich kommt jemand um die Ecke und fragt: »Habt ihr schon mal zu Tierpornos masturbiert?« Das passiert manchmal auf Partys. Ehrlich. Und sollte es nicht passieren, ist jedem zu empfehlen, diese Frage einmal auszuprobieren.

Für die etwas Unsicheren unter uns: Was wird geschehen? Die häufigste Reaktion ist Abscheu. Die meisten Menschen verdrängen den Gedanken, dass Tiersex nicht unbedingt gewöhnlich, aber doch erstaunlich normal ist. Zumindest kann jeder etwas mit dem Begriff Tiersex anfangen, und die wenigsten denken dabei an bumsende Hunde. Frauen denken eher an einsame Bauern und in der Abgeschiedenheit lebende Schafhirten. Männer denken aufgrund ihrer im Internet befriedigten Neugier eher an gespielt verzweifelt aussehende Frauen aus niederländischen Tierpornos.

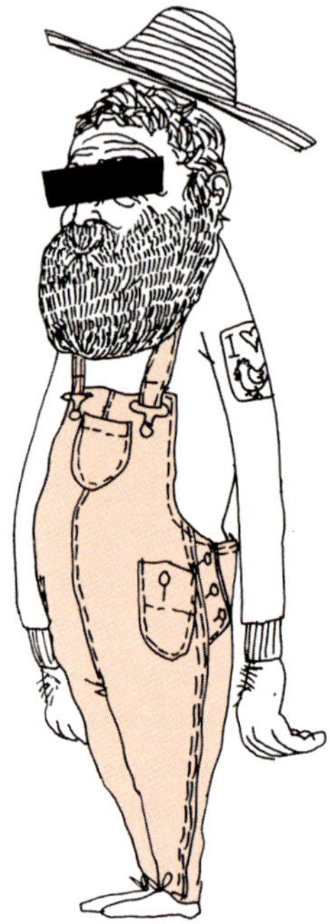

Also, Ekel ist die erste Reaktion, die dem Fragesteller ins Gesicht schlägt. Und jetzt geht es darum, die anderen genau zu beobachten. Es gibt immer welche in der Runde, die zu Tierpornos onanieren. Nicht unbedingt regelmäßig, aber doch hin und wieder. Nach dem Prinzip: Heute will ich sehen, wie ein Pferd eine Frau besteigt. So jemand ist nicht unbedingt gleich ein Sodomist, aber er ist, wenn er es denn offen zugeben kann, vermutlich sehr locker im Umgang mit der eigenen Sexualität.

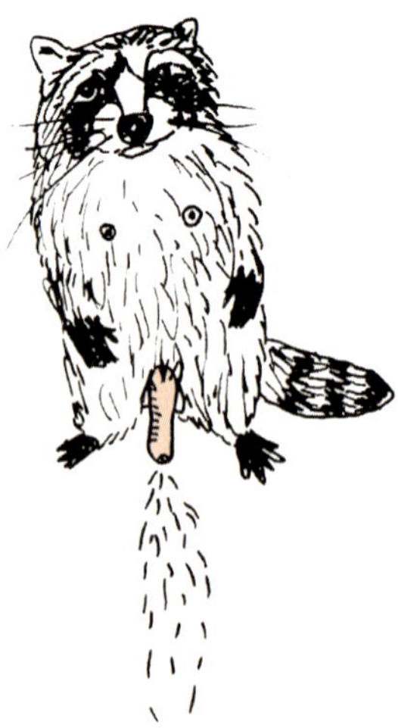

Welche Reaktionen gibt es noch? Nachdem der erste Schock überwunden ist, spaltet sich die Gruppe der Zuhörer und Mitredenden in drei Fraktionen. Das sind zum einen die militanten Tierschützer und Ökos, die vom gebrochenen Willen der Tiere reden, von Vergewaltigung und Missbrauch. Was, wenn man es genau nimmt, argumentativ eine Schande ist, denn damit stellt man einen sodomierten Esel auf eine Stufe mit einer vergewaltigten Frau. Da stimmt doch was nicht, oder?

Dann gibt es die interessierten Zuhörer. An denen gibt es nichts auszusetzen.

Diese Gruppe macht das Gespräch erst interessant. Und schließlich die kompletten Verneiner. Das sind im Übrigen die, die vermutlich heimlich davon träumen, in Tiersexhotels[17] zu fahren.

Interessant sind zunächst die Ökos. Sie argumentieren mit einer grundsätzlichen Widernatürlichkeit: Mensch und Tier sollten sich nicht vereinen. Ihre Meinung ist jedoch weniger moralischer oder ethischer Natur, sondern ihre Sorge gilt vor allem den wehrlosen Bauernhoftieren. Dieses Argument kann jedoch entkräftet werden:

[17] 2005 wurde der Fall eines Mannes bekannt, der nach dem Sex mit einem Pferd in einer amerikanischen Tierfarm starb. Gegen den Betreiber der Farm aus Washington wurde wegen Tierquälerei ermittelt. Mal von solchen Unfällen abgesehen, die die Aufmerksamkeit der Öffentlichkeit auf sich ziehen, versuchen die Betreiber dieser »Hotels« ihre wahre Einnahmequelle im Internet durch bestimmte Codes zu verbergen. Eingeweihte jedoch können diese entschlüsseln und dort gegen Bezahlung ihrer Leidenschaft frönen.

❶ Tiere haben kein selbstreferenzielles Bewusstsein. Sprich: ein Tier denkt nicht darüber nach, dass es gerade bestiegen wird. Es überlegt ja auch nicht, wo es hinmachen oder ob es Stroh essen soll. All das geschieht auf einer unbewussten Handlungsebene. Was damit gemeint ist: Dem Tier ist es herzlich egal, was gerade passiert. Diese Aussage wird natürlich jeden Tierfreund auf die Barrikade bringen, und man muss aufpassen, dass aus dem Tiersexgespräch nicht plötzlich ein Massentierhaltungs-Käfighühner-Gespräch wird.

❷ Tiere sind, laut deutschem Recht, keine Lebewesen, sondern Dinge. Man ermordet also kein Pferd, Schwein, Huhn – egal wobei –, sondern man macht es kaputt.

❸ Tiersex ist Teil unserer Kulturgeschichte. Das ist zwar ein schwaches Argument, kann aber manchmal hilfreich sein.

❹ Tiersex ist einfach eine weitere Form der Masturbation. Menschen reiben sich nun mal gern an allem Möglichen. Wenn es sogar lebendes Feedback gibt, ist das doch wunderbar, oder?

Kulturgeschichte der Sodomie

Schon die alten Griechen wussten von animalischen Umtrieben zu berichten. So verwandelte sich Zeus angeblich in einen Stier, um Europa zu verführen. In vielerlei Gestalt umwarb der Gottesvater die Frauen – mal war er Stier, mal Adler, mal Schwan, mal Schlange, einmal sogar ein Kuckuck. Sexuelle Handlungen mit tierähnlichen Gestalten ist also Teil der griechischen Mythologie. Doch auch schon Höhlenmalereien aus der Bronzezeit zeigen ähnliche Motive. Dabei ist der Begriff der Sodomie weitaus schwerer zu fassen, als es das Treiben des Zeus ahnen lässt. Der Begriff *Sodomie* leitet sich von der biblischen Stadt Sodom ab, deren Bewohner durch ihre lasterhaften Ausschweifungen in Gottes Ungnade gefallen waren. Im Mittelalter und der Frühen Neuzeit bezeichnete Sodomie eine Reihe von sexuellen Praktiken, die als »widernatürlich« galten, vor allem jedoch den Analverkehr unter Männern. Das englische Wort *sodomy* beschreibt heute noch alle möglichen sexuellen Verhaltensweisen, die vom »normalen«, also vaginalen Geschlechtsverkehr abweichen. In Deutschland dagegen ist der Begriff mittlerweile auf die Unzucht mit Tieren beschränkt. Dabei wird allerdings zwischen einigen Unterarten unterschieden. *Zooanthropie* bezeichnet die Identifizierung eines Menschen mit einem Tier und die *Zoomimik* das Bestreben, wie ein bestimmtes Tier behandelt zu werden und sich auch dementsprechend zu verhalten. Gewaltvollere Formen werden mit dem Begriff des *Zoosadismus* beschrieben. In

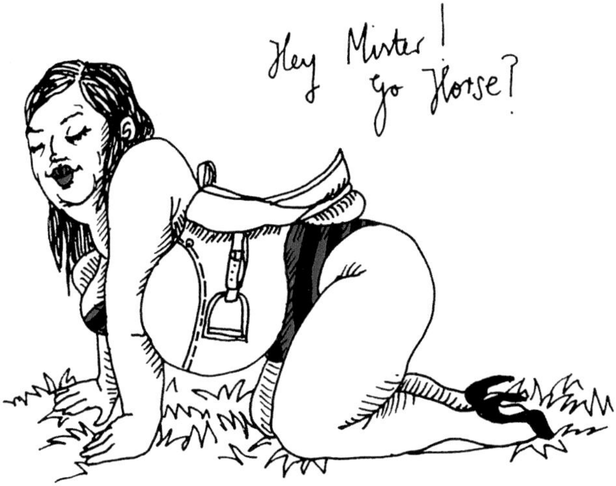

Deutschland werden diese Formen nur unter dem Aspekt der Tierquälerei verfolgt, ganz anders als noch im 18. Jahrhundert, als für Sodomie die Todesstrafe für Halter und Tier verhängt wurde. Wie verbreitet Sodomie jedoch eigentlich war und dass sie als Ersatzhandlung akzeptiert wurde, zeigt bereits der Ausspruch »auf den Hund gekommen«. Das galt früher mitleidsvoll jenen Menschen, die keinen Partner fanden, nicht genügend Geld für Prostituierte hatten und ihre sexuelle Energie deshalb an ihren Hunden auslebten. Als besonders beliebte Tiere werden in der Literatur Pferde, Hunde und Kühe genannt, wobei männliche Tiere klar bevorzugt werden. Das resultiert aus der äußerlich erkennbaren Zustimmung, die ein männliches Tier durch seine Erektion zeigt. Auch der Sexualforscher Alfred Kinsey beschreibt, dass die meisten amerikanischen Männer durch die Erektion eines männlichen Tieres erst auf die Idee kamen, ihre Sexualität auf Tiere auszuweiten. Ein Beispiel für den etwas befremdlichen Umgang mit Sodomie ist Australien, dort ist es nämlich unter zwei Bedingungen erlaubt, mit einem Känguru zu schlafen: 1. Die Person muss während des Geschlechtsaktes betrunken sein, und 2. Das

Känguru muss dem anderen Geschlecht angehören.

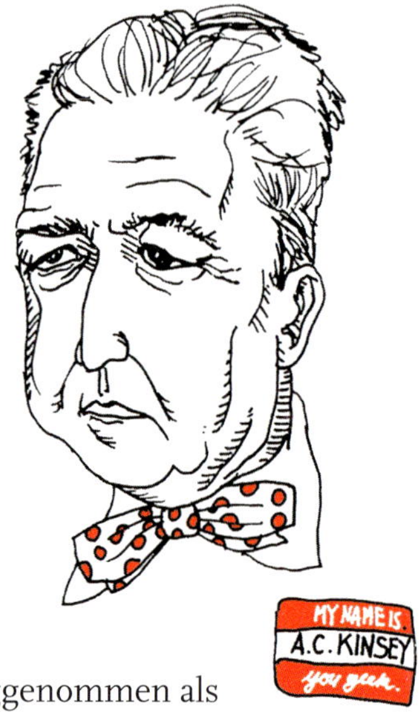

Hier geht es nicht darum, Tiersex gutzuheißen. Es soll nur ein sachliches Verhältnis zu diesem Thema ermöglicht werden. Tiersex ist von allen medizinisch anerkannten sexuellen Fehlentwicklungen, im allgemeinen Sprachgebrauch als Perversionen bezeichnet, noch die harmloseste. Sexualwissenschaftler betrachten selbst die Liebe zum eigenen Haustier strenggenommen als eine Form der Tierliebe, also der Zoophilie. Tiere schlafen in unseren Betten, wir geben ihnen Namen, wir sprechen mit ihnen, sie trösten uns, und sie sind für einsame Menschen oft Ersatz für Partner oder Freunde. Wer aus diesem Blickwinkel über Liebes- und Geschlechtsverhältnisse zu Tieren nachdenkt, versteht den Menschen, der es begehrt, vielleicht besser.

Doch zurück zur Party: Da stehen nun, nach dem Austausch der gängigsten Argumente, meist ratlose, aber interessierte Menschen und hören weiter aufmerksam zu. Diejenigen, die das Thema zu abstoßend finden, haben die Küche ohnehin längst verlassen. Jetzt folgt meist die Phase der Bekenntnisse. Und mal ganz ehrlich, irgendwo müssen diese acht Prozent Sodomiten laut Kinsey-Studie[18] ja herkommen.

[18] Dr. Alfred Kinsey, amerikanischer Biologe, gilt als Pionier der Sexualwissenschaft. 1948 verfasste er zusammen mit seinem Forscherteam den berühmten *Kinsey-Report*, der auf einer jahrelangen Befragung von 12 000 Menschen aus den gesamten USA beruhte und durch seine Ergebnisse einen Skandal auslöste.

Es ist nämlich so: Davon zu fantasieren, mit einem Tier Sex zu haben, ist nicht ungewöhnlich. Das eigentliche Motiv ist jedoch folgendes: Es geht nicht um den Hund, den Esel oder das Pferd. Hinter der Masturbationsfantasie »Sodomie« verbirgt sich meist eine ganz andere zentrale Fantasie, nämlich die von der schier unbegrenzten Ausdauer des Tieres. Das Animalische am Geschlechtsverkehr wird verkörpert durch das Tier. Und genau das macht den Reiz für jene aus, die vom Sex mit Tieren träumen. Wer das im Hinterkopf behält, ist bei einer Aussage wie »Fick mich wie eine räudige Hündin« während des enthemmten Sex vielleicht weniger erstaunt. Ob einem das gefällt, ist allerdings eine andere Frage.

BDSM

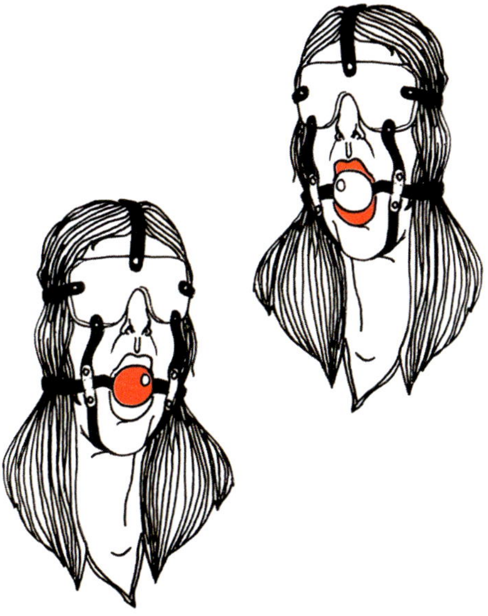

Es ist schon erstaunlich, da verbringen Frauen die letzten 220 Jahre damit, für Frauenwahlrecht und Gleichberechtigung zu kämpfen, zünden BHs an, werden Mitglieder terroristischer Vereinigungen, gehen für ihre politische Überzeugung ins Gefängnis oder zeigen im Gerichtssaal ihren entblößten Busen.[19] Gleichstellung würde in unserer Gesellschaft

[19] Am 12. Dezember 1968 steht Ursula Seppel wegen Hausfriedensbruchs vor Gericht. Die junge Lehramtsstudentin ➜

und SDS-Aktivistin ergreift das Wort und liest eine Erklärung vor, in der sie »obrigkeitsstaatliches Denken« anprangert. Auf ein Stichwort hin stehen acht Studentinnen im Zuschauerraum des Gerichts auf und lassen Jacken und Mäntel fallen – darunter sind sie bis zur Hüfte nackt. Auch Ursula Seppel zieht ihre durchsichtige schwarze Bluse aus und stimmt mit ihren Mistreiterinnen einen selbstgetexteten Protestsong an. Die Aktivistinnen werden unter heftigem Protest aus dem Gerichtssaal entfernt, ein juristisches Nachspiel hatte die Aktion »Blanker Busen« nicht.

heute vieles einfacher machen. Der Vorwurf etwa, eine Frau hätte sich hochgeschlafen, würde wegfallen. Männer müssten sich nicht dafür rechtfertigen, wenn sie einer Frau auf den Hintern hauen. Und Frauen müssten sich nicht dafür rechtfertigen, dass sie sich die Lippen schminken. Und dann?

Stellen wir uns mal eine normal emanzipierte und sozialisierte Frau vor, Elternhaus vernünftig, keine häusliche Gewalt, nichts, ganz normale Entwicklung. Nehmen wir an, diese Frau ist sehr erfolgreich in den Medien tätig. Sie kann aber auch erfolgreiche Studentin sein oder erfolgreiche Brokerin oder einfach nur eine erfolgreiche Busfahrerin. Das spielt keine Rolle, wichtig ist nur, dass sie erfolgreich ist. Und dann kommt es zum Sex:

»Ich will, dass du mich benutzt.«
»Fick mich in den Arsch.«
»Knall mir eine. Los!«
»Drück mir ein Kissen aufs Gesicht.«
»Würg mich.« (➛ siehe »Asphyxie«, S. 122)
»Schlag mich.«

Welche Reaktion ist da angemessen? Wie ist es, eine Frau zu schlagen? Wie reagiert man da? Trauen sich die Männer von heute überhaupt, einer Frau eine runterzuhauen – nach Einwilligung und ihren eigenen sexuellen Neigungen entsprechend?

Nein, sie trauen sich nicht. Und das ist auch gut so. Aber vielleicht ist es auch schade. Denn es ist ein erotisches Rol-

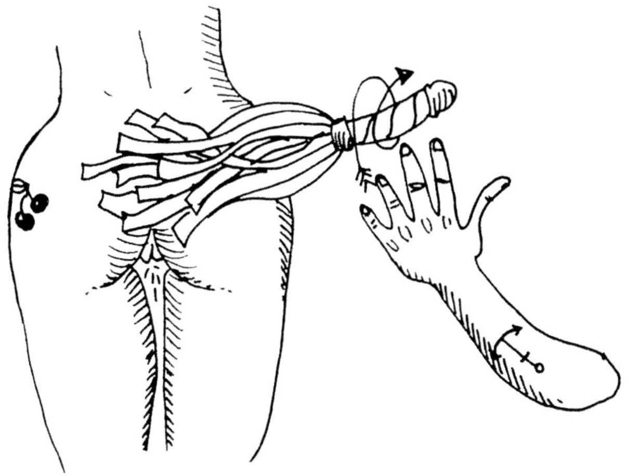

lenspiel, das – Einverständnis auf beiden Seiten vorausgesetzt – für manche einen großen Lustgewinn bedeutet.

In diesem Spiel um Unterwerfung, Macht und Gewalt ist es wichtig, die Regeln einzuhalten. Wenn die Frau eine gescheuert haben will, dann ist das nur dann in Ordnung, wenn sie es konkret wünscht. Bei Männern ist das kein bisschen nicht anders. Das Schlagen ist dabei noch die leichteste Form des BDSM[20]. Es beginnt mit dem Klaps auf den Po, und vermutlich ist diese Form der sexuellen Stimulation schon fast Konsens. Bestimmt hat jeder seiner Freundin schon mal einen liebevollen Klaps auf den Hintern gegeben. Das Spiel mit Schmerz und Gewalt geht aber noch viel weiter. Es genügt ein Blick in die Litera-

[20] Dieser Sammelbegriff leitet sich von den Anfangsbuchstaben des *Bondage, Discipline* und *Sadomasochismus* ab. *Bondage* beschreibt das erotische Fesseln des Partners. Unter *Discipline* wird das Züchtigen des Sexualpartners und unter SM das Zufügen und Erleiden von Lustschmerzen verstanden. Alle Varianten dieser Sexualpraktiken zu beschreiben würde den Rahmen sprengen, wer jedoch zumindest SM-Praktiken anschaulich beschrieben haben möchte, sollte den Roman von Marquis de Sade, dem Namensgeber des Sadismus, lesen.

tur, um zu erahnen, welche Möglichkeiten der Unterdrückung es gibt, die sich Menschen zur Luststeigerung ausgedacht haben.[21]

Doch worin unterscheidet sich der Schlag ins Gesicht von heftigen Rohrstockhieben auf den Hintern, die übrigens viele Männer bevorzugen, das aber nur ungern zugeben? Ja, es gibt auch Männer, die benutzt werden wollen. Vielleicht nicht gleich in den Arsch gefickt, aber durchaus benutzt werden (➛ siehe »Umschnall-Dildos«, S. 206).

Das Problematische an der Ohrfeige: Vermutlich ist es erniedrigender, eine geknallt zu kriegen, als mit gefesselten Armen und Beinen breitbeinig an einem Andreaskreuz zu hängen. Das Schlagen ins Gesicht ist eine Geste der Erniedrigung, und das bleibt sie auch in sexueller Hinsicht. Wer an einem Andreaskreuz hängt und sich mit Wäscheklammern die Brustwarzen quetschen lässt, tut dies ausschließlich, weil ihn oder sie das sexuell erregt. Danach, wenn alle befriedigt sind, lässt man sich vom Kreuz befreien und entfernt die Klammern von den Nippeln.

Eine Ohrfeige bleibt eine Ohrfeige. Auch im Rahmen einer sexuellen Handlung. Und als solche ist sie noch immer eine eindeutige und gewalttätige Geste zur Darstellung eines Machtverhältnisses. Wozu also all die Gummibälle, Schlagstöcke, Paddel, Fesseln, Handschellen, die Beschimpfungen und gespielten Unterdrückungen? Nun, im Grunde sind all diese Rituale nichts anderes als Sex im Latexanzug oder im Zimmermädchenoutfit – ein erotisches Rollenspiel

[21] In der Novelle *Die 120 Tage von Sodom* von Marquis de Sade, die er während seiner Gefangenschaft in der Pariser Bastille auf einer schmalen Papierrolle niederschrieb, lässt de Sade seiner Fantasie freien Lauf. Als hätte er es selber ausprobiert, schildert er anschaulich das erzwungene Essen von Fäkalien, Sex mit Kindern und Folterungen während sexueller Orgien. 1975 von Pasolini verfilmt.

eben, eine sexuelle Spielart, bei der es um Dominanz und Unterwerfung geht. Seit 1994 gilt BDSM übrigens allgemein nicht mehr als Störung der Sexualpräferenz, sondern wird einfach nur als eine extravagantere sexuelle Spielart gesehen.[22]

Und wie ist das nun bei Männern? Der erfolgreiche Manager, der Banker, der angesehene Professor – auch sie haben mitunter das Bedürfnis, gedemütigt zu werden.

»Benutz mich.«

»Pinkel mir in den Mund.«

»Steck mir einen Finger in den Arsch.«

»Versohl mir den Hintern.«

Und dann können die Frauen überlegen, wie sie in der zivilisierten Moderne einen Mann verkloppen. Einfach ist das mit Sicherheit nicht. Aber wer es schafft, den schmalen Grat zwischen Lust und Schmerz zu gehen, der wird nicht nur Erregung empfinden, sondern auch Befriedigung erfahren.

[22] Grundlage für die Einordnung sexueller Fehlentwicklungen ist die 1992 von der WHO herausgegebene sogenannte ICD-10-Liste und die darin unter Kapitel V aufgeführte internationale Klassifikation psychischer Störungen. In diesem Dokument sind folgende Unterarten gelistet: *Exhibitionismus, Fetischismus, Fetischistischer Transvestitismus, Frotteurismus, Nekrophilie, Pädophilie, Sadomasochismus, Voyeurismus.* 1994 erschien das *Diagnostische und Statistische Handbuch Psychischer Störungen*, eine Art Ergänzung zum internationalen Klassifikationssystem ICD-10. Vorher galten *Sadismus* und *Masochismus* als Störung der Sexualpräferenz. Mit dem Erscheinen des DSM IV wurden Diagnosekriterien veröffentlicht, denen zufolge BDSM nicht mehr als Triebstörung angesehen wird, sondern als sexuell motivierte Ausprägung, bei der die betroffenen Personen durch Schmerz und Unterwerfung sexuelle Erregung verspüren.

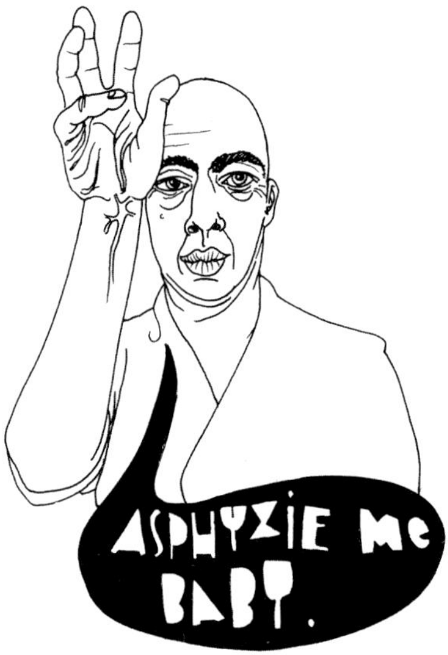

Asphyxie

Edgar Allan Poe hat an seinem Grab ein Glöckchen anbringen lassen, damit er, für den Fall, dass er doch nicht tot sein sollte, mittels einer am Sarg angebrachten Schnur auf sich aufmerksam machen kann. Lebendig begraben zu werden war eine der großen Ängste des Amerikaners, der uns Europäern das Fürchten lehrte. Die Vorstellung, dass man da unten in einem kalten Grab liegt, in absoluter Stille und Finsternis, in immer dünner werdender Luft und dumpfe Schreie von sich gibt, die niemand hört, ist tatsächlich ein Horror – für Edgar Allan Poe wie für die meisten von uns.

Es gibt allerdings Menschen, die mögen gerade das: Atemnot, den Mangel an Sauerstoff, das Kribbeln in der Lippe und hinter der Stirn, das verrät, noch ein bisschen länger, und ich falle in Ohnmacht.

Nachdem Edgar Allan Poe gestorben war, klingelte das Glöckchen nie. Der Autor war definitiv tot. Wenn wir uns würgen, brauchen wir kein Glöckchen, da reicht ein Tippen auf die Schulter oder ein anderes vereinbartes Zeichen, und schon ist der Spuk vorbei. Das Würgen während des Geschlechtsverkehrs hat Tradition, aus einem einfachen Grund: Es bietet sich wunderbar dafür an, den Sex machtvoll zuzuspitzen, ohne im Anschluss gleich

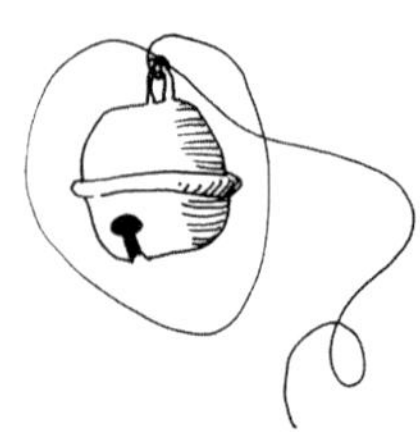

die Notaufnahme eines Krankenhauses aufsuchen zu müssen. Außerdem wirkt der gezielte Entzug von Sauerstoff orgasmussteigernd. Das wissen viele nicht erst seit David Lynchs Film *Blue Velvet*[23]. Es ist eine extreme Form des Machtspiels. Doch der Sauerstoffmangel zur Luststeigerung ist durchaus weit verbreitet. Auch Tod durch Ersticken während der Masturbation ist nicht ungewöhnlich.[24]

Aber warum lassen wir uns die Luft nehmen? Warum wollen wir blaue Lippen haben und nach hinten brechende Augen? Vermutlich weil es verboten ist, weil es widernatürlich ist, widernatürlicher als Analverkehr und Empfängsniverhütung zusammen. Denn wir spielen dabei nicht nur mit unseren Genitalien, sondern auch mit unserem Leben, und das macht den besonderen Reiz aus.

Das Würgen ist vergleichbar mit der Einnahme von Drogen. Die versetzen ebenfalls in einen rauschartigen Zustand, lassen einen Dinge erleben, vor denen das Gehirn einen normalerweise absichtlich schützt. Mit dem Würgen ist das nicht anders. Die Intensität des Orgasmus in Kombination mit Atemnot ist schwer zu beschreiben. Es scheint, als befreie man sich von sich selbst, als wäre das Lösen der Hände vom Hals der Grund dafür, dass sich die Muskeln im Becken entspannen und der Orgasmus hin-

[23] In David Lynchs Kultfilm *Blue Velvet* von 1986 entzieht sich Dennis Hopper, der im Film einen Psychopathen, Vergewaltiger und Mörder spielt, immer wieder Sauerstoff, indem er sich eine Maske aufsetzt und so scheinbar zu sexuellen Hochgefühlen kommt.

[24] Der australische Sänger der Gruppe INXS Michael Hutchence wurde 1997 in seinem Hotelzimmer in Sydney erdrosselt aufgefunden. Die australischen Behörden glaubten fest an einen Selbstmord. Erst zwei Jahre nach seinem Tod gab seine Lebensgefährtin Paula Yates die wahre Todesursache bekannt. Hutchence hatte schon vorher häufig versucht, mittels Sauerstoffmangels zu einem gesteigerten Orgasmus zu gelangen. Dieses Mal jedoch erlangte er das Bewusstsein nicht wieder.

aus explodieren kann. Sex ohne Sauerstoff ist eine düstere und lustvolle Variante – die tatsächlich sehr gefährlich ist! Denn wie bei Drogen kann eine übermäßige Anwendung schwerwiegende Schädigungen zur Folge haben. Angefangen von Lähmungserscheinungen bis hin zu einem Totalausfall des Gehirns und letztlich Koma.

Wer sich also an der Lust der Ohnmacht berauschen will, sollte dies nur in einer gut funktionierenden Partnerschaft tun. Bei einem One-Night-Stand dem anderen ohne Vorwarnung an die Gurgel zu gehen, kann zu unangenehmen und rechtlich bedenklichen Situationen führen. In einer vertrauensvollen Partnerschaft hingegen ist das Würgen eine Sache der Absprache und kann durch einfache Handzeichen beendet werden.

Autoerotische Erstickungsspiele mit Todesfolge

Frantisek Kotzwara

Einer der ersten bekannten Todesfälle durch Strangulation. Der tschechische Komponist suchte im Februar 1791 die Prostituierte Susannah Hill auf. Nachdem sie sich jedoch geweigert hatte, seinen sexuellen Wünschen nachzukommen, band er sich einen Strick um den Hals und das andere Ende am Türknauf fest. In dieser Position hatte er dann mit Hill Sex, wurde dabei aber bewusstlos und wachte nie mehr auf. Da sich das Ganze in der Wohnung der Prostituierten abspielte, wurde Hill wegen Mordes angeklagt. Doch der Richter glaubte der Frau und sprach sie frei. Damit die Öffentlichkeit nichts von dieser Sexualpraktik erfuhr, ließ der Richter sämtliche Gerichtsprotokolle verbrennen. Kopien wurden jedoch Jahrhunderte später in einer britischen medizinischen Bibliothek wiedergefunden.

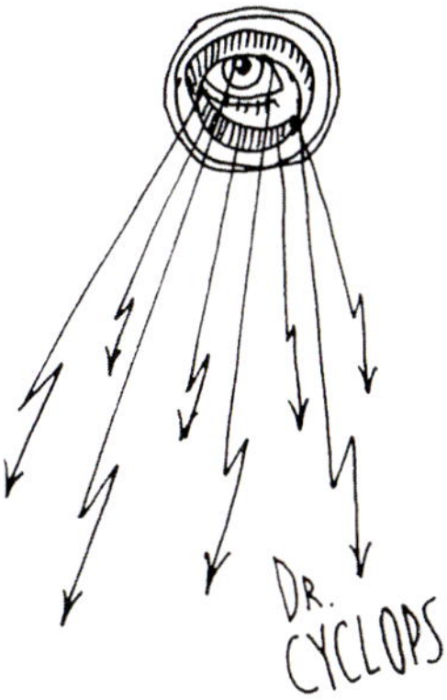

Albert Dekker

Der amerikanische Schauspieler und Politiker Albert Dekker, durch Filme wie dem Science-Fiction-Horrorstreifen *Dr. Cyclops* bekannt, wurde 1968 in seinem Badezimmer mit einer Schlinge um den Hals tot aufgefunden. Die Auffindungssituation deutete auf einen autoerotischen Unfall hin.

Kevin Gilbert

Der amerikanische Songwriter, ehemals Förderer und Produzent der Sängerin Sheryl Crow, wurde von seinem Manager tot aufgefunden. Das Outfit ließ nur auf eine Todesart schließen: Er trug einen Minirock und einen Hut und um seinen Hals ein Tuch, das zu eng geschnürt war.

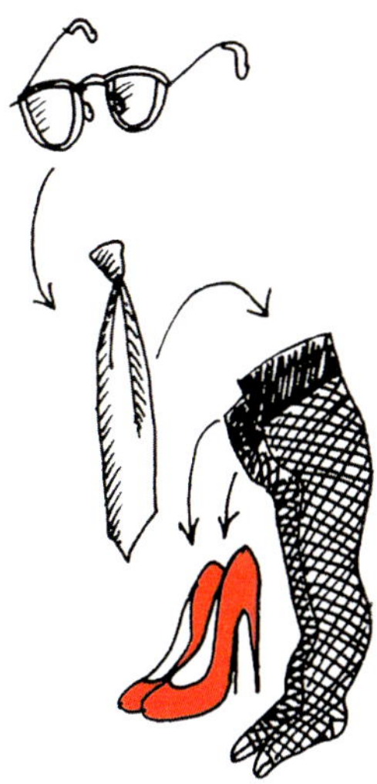

Stephen Milligan

Der britische Moderator und konservative Politiker wurde in seinem Haus tot aufgefunden. Er trug nichts weiter als Damenstrümpfe und Stöckelschuhe und hatte einen Strick um den Hals. In einem autoerotischen Spiel hatte er sich selbst erdrosselt.

David Carradine

Am 4. Juni 2009 wurde David Carradine tot in einem Hotelzimmer in Bangkok aufgefunden. Laut einem am 3. Juli 2009 von der Associated Press veröffentlichten Artikel gehen Experten bei seinem Tod von einem Unfall während eines autoerotischen Erstickungsspiels aus.

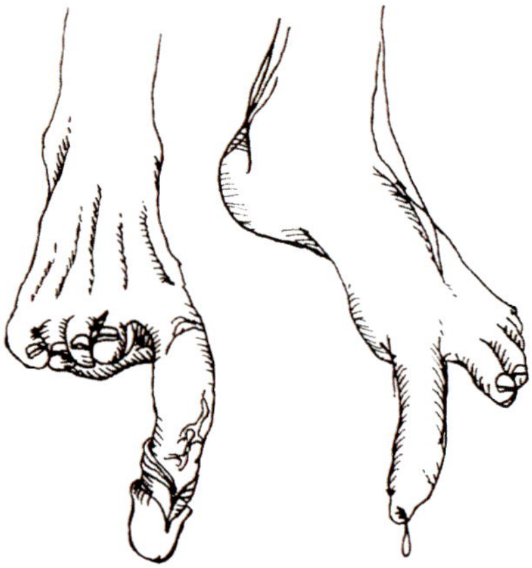

Sex mit Füßen

von Andreas Richter (35),
Autor und Journalist

Die meisten kennen vermutlich *Pulp Fiction*. Mit diesem Film war es so wie mit Mobiltelefonen oder mit Michael Jackson – es gab eine Zeit, da konnte man sich dem Hype kaum entziehen. *Pulp Fiction* gehört heute zum kulturellen Allgemeingut. Der Film hat etwas bewegt. Und nicht zuletzt hat *Pulp Fiction* dem Fußfetischismus ein popkulturelles Denkmal gesetzt.

Gemeint ist diese eine Szene aus dem ersten Drittel des Films: Da erörtern die beiden überaus kultivierten und diskussionsfreudigen Auftragskiller Jules und Vincent die Frage, ob es angemessen gewesen sei, dass ihr Auftraggeber Marsellus einen Typen vom Balkon werfen ließ, nachdem dieser seiner Frau gerade eine Fußmassage verpasst hatte. Am Ende dieses sehr ausführlichen Dialoges einigen sich die beiden darauf: Fußmassagen gehören mit zu den intimsten Angelegenheiten zwischen zwei Menschen. Eine Fußmassage ist beinahe so intim, wie eine Frau zu lecken. Darin einig, begeben sie sich an ihren Auftragsort und legen ein paar Gangster um.

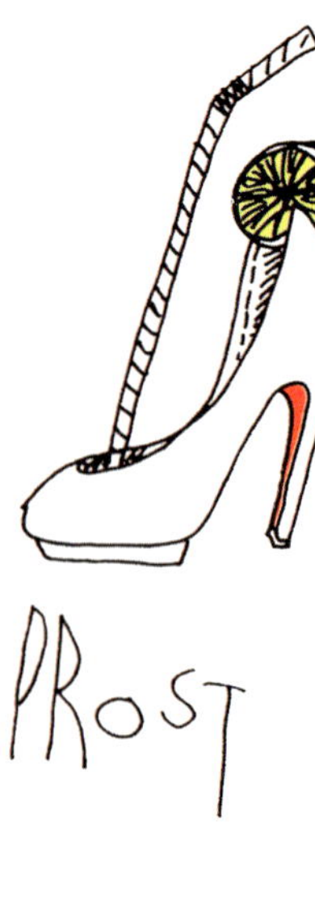

Füße sind für manche Menschen keinesfalls nur Füße. Sie sind nicht nur zur Fortbewegung da. Einigen bedeuten Füße viel mehr. Sie werden durch Füße erregt. Auf andere wirkt diese Vorliebe exzentrisch. Doch der Fußfetischismus hat eine lange Tradition. Im alten China beispielsweise wurden den jungen Mädchen die Füße gebrochen und bandagiert, damit sie zu einer besonders schmalen und zierlichen Form wuchsen – damaliges Schönheitsideal und nationaler Fetisch mit brutalen Folgen.

Die gängige Sozialisierung eines Fußfetischisten beginnt meist mit einer Fußmassage. Später stellen Liebhaber dieser sexuellen Spielart fest, dass sie es mögen, die Füße des Partners an ihrem Schwanz zu reiben oder sich eine oder mehrere Zehen in die Vagina zu stecken. Diese sexuelle Spielart wird auch Toe- oder Footjob genannt. Für viele ist diese Leidenschaft nicht nachvollziehbar. Manchmal rennt man mit seiner Neigung aber auch offene Türen ein. Das geflügelte Wort »jemandem die Füße küssen« kommt schließlich nicht von ungefähr. Es ist eine Form der Unterwerfung, die nicht nur dem dominanten Part gefällt. Mal ganz davon abgesehen, dass es vermutlich jeder genießt, wenn die Füße massiert werden.

Die Vorlieben der Fußfetischisten sind unterschiedlich. Sie können sich auf bestimmte Füße richten, auf unterschiedlich gepflegte Füße und die entsprechenden Gerüche, auf getragene Socken oder Strumpfhosen oder Schuhe.

Interessanterweise hat sich der Fußanteil in der Pornokultur seit der Ausbreitung von Aids deutlich erhöht. Vielleicht ist Fußsex eben doch nicht bloß ein kauziges Verhalten, sondern eigentlich eine ganz clevere Alternative des Safer Sex.

Rollenspiele

Wir alle lieben Rollenspiele. Rollenspiele sind eine wunderbare Möglichkeit, der Realität zu entfliehen. Und deshalb haben Rollenspiele in der partnerschaftlichen Sexualität oftmals eine besondere Bedeutung.

Irgendwann kommt bei jedem Paar der Augenblick, an dem man sich wünscht, etwas Neues auszuprobieren. Die fiese Variante: der Betrug, sich einfach jemand anderen suchen, der Genital und Ego streichelt. Die nette Variante: in eine neue Rolle schlüpfen, sich verändern, einfach so tun, als wäre man jemand anderes oder etwas anderes. Das Aufregende daran? Es funktioniert.

Selbstverständlich bleiben die Körper dieselben. Selbstverständlich verändert sich der Charakter des Partners dadurch nicht wirklich. Auch nicht seine mitunter nervigen Eigenschaften. Aber genug Fantasie vorausgesetzt, kann sich in unseren Köpfen einiges verändern. Die Freundin mit dem 1400-Euro-Stipendium, die erheblich klüger ist als man selbst, wird zu einer dümmlichen, ordinären Fickfreundin, einfach nur, weil sie einen pinken Netztanga trägt und den Infinitiv »mit zu« falsch benutzt. Der Freund, erfolgreicher Werber mit unerschütterlichem Ego, mimt auf einmal den willenlosen Boytoy, der sich am Halsband führen lässt und nach Wäscheklammern, Kochlöffel und Stretchfolie ver-

[25] Unter *Petplay*, *Animal Play* oder auch *Zoomimik* versteht man ein erotisches Rollenspiel, bei dem ein oder beide Partner die Rolle eines Tieres einnehmen. Da Unterwerfung, Erniedrigung und sadomasochistische Praktiken Bestandteil der Spiele sein können, werden sie auch der BDMS-Szene zugezählt. Sodomie bzw. Zoophilie werden vom Petplay abgegrenzt, ebenso die sogenannten *Furries*, bei denen anthropomorphe Tiere, vorzugsweise bekannte Comicfiguren wie Roger Rabitt, Bugs Bunny oder Micky Maus, im Mittelpunkt stehen.

langt. Den Variationen beim Rollenspiel sind keine Grenzen gesetzt. Und das ist eigentlich das Beste daran.

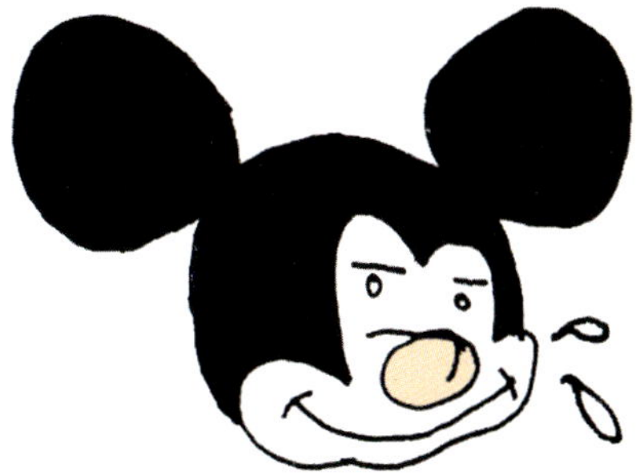

Es gibt die Klassiker wie Krankenschwester oder Truckfahrer, aber auch die etwas extravaganteren Formen wie das Petplay[25]. Letztlich ist es unwichtig, für welche Variante man sich entscheidet. Wichtig ist die Idee, die sich dahinter verbirgt: Rollenspiele sind unsere unschuldigen Sandkastenexperimente – nur diesmal mit Libido. Wir probieren gemeinsam Dinge aus und spielen zusammen. Wir laden einen Menschen in unsere Fantasiewelt ein und verwandeln diese in Realität. Das ist warm und verbindend und oftmals ein wichtiger Schritt in der Partnerschaft. Es ist, als würde man mit dem Rollenspiel die Aufregung des unbekannten Neuen zurückholen.

Das beliebteste Rollenspiel: der oder die »Unbekannte«. Man verabredet sich in einem Kaffee, sitzt an verschiedenen Tischen, und obwohl man weiß, wie der andere nackt aussieht, obwohl man seine intimsten Geheimnisse kennt, spielt man erstes Kennenlernen: man blinzelt sich zu, lächelt aufmunternd und beginnt ein Gespräch, als hätte man noch nie miteinander gesprochen. In diesem Rollenspiel liegt so viel Zärtlichkeit, so viel Vertrauen, dass es eigentlich auf jeder To-do-Liste einer Beziehung stehen sollte.

Viele glauben, Rollenspiele hätten etwas mit der aufkeimenden Langeweile in einer Beziehung zu tun. Das muss nicht sein. Vielmehr sind Rollenspiele nur eine Variante des »Lass uns doch mal was Neues ausprobieren« – nur ohne schwierige Gespräche über sexuell unterschiedliche Vorlieben.

Dass Rollenspiele in der menschlichen Sexualität keine Seltenheit sind, zeigt sich daran, dass in unregelmäßigen Abständen von den Medien immer wieder Trends ausgerufen werden. Ein Beispiel: das Cosplay[26]. Japanische Bordelle verdienen einen Haufen Geld damit, junge Frauen als U-Bahn-kontrolleurinnen zu verkleiden, so dass Männer nicht einfach nur Sex mit einer Frau haben, sondern mit einer fleischgewordenen Fantasie. In Europa finden wir das mitunter wunderlich. Aber wenn wir unserem Partner einen zu kurzen Rock oder ein Hasenkostüm kaufen, ist das dann weniger wunderlich? Nein, ist es nicht. Es ist einfach nur witzig, und manchmal ist es vielleicht sogar ganz gut, wenn wir Sex nicht immer so ernst nehmen.

[26] *Cosplay* ist eine Abkürzung für den englischen Begriff *costume play. Cosplay* bezeichnet einen Verkleidungstrend, der Mitte der neunziger Jahre mit dem Manga- und Anime-Boom nach Europa und in die USA kam. Beim *Cosplay* versucht man mittels Verkleidung und schauspielerischem Talent eine Manga-, Anime-, Videospiel- oder Filmfigur originalgetreu darzustellen. In Japan wird der Begriff *Cosplay* auch als Synonym für erotische Rollenspiele gebraucht.

Und vor allem: Wie oft steht uns die Realität im Weg, wenn es darum geht, sexuelle Fantasien auszuleben? Wer hat sich schon getraut, in der Oberstufe die heiße Sportlehrerin über den Springbock zu legen und sie vor der gesamten Klasse zu vögeln? Wer hat jemals die Chance gehabt, mit seinem aufregenden Cousin zu schlafen? Vielleicht niemand. Aber einige denken gern an so etwas. Deshalb bauen wir uns unsere Fantasie, zimmern sie in die Realität und schubsen unseren Partner hinein.

Aber Vorsicht, bloß keine »Reiche ich dir etwa nicht mehr«-Diskussionen im Vorfeld anzetteln. Darum geht es bei einem Rollenspiel nicht. Die Freude am Rollenspiel ist kein Grund zur Eifersucht. Und wer Besitzansprüche an die

Fantasie des anderen stellt, hat sowieso verloren. Denn Fantasie gehört niemanden, außer einem selbst. Und vielleicht irgendwann beiden Partnern.

Was es gibt. Wo man es spielt. Was man dafür braucht.

Bei Rollenspielen gibt es nicht viel zu beachten. Jeder schlüpft in eine vorher bestimmte Rolle. Es gibt keinen festen Ablauf und auch kein Drehbuch. Was zählt, sind das eigene schauspielerische Talent und die Fantasie. Eine Auswahl:

Das Schulmädchen und der Professor

Sie braucht eine Schulmädchenuniform, alternativ einen kurzen Faltenrock, einfarbige Overknees, eine Bluse und einen unschuldigen Blick. Er benötigt eine Brille, einen Rohrstock und, um den Look zu vollenden, eine beigefarbene Tweedjacke mit Ellenbogenflicken. Als Ort könnte die ehemalige Ober- beziehungsweise Hochschule dienen. Die Schüchter-

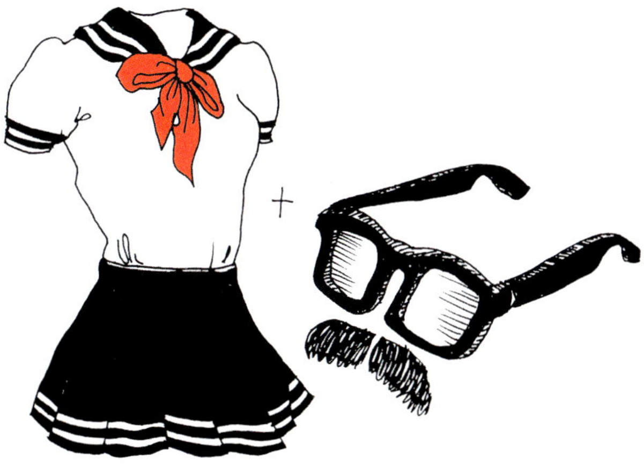

nen unter uns können aber auch auf Orte zurückgreifen, die sich besser für den Privatunterricht eignen. Natürlich gibt es auch die strenge Lehrerin und den aufmüpfigen Schüler, der zur Räson gebracht werden muss.

Doktorspiele – Sex in Weiß

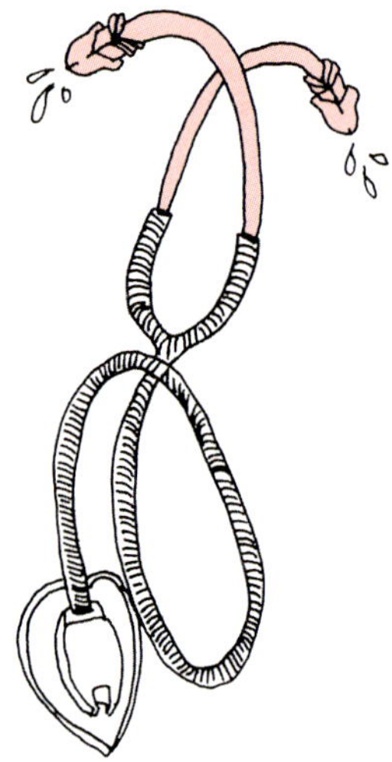

Bei Doktorspielchen ist die Rollenverteilung keineswegs festgelegt. Alles ist möglich. Er kann Arzt, Arzthelfer oder auch hilfsbedürftiger Patient sein. Auch für sie stehen mehrere Rollen zur Verfügung, entweder Oberärztin, burschikose Arzthelferin oder heiße Krankenschwester. Oder natürlich die Patientin. Viel braucht man nicht für die Spiele in Weiß. Der Patient oder die Patientin kann wahlweise nackt oder im Patientenleibchen gekleidet sein, auch normale Straßenkluft ist kein Problem. Um den Part des Mediziners zu übernehmen, braucht es ebenfalls nicht viel. Neben einem Arztkittel reicht ein ausgeprägter Forscher- und Untersuchungsdrang. Wer mag, kann natürlich auch auf Requisiten zurückgreifen, sei es das Stethoskop, ein Spekulum oder gar ein Gynäkologiestuhl. Doktorspielchen sind nicht ortsgebunden, aber Mutige können versuchen, in einem Krankenhaus oder in einem Behandlungsraum ungestört zu sein.

Prinzessin Leia und Jabba – Möge die Macht mit euch sein

Mit *Star Wars* lieferte George Lucas nicht nur eine der besten Science-Fiction-Heldensagen aller Zeiten, sondern auch eine wunderbare Vorlage für ein Rollenspiel. Gemeint ist nicht die

Geschwisterliebe zwischen Leia und Luke oder die Romanze zwischen der Prinzessin und dem Weltraumschurken Han Solo. Viel geeigneter ist eine Szene aus dem Film *Die Rückkehr der Jedi-Ritter*, nämlich die Prinzessin in den Fängen des Hutten Jabba. Carrie Fisher, die Darstellerin von Prinzessin Leia Organa, träumt sicher heute noch schlecht davon, wie sie in einem sexy Bikini-Outfit dem Ungeheuer als Sklavin an einer Kette zu Diensten stehen musste. Gleich mehrere Generationen von männlichen Fans dieses Filmepos haben sicher schon einiges an Bonusmaterial in ihren Köpfen zusammengetragen, das dieser Szene nachempfunden ist.

Schmutzige Gespräche

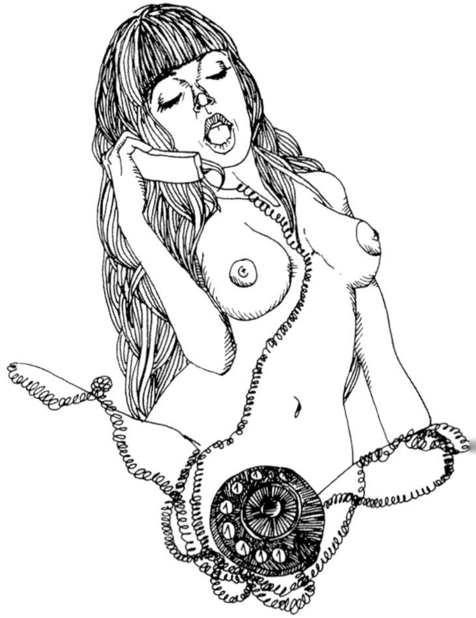

»Was hat er gerade gesagt? Was soll ich machen? Das habe ich nicht verstanden, hoffentlich sagt er es noch mal.« Etwas vermeintlich Einfaches wie der Austausch von Obszönitäten während des Geschlechtsverkehrs kann schwieriger sein als man glaubt. Und dabei ist »Dirty Talk«, so die unschöne Bezeichnung, weit verbreitet. Man könnte meinen, die Menschen hätten Übung darin.

Dem ist aber nicht so. Es gibt so viele heikle Punkte, die es beim schmutzigen Kommunizieren mit Worten während des

Geschlechtsverkehrs zu umschiffen gilt. Dialekt zum Beispiel. Wer sächselt, sollte tunlichst versuchen, seinen Dialekt vor dem Bett zusammen mit seiner Unterhose auszuziehen. Ein gesächseltes »Lutsch meinen Schwanz« ist unter Umständen kontraproduktiver als eine erektile Dysfunktion kurz vor dem Beischlaf. Schwäbisch geht auch nicht. Bayerisch funktioniert vermutlich nur in Bayern. Einzig das genöhlte Norddeutsch kann ganz charmant sein.[27]

[27] Nach einer Umfrage des Meinungsforschungsinstituts Emnid im Auftrag des *Playboy* 2003 antworteten 29 Prozent auf die Frage »Welcher Dialekt macht sexy?« mit Bayerisch. Damit finden 71 Prozent diese Mundart aber auch *nicht* erotisch. Auf Platz zwei folgte Berlinerisch mit 23 Prozent, dicht gefolgt auf Platz drei von Rheinisch mit 22 Prozent und auf Platz vier Schwäbisch mit 18 Prozent. Nur jeweils 14 Prozent der Befragten halten Hessisch oder Fränkisch für sexy. Auf Friesisch standen 13 Prozent. Abgeschlagen auf den letzten Plätzen sind Sächsisch, Badisch und Pfälzisch. Für Sächsisch konnten sich immerhin noch zwölf Prozent erwärmen, und elf Prozent für den badischen Dialekt. Die Pfälzer mussten sich mit acht Prozent zufriedengeben.

Aber es ist nicht nur der Dialekt. Auch die richtigen Worte müssen gefunden werden. Männer wollen bestimmt nicht ihren »Prügel« irgendwo reinstecken, und Frauen möchten sich selten die »Fotze pudern lassen«.

Am schlimmsten jedoch sind sexuelle Neologismen. »Lustkolben der Freude«? »Tropfsteinhöhle des Verlangens«? So was sagt niemand? Doch, so was sagen manche. Einfach mal die deutschen Amateurpornos auf YouPorn angesehen. Was da manchmal für Sätze fallen, ist schon erstaunlich. Die Wortneuschöpfungen sind so entsetzlich, dass einem sogar das Onanieren vor dem Laptop schwerfällt. Solche Sätze gehören in Groschenromane, in schlechte Witze oder Pornofilme.

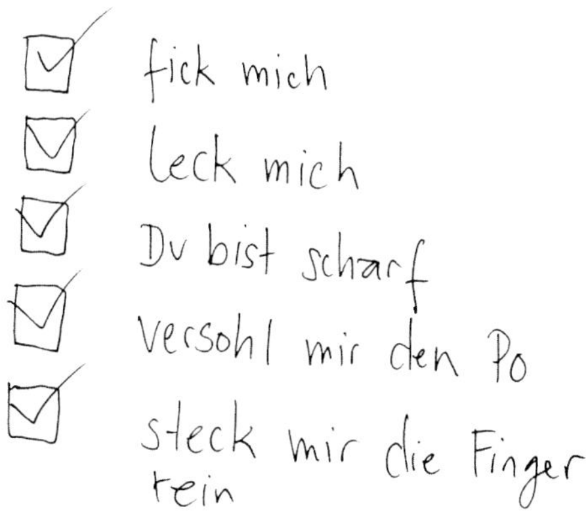

Schmutzige Konversation ist offensichtlich nicht leicht. Klar, die wenigsten trauen sich so schon kaum zu sagen, was sie beim Sex wirklich wollen. Warum sollte einem dann eine ungestüm herausgestöhnte Aufforderung zu irgendwelchen Sexualpraktiken leichter über die Lippen kommen? Es ist wie bei vielen, die Sexualität betreffenden Dingen: Am besten einfach mal drüber reden, einen gemeinsamen semantischen Nenner finden, und dann erst drauflosquatschen.

Manche mögen sich fragen: Darüber reden, was man gerade macht? Ist das nicht etwas seltsam? Im Grunde ja. Wir tauschen uns bei einer Fahrradtour mit Freunden ja auch nicht darüber aus, dass wir gerade eine Fahrradtour machen.

»Dirty Talk« ist ein bisschen wie Fußball mit Sportkommentator: Manchmal nervt das gewaltig. Aber manchmal kann das aufgeregte Gegluckse des Satı-Reporters ein Fussballspiel auch ungemein bereichern. Der Grund: Der Sportkommentator ist mit Leidenschaft bei der Sache. Er liebt das, was er sieht, und beschreibt es deshalb mit den richtigen Worten. Beim Sex ist das nicht anders.

Doch wer sich zu viele Gedanken darüber macht, was er wie sagen will, hat eigentlich schon verloren:

»Heute beschimpfe ich dich mit Tiernamen?«

»Okay.«

»Oder doch lieber Gossenworte für unsere Genitalien?«

»Du entscheidest.«

Die Leichtigkeit, die beim versauten Reden eigentlich vorherrschen sollte, ist schnell dahin. Die Wirkung eines gekonnt gekeiften »Fick mich endlich« kann mächtig, aber eben auch ohnmächtig machen. Wer spricht, stört die laute Ruhe des Geschlechtsverkehrs. Wer plötzlich etwas sagt, kann den Partner schwer verunsichern. Warum spricht der mit mir? Gefällt ihm nicht, was ich tue? Warum gibt sie mir Befehle? Mache ich etwa alles falsch?

Besonders fatal ist es, vor dem Sex anzukündigen, dass man besonders auf diese und jene Form der Unterhaltung steht. Das ist eine perfekte Möglichkeit, genau das aufrechtzuerhalten, was beim Sex eigentlich am meisten stört: das Denken. Wer weiß, dass der andere auf »Dirty Talk« steht, überlegt vermutlich die ganze Zeit, wann denn nun der geeignete Moment wäre, etwas zu sagen. So verkommt der Sex schnell zum kalkulierten Gevögel.

Wenn es um Sex geht, sollte man es mit der schmutzigen Sprache so halten wie mit allem anderen auch: Man sollte sich hinreißen lassen, in seinem Begehren, in seiner Lust und eben auch in seiner Wortwahl. Wer mag, kann sein Begehren auch gern ausformulieren. Aber bitte ohne Regeln und ohne Grenzen. Denn das Sprechen währenddessen einzufordern ist genauso sinnvoll wie jede andere Forderung an die Sexualität des anderen: nämlich überhaupt nicht.

Masturbation

Die meiste Zeit in unserem Leben sind wir alleine. Was tun wir, wenn wir alleine sind? Wir rülpsen zum Beispiel besonders laut, waschen uns nicht und putzen uns auch nicht die Zähne. Wir untersuchen unseren Körper, drücken an Pickeln herum, singen laut Lieder mit, deren Text wir nicht verstehen, und manchmal besorgen wir es uns selbst.

Der Selbstbefriedigung ein eigenes Kapitel zu widmen ist wichtig, denn vermutlich haben wir tausendmal öfter Sex mit uns selbst als mit einem anderen Menschen. Bis heute ist unklar, warum Onanieren in Sexbüchern so stiefmütterlich behandelt wird. Denn Onanieren bzw. Masturbieren[28] ist neben Popeln die vermutlich häufigste Tätigkeit, die Menschen alleine machen.

Wie masturbieren wir, und warum tun wir es so oft? Warum können Frauen Schwänze nicht richtig anfassen? Und warum stecken Männer den

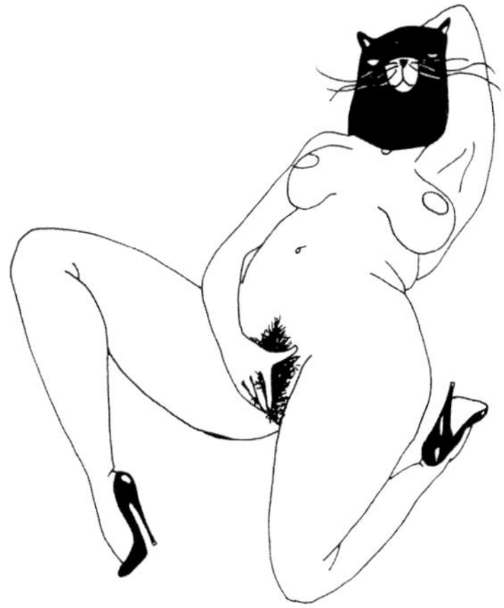

[28] Zwischen beiden Begriffen wird heute kaum noch unterschieden, sie leiten sich jedoch von zwei verschiedenen Ursprüngen ab. Das Wort *Masturbation* lässt sich auf die lateinischen Worte *manus*, also Hand, und *stuprum*, was so viel wie Unzucht oder Schande bedeutet, zurückführen. *Onanie* bezieht sich dagegen auf die biblische Figur Onan. Nach dem Tode seines Bruders soll Onan mit dessen Frau Kinder zeugen, um die Nachkommenschaft zu sichern. Da diese jedoch in Onans Vorstellung immer die Kinder seines Bruders bleiben würden, verhinderte er eine Befruchtung, indem er kurz vor dem Höhepunkt seinen Penis aus der Schwägerin herauszog und seinen Samen auf die Erde vergoss. Demnach ist Onanieren also nichts anderes als ein *Coitus interruptus*. Der Begriff wurde jedoch zum Synonym männlicher Selbstbefriedigung.

Frauen immer ihre Finger in die Vagina, ignorieren aber weitestgehend den viel sensibleren Bereich drum herum? Warum sagen wir unseren Partnern nicht, wie es richtig geht? Und warum gibt es Hunderttausende verschiedene Dildos, aber keine Abwechslung bei Taschenmuschis? Warum sehen Sexpuppen immer so furchtbar aus und Gummischwänze vergleichsweise gut?

Onanieren ist wichtig. Wer onaniert, lernt sich und seinen Körper kennen.

Moment.

Onanieren ist nicht wichtig. Es ist einfach einfach. Und das ist das Beste daran. Seiner Hand gegenüber muss sich niemand rechtfertigen. Man selbst weiß am besten, was einem gefällt. Und vermutlich ist der Orgasmus mit sich selbst die beste körperhygienische Maßnahme aller Zeiten.[29]

Wir werden uns in diesem Kapitel mit unterschiedlichen Onaniermethoden beschäftigen, werden mit der männlichen Fantasie aufräumen, dass jede Frau mit Gurken und Karotten, ach, mit jedem phallusartigen Gegenstand masturbiert.

[29] Noch bis ins vergangene Jahrhundert hinein galt Masturbation nicht als sexuelle Handlung, sondern als körperhygienische Maßnahme. Frauen, die unter hysterischen Anfällen litten, wurde empfohlen, sich selbst zu befriedigen. Männern wurde suggeriert, dass Sperma und andere Körpersäfte mittels Masturbation den Körper verlassen müssten. Bis heute hält sich unter stark religiös geprägten Menschen mitunter noch der Glaube, dass die gesamte Sexualität Teil der Körperhygiene ist – wie Waschen oder Zähneputzen. Dahinter verbirgt sich natürlich eine gewisse Methodik der Obrigkeit. Wer suggeriert, Sex ist Körperpflege, negiert den möglichen Lustgewinn. Wer annimmt, dass Duschen das Gleiche ist wie Sex, der »erledigt« das eine wie das andere. Alfred Kinsey hatte in seinen Umfragen männliche Probanden dazu befragt: 60 Prozent der Männer nahmen an, dass ein Orgasmus und Vaginalverkehr eine physische Reinigung des männlichen Genitals bedeuten.

Aber wir werden hier nichts Neues vermitteln. Das zu wollen wäre auch schön blöd, denn was soll man dem Einzelnen schon über das eigene Masturbationsverhalten beibringen. Dieses Kapitel ist vielmehr als Serviceteil zu verstehen.

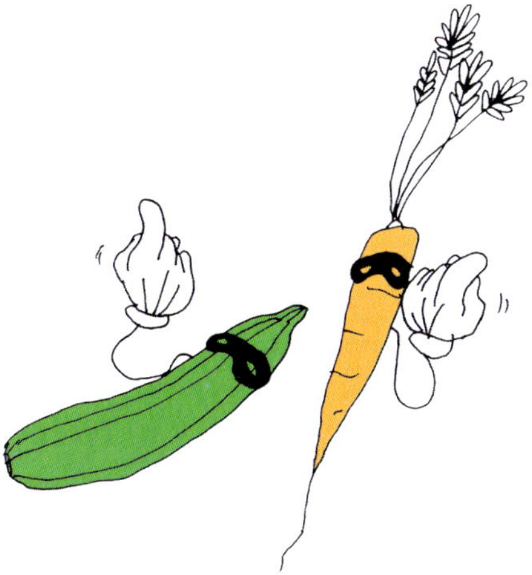

Männliche Masturbation

Die meisten Männer beginnen schon sehr früh, sich mit der Mitte ihres Körpers zu beschäftigen. Ständig steht irgendetwas ab. Ständig schlägt der Schwanz irgendwo dagegen. Einzig das Onanieren hilft, diesen Zustand zu ändern. Es ist nicht ungewöhnlich, dass Jungs bereits mit elf Jahren oder noch jünger sich bewusst einen Runterholen. Also kein Auf-dem-Teppich-Herumrollen mehr, kein ideenloses Reiben am Schwanz. Noch vorpubertär, ist den meisten dennoch klar, worauf es ankommt. Hoch und runter. Mehr nicht.

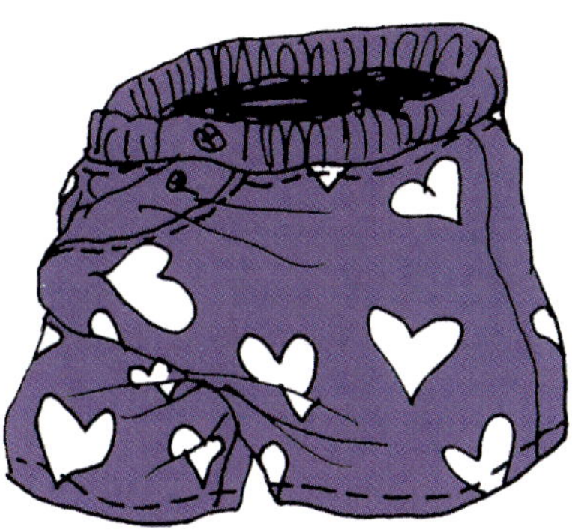

Masturbation hat eine vielfältige Funktion. In erster Linie, selbstredend: Lust befriedigen, aber auch Stress abbauen, entspannen, Zeit vertreiben oder Experimente veranstalten. Der erste selbst herbeigeführte Orgasmus war noch befremdlich, weil man dachte, man sei der einzige Mensch auf der Welt, der so etwas tut. Dabei masturbieren laut Statistik rund 95 Prozent der Männer. Für das Gros gilt: Nicht onanieren gibt es nicht.

Männliche Masturbation verläuft grob gesagt in drei Phasen. Es beginnt mit dem heimlichen Onanieren, ohne Zweck. Es kommt noch nichts raus, es kitzelt etwas und es bringt eigentlich überhaupt nichts.

Die interessante Phase beginnt nach dem ersten Samenerguss und dem dazugehörigen Orgasmus. Das erschöpfende Kribbeln im Kopf, der schmerzende Arm, der müde aufs Bett fällt, und die befriedigende Schwere, die danach einsetzt – ein Gefühl, unersetzbar und kaum zu beschreiben. Das erste Mal ist noch weit entfernt und die Fantasie wild und ungestüm. Männer zwischen 14 und 18 Jahren onanieren tatsächlich immer und überall: in der letzten Reihe im Biounterricht, weil im Schulbuch das Foto einer nackten Frau mit vollem Schamhaar abgebildet ist, im Bus, auf der Schultoilette, hinter dem Supermarktregal während des Ferienjobs. Fast jeder kennt das beschämende Gefühl, im elterlichen Badezimmer nach der Nivea-Dose zu suchen, um den wundgeriebenen Penis einzucremen.

Der Druck ist irgendwann so hoch, dass man sogar die Scheu vor seinen Geschlechtsgenossen verliert. Gemeinsames Onanieren, entweder verschwiegen im abgedunkelten Raum, im Kinderzimmer oder auf öffentlichen Plätzen, im Sommer am See, im Ruderboot, im Wald, ist keine Seltenheit. Masturbation ist kein Geheimnis mehr, und so sprudelt es aus den meisten Pubertierenden erleichtert heraus. Bemerkenswerterweise legen in dieser Phase sogar die meisten heterosexuellen Männer ihre Homophobie ab und lassen sich vom besten Freund einen runterholen.

In der ersten großen Zeit der Experimente ist es auch völlig normal, dass alle möglichen Haushaltsgegenstände als Vaginaersatz ausprobiert werden. Klopapierrollensex? Nicht ungewöhnlich, aber ziemlich unspektakulär. Eine Socke bumsen? Auch tatsächlich weit verbreitet. Profis greifen zur Gurke und anderen Gemüsesorten, die sich mit Messer & Co. in Geschlechtsteile verwandeln lassen.

Nur wohin mit dem Sperma? Hier scheiden sich die Geister. Es gibt die sorglosen Auf-den-Bauch/In-die-Bettwäsche-Spritzer – sehr bequem, aber gesellschaftlich nicht sonderlich akzeptiert. Und es gibt die andere Fraktion, die weit größere, die verkrampft ein Taschentuch in der linken Hand hält, um es im entscheidenden Moment über die Eichel zu stülpen. Ganz ehrlich, eigentlich eine bescheuerte Methode. Das Angenehme am Kommen ist ja gerade, dass einem alles egal ist. Warum also ausgerechnet auf die Bettwäsche Rücksicht nehmen? Wenn man sich bewusst macht, wie viel Schweiß jede Nacht ins Bett transpiriert wird, da kommt es auf das bisschen Sperma auch nicht mehr an.

Es ist auch die Phase, in der einem der Freund erzählt, dass er hinter der Goethe-Gesamtausgabe der Eltern Pornoheftchen gefunden hat. Es ist eine Zeit, in der Eltern sowieso grundsätzlich davon ausgehen sollten, dass sie keine Privatsphäre mehr haben. Jede Schublade wird aufgezogen, jedes Buch umgedreht, jede DVD-Hülle untersucht. Überall könnten sich die begehrten Pornobildchen und Filme verstecken. Es ist die Phase, in der selbst ein Kondom einen gewissen sexuellen Reiz besitzt, wenn man sich die eigentliche Funktion dieses Stückchen Gummis vor Augen führt.

Mit dem Ende der Pubertät beginnt langsam die dritte Phase der männlichen Masturbation. Man hat sich daran gewöhnt, weiß, wie es funktioniert. Die Experimente werden weniger, und auch die Häufigkeit nimmt ab. Es ist die Zeit, in der ein Mann beim Masturbieren sagt: »Ist doch gesund und gut für die Prostata.« Und das stimmt: Wer häufiger masturbiert, hat eine statistisch gesehen geringere Wahrscheinlichkeit, an Prostatakrebs zu erkranken.

Klassische Masturbationsmethoden

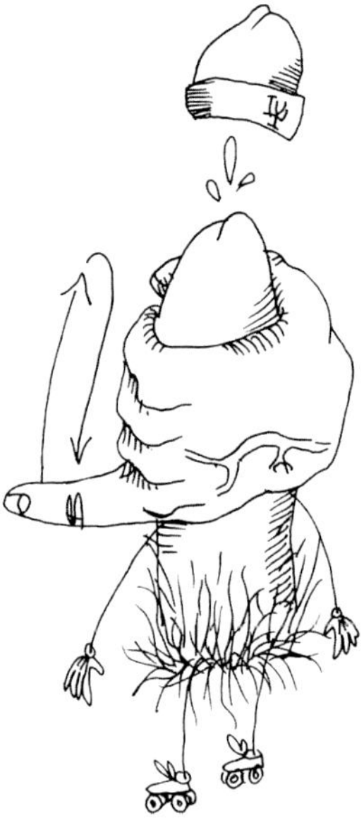

Hoch/runter

Der Klassiker. Da gibt es nicht viel zu beschreiben. Bevorzugt von unbeschnittenen Männern, wird einfach die Hand um den Penis gelegt und die Vorhaut hoch und runter gezogen. Es gibt eine euphemistische Umschreibung dafür: Mütze/Glatze. Also, Vorhaut über Eichel, Eichel nackt. Das macht man so lange, bis der Orgasmus kommt.

Der Eicheldreher

Das ist etwas komplizierter und weit verbreitet bei Männern, die keine Vorhaut mehr haben. Etwas Spucke oder Gleitgel in die Handinnenflächen gerieben, und dann wird die Eichel so lange massiert, bis der Orgasmus die Sache beendet. Für diese Methode benötigt man ein Zusatzmittel, deshalb ist sie fast schon extravagant. Für den schnellen Wichs auf der Zugtoilette also eher ungeeignet.

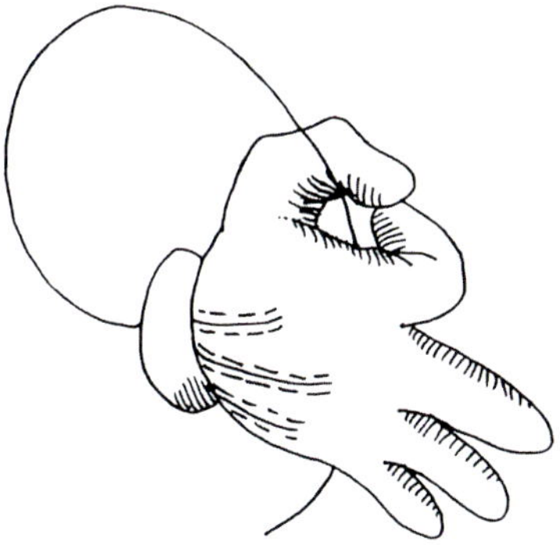

Der Ringfinger

Daumen und Zeigefinger werden zu einem Kreis geformt, ähnlich wie bei der alten Geste für »Du dummes Arschloch« oder das von Tauchern als »okay« verwendete Handzeichen. Diese Form der Masturbation eignet sich für kleinere Penisse, nicht alle Männer schaffen es, ihren Finger komplett einmal um den Penis zu legen.

Der Quirl

Ganz Mutige nehmen ihren Penis in beide Hände und quirlen. Das kann sehr angenehm sein, aber auch sehr zeitintensiv. Die Erregung kommt langsam, der Orgasmus auch, dann aber mit einer imposanten Deutlichkeit.

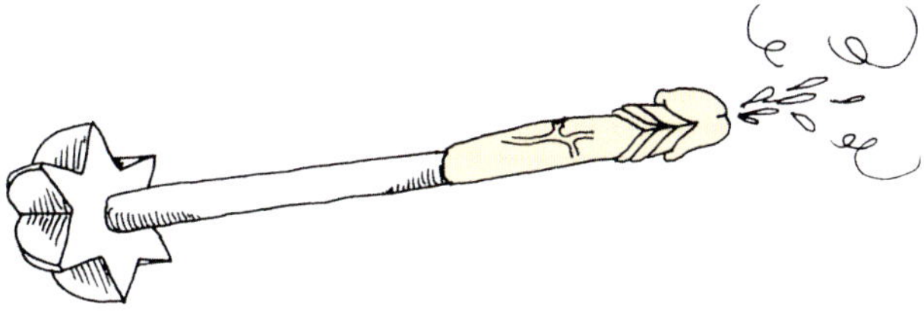

Die andere Hand

Manchmal benutzen Rechtshänder die linke und Linkshänder die rechte Hand. Aus einem einfachen Grund: Es fühlt sich an, als würde eine fremde Person wichsen. Witzig und tatsächlich wahr.

Die Bettritze

Es soll auch Männer geben, die gern Bettritzen vögeln. Nur bleibt die Frage, wer hat heute in Zeiten von 1,40-Meter-Matratzen noch Bettritzen? Vorsicht vor Hotelzimmern. Dort ist das Bettritzen-Vögeln weit verbreitet.

Die Socke

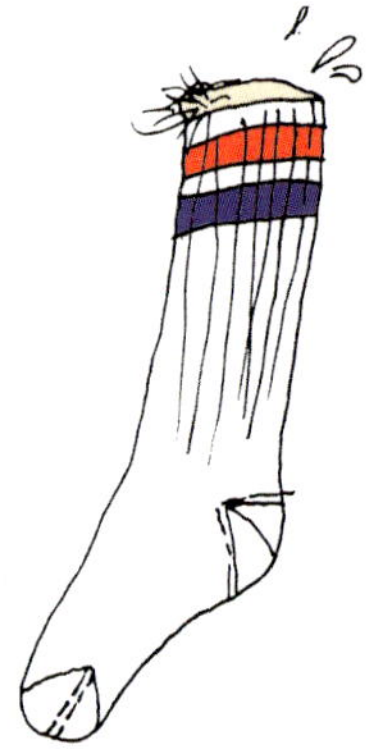

In Ermangelung von Erfahrung denken viele pubertierende Jungs: »Wenn ich eine Socke ficke, dann fühlt sich das so an wie eine Vagina.« Was für eine Überraschung muss es für die Sockenficker sein, wenn sie das erste Mal richtig Sex haben und feststellen: »Es ist ja überhaupt nicht so weit und wollig, wie ich dachte.«

Weibliche Masturbation

Wer hätte gedacht, dass eine Harry-Potter-Devotionalie mal in einen handfesten Sexskandal verwickelt sein könnte. Es geht um den Zauberbesen mit dem klingenden Namen Nimbus 2000, der für kurze Zeit nicht nur bei kleinen Jungs, sondern auch bei deren älteren Schwestern äußerst beliebt war. Der Grund: Der Besenstil war nicht nur mit ein paar netten Soundeffekten ausgestattet, sondern er vibrierte.

Der Zauberbesen nahm so eine erstaunliche Karriere. Doch spätestens als die Nimbus-Besen zum doppelten Preis in den Adult Sex Shops am New Yorker Time Square erhält-

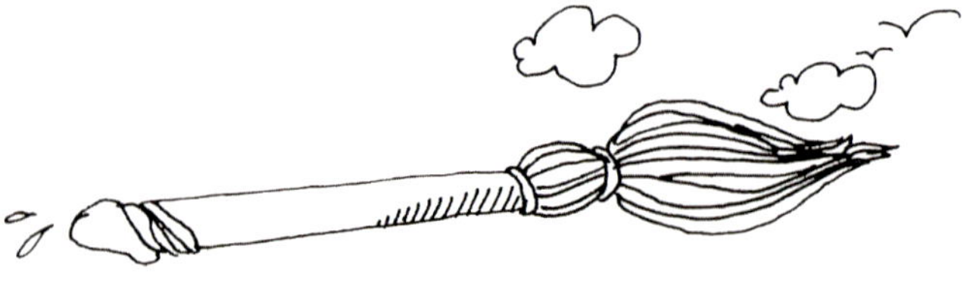

lich waren, war klar: Das Spielzeug stand nicht nur ganz oben auf den Geburtstagswunschlisten heranwachsender Mädchen, sondern das Harry-Potter-Fieber hatte auch so manche Mutter erfasst.

Dummerweise beendete der Aufschrei einer besorgten Amerikanerin aus New Jersey den kollektiven Spaß. Sie postete auf amazon.com und toysrus.com ihre Empfehlung an andere Eltern, ihren Töchtern den Besen doch besser ohne Batterien zu überlassen. Der Internet-Handel reagierte prompt und nahm die begehrte Hardware aus dem Sortiment. Ein jähes Ende, wenn man bedenkt, wie positiv der Praxistest ausfiel. Die enthusiastischen Kommentare zufriedener Kundinnen kann man heute nur noch in den Website Caches nachlesen.

Laut Statistik masturbieren Mädchen und junge Frauen weniger als gleichaltrige Jungs und Männer (nur etwa 60 bis 80 Prozent), sie fangen deutlich später damit an (viele erst gegen Ende der Pubertät) und tun dies laut Umfragen auch seltener und weniger exzessiv. Die Frage ist nur, wie es überhaupt zu diesen unterschiedlichen Zahlen kommt. Auch Mädchen reiben sich im zarten Alter von drei, vier oder fünf Jahren am Tischbein und schlafen genauso gern mit der Hand in der Unterhose ein wie Jungs. Es ist gemütlich, es fühlt sich gut an, und der Umgang mit dem eigenen Körper ist noch wunderbar unverkrampft. Wie kommt es also in den späteren Jahren zu den geschlechtsspezifisch unterschiedlichen Umfrageergebnissen?

Vermutlich haben die Frauen bei den Fragen zu ihrem Selbstbefriedigungsverhalten nicht ehrlich geantwortet. Zu groß ist die Scham als Ergebnis einer womöglich religiös verkorksten Erziehung, die Masturbation als Unschicklichkeit oder gar Unzucht verurteilt. Schon Immanuel Kant hielt Masturbation für eine »wollüstige Selbstschändung«, und noch im 19. Jahrhundert wurden Frauen mit autoerotischen Neigungen pathologisiert und der Hysterie bezichtigt.

Heute ist das natürlich anders, Frauen masturbieren genauso selbstverständlich. Doch während pubertierende Jungs ständig mit einer Latte durch den Tag spazieren, ist die Erregung der Frau, physisch zumindest, erheblich zurückhaltender. Von seltsamen Gefühlen sprechen Mädchen, wenn sie an ihre erste sexuelle Erfahrung denken, vom Kribbeln im Bauch, wenn sie das Treppengeländer runterrutschten oder als sie sich *Die blaue Lagune* mit Brooke Shields und Christopher Atkins angeschaut haben.

Frauen gehen mittlerweile selbstbewusster mit ihrer Lust um. Nicht nur wegen der Emanzipation, sondern auch wegen YouPorn. Rund dreißig Prozent der Nutzer von YouPorn sollen Frauen sein, und sie sind dort bestimmt nicht, weil sie die Website in der Browser History des Computers ihres Freundes gefunden haben (➛ siehe »Internet ist für Porno da«, S. 101). Und trotzdem. In der allgemeinen Vorstellung onanieren Männer, und Frauen träumen herum. Noch 1979 provozierte Nina Hagen einen handfesten Skandal, als sie in der spätabendlichen Club 2-Sendung des österreichischen Fernsehens vor laufender Kamera – zwar angezogen, aber doch explizit – verschiedene Stellungen der weiblichen Masturbation demonstrierte.

Masturbation erfüllt bei Frauen den gleichen Zweck wie bei Männern: Lust befriedigen, Stress abbauen, entspannen. Vielleicht fehlt der Entwicklungsgeschichte der weiblichen Masturbation eine gewisse jungstypische Experimentierfreude, dennoch entdecken auch die meisten Mädchen auf diese Weise ihren Körper.

Mädchen und Frauen stimulieren sich entweder mit den Händen, oder sie benutzen einen Gegenstand. Bei manchen reicht auch eine bestimmte Muskelkontraktion aus, um zum

Orgasmus zu kommen. Viele Männer glauben, dass Frauen beim Masturbieren ihre Finger oder einen Gegenstand in die Vagina einführen, um so zum Orgasmus zu gelangen. Das ist jedoch mehr eine pornografische Kategorie, wobei in der Vorstellung der Männer die eingeführten Bananen, Gurken oder Haushaltsgegenstände gar nicht groß genug sein können (➤ siehe »Fisten«, S. 180). Tatsächlich aber enthalten die Wände der Vagina nur vergleichsweise wenige Nervenenden, und selbst Dildos und Vibratoren werden eher dazu benutzt, die Vulva zu stimulieren. Dafür gibt es verschiedene elektrische Vibratoren und Massagegeräte, die nicht zwingend eine Penisform haben.

Die Japaner haben noch einen anderen Gegenstand entwickelt, den sogenannten »Ben-wa« oder »Rin-no-tama«. Er besteht aus zwei hohlen Metallkugeln, die, durch einen Faden miteinander verbunden und mit einem Rückholbändchen versehen, in die Vagina eingeführt werden. Durch die Körperbewegungen der Frau stoßen die Kugeln aneinander und verbreiten so angenehme Vibrationen im ganzen Unterleib. Die Schwingungen führen zwar nicht unbedingt zum Höhepunkt, können aber das sexuelle Verlangen steigern.

In der männlichen Fantasie kann selbst das Fahrradfahren mit zu hoch eingestelltem Sattel einen Orgasmus bescheren. Was in dem Film *Mädchen, Mädchen* angeblich funktioniert, dürfte in der Realität aber eher selten orgastische Gefühle auslösen.

Klassische Masturbationsmethoden

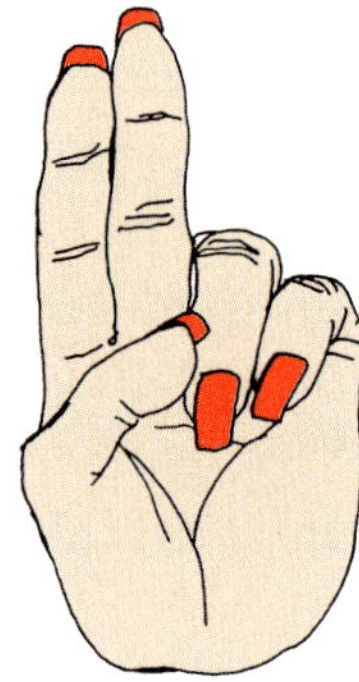

Handlanger
Das Gegenstück zum maskulinen Hoch/runter – der Klassiker bei Frauen: Eine überragende Mehrheit bevorzugt das Stimulieren der Klitoris/Vulva mit der Hand oder einem Gegenstand. Egal, ob Hand oder Batteriebetriebenes, das Ergebnis ist gleichbleibend zuverlässig.

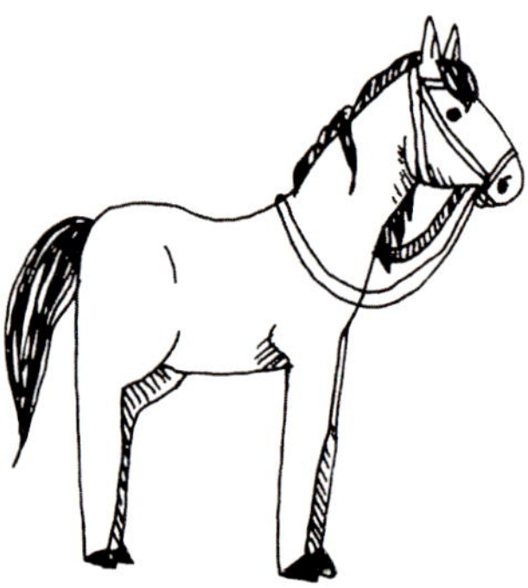

Reibungsfläche
Von wegen Gurke! Weit verbreiteter sind Sitzmöbel, Polster, Kissen, zur Not das Kuscheltier. Egal, ob draufsetzen oder zwischen die Beine klemmen, das Reiben gegen ein weiches Objekt kennt viele Varianten.

Muskelarbeit
Rhythmische Muskelkontraktion? Klingt wie eine Sportart, ist aber eine echte Option, bei der weder Hände noch irgendwelche Gegenstände benötigt werden: Wer die Beine überkreuz legt, die Oberschenkel zusammendrückt oder aneinanderreibt, kann so die Klitoris indirekt stimulieren. Kleine Variation: der Tennisball, der mit den Schenkeln hin und her bewegt wird, so dass er gegen die Klitoris stößt.

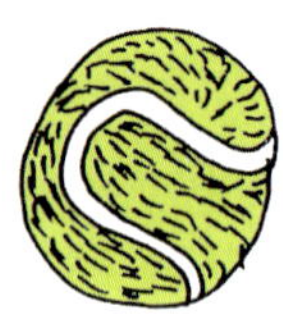

Gemischtes Doppel
Bleiben wir beim Tennis und halten noch einmal fest: Frauen können nicht nur Hände und Hilfsmittel einsetzen, sondern

auch klitoral und vaginal variieren. In beliebiger Kombination.

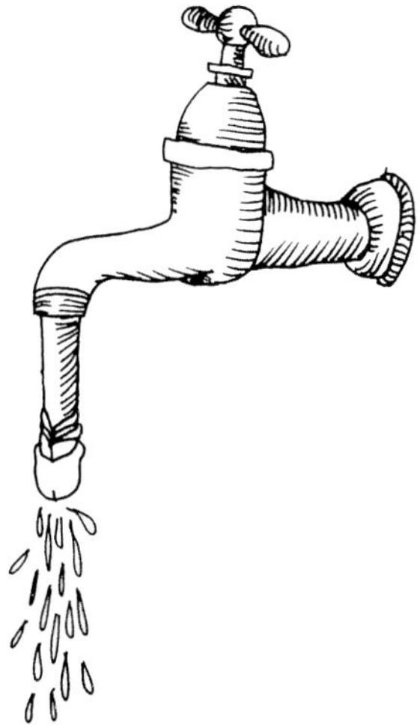

Wasserspiele
Auch ohne Whirlpool und Massagedusche möglich: das einlaufende Wasser der Badewanne und die entsprechende Positionierung.

Der Schlüpfer
Hat man fast immer dabei und muss nur vorne und hinten gefasst werden, um das Höschen mittig zu spannen und in Bewegung zu setzen.

Masturbationsfantasien

Der Grund, warum es hier ein Kapitel über Sexfantasien gibt, ist leicht zu erklären: Oft ist es so, dass Romane gelesen werden, weil sie angeblich gute Sexszenen enthalten, zu denen Menschen, zumindest jene, die noch nicht durch YouPorn desensibilisiert wurden, herrliche Orgasmen unter der Bettdecke haben.

Das Lesen von Sexgeschichten kann sehr unterhaltsam sein. Doch leider ist der deutschsprachige Literaturbetrieb derzeit, nun ja, sagen wir mal, wenig inspirierend. Die *Neue Züricher Zeitung* bemängelt gar die erotischen Szenarien der Gegenwartsliteratur als »ranzige Mixtur aus verschwitztem Snobismus, Frühlingserwachen und verklemmter Verruchtheit«. Selbst *Feuchtgebiete* ist nichts anderes als das mäßig geschriebene Protokoll eines Gesprächs einer Frau mit ihren besten Freundinnen. Durch die unbegabten Be- und Umschreibungen ist *Feuchtgebiete* aber nicht mal heiß – trotz bizarrer sexueller Begebenheiten, trotz in Muschis eingeführte Avocadokerne, so richtig zum Masturbieren eignet sich dieses Buch nicht.

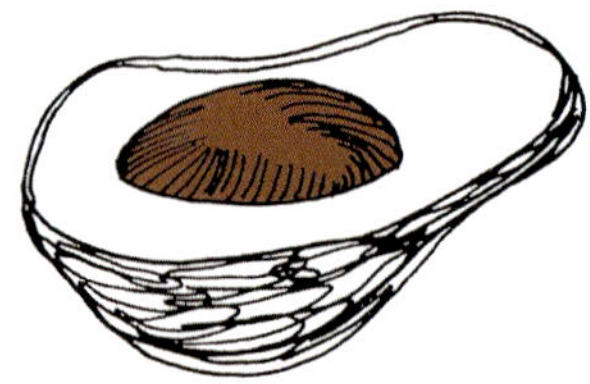

Der Klassiker in Buchform erschienener Fantasien ist bis heute Nancy Fridays *Sexuelle Fantasien der Männer/Frauen*[30]. Eigentlich eine sexualwissenschaftliche Enzyklopädie menschlicher Fantasien, ist dieses Buch jedoch zum heimlichen Klassiker in der Kategorie »Wissenschaft zum Wichsen«[31] geworden. Gekauft haben es Männer, Frauen und Pubertierende, die nicht unbedingt eine Quelle für ihre Masterarbeit gesucht haben, sondern endlich mal etwas »Heißes« lesen wollten. Die Fantasien, ohne wissenschaftlichen Überbau präsentiert, einfach roh und kalt aufgeschrieben, sind schnell zu weltweiten Bestsellern avanciert.

Nancy Friday ist das gesamte Spektrum menschlicher Sexualität durchgegangen: das erste Mal, Vaginalverkehr, Analverkehr, Anspritzen, Anpinkeln, Männer, die sich als Babys verkleiden, Frauen, die sich als Männer verkleiden, Sex mit Hunden, Pferden und Katzen, Koprophilie oder die großartige Fantasie einer Frau, die sich Sex mit den Bartspitzen von Dalí vorstellte. So er-

[30] Die amerikanische Autorin Nancy Friday veröffentlichte 1973 ein populärwissenschaftliches Buch über sexuelle Fantasien. Erst 1997 erschien eine deutsche Übersetzung im Rowohlt-Verlag, da das Buch aus jugendschutzrechtlichen Gründen früher nicht veröffentlicht werden durfte.

[31] Wissenschaftliche Publikationen sind oft erstaunlich erregend. In Zeiten, in denen Pornografie nicht frei zugänglich war, suchten Männer und Frauen in wissenschaftlichen Werken nach erregendem Bildmaterial. Ein Klassiker der Fachpublikationen, missbraucht zu Masturbationszwecken, ist *Der gute Rat*. Ein Buch, das sich mit der Gesundheit des Menschen auseinandersetzt. Dazu gab es fuhren die Männer vor dreißig Jahren, dass es tatsächlich Frauen gibt, die Sex wollen und nicht nur Sex haben.

Leider ist bis heute kein vernünftiges, neues Buch über sexuelle Fantasien erschienen. Zumindest kein zeitgemäßes, das die Fantasien der Jahrgänge 1980 und jünger beschreibt und wiedergibt. Die meisten Bücher, die sich mit Fantasien auseinandersetzen, hauen immer gleich auf die Kacke. Da liest man Geschichten von Frauen, die Männer auspeitschen oder in afrikanischen Gefängnissen vergewaltigt werden.

Wer seiner Freundin, seinem Freund beim Erzählen von Fantasien zugehört hat, weiß, dass diese Geschichten selten einen imposanten Überbau im Stile erzählerischer Meisterwerke haben. Wer hat schon Zeit, sich beim Onanieren dostojewskischen Beschreibungen hinzugeben? Genau: niemand. Die Bücher, die sexuelle Fantasien als Teil ihrer Gliederung haben, lesen sich wohl deswegen oft seltsam gestellt. Das wollen wir vermeiden. Deshalb hier drei Beispiele, drei echte sexuellen Fantasien.

Klar könnte man jetzt wieder mit einem wissenschaftlich-empirischen Anspruch um die Ecke kommen. Das will aber niemand. Hier soll allein das voyeristische Bedürfnis des Lesers befriedigt werden. So wie es schon bei Nancy Friday befriedigt wurde.

wunderschöne Klapptafeln mit nackten Menschen. Wer Zugang zu Eduard Fuchs' *Sittengeschichte* hatte, bekam besseres Bildmaterial, aber aufgrund verschiedenster Indizierungsgesuche war dieses Buch nur schwer erhältlich. In den sechziger Jahren erschienen dann die ersten bebilderten sexualwissenschaftlichen Publikationen, so die Rotpunktreihe im Rowohlt Verlag oder Peter Gorsens *Sexualästhetik* im S. Fischer Verlag. Heute nutzt wohl kaum noch einer sexualwissenschaftliche Bücher als Onaniervorlage. Wer allerdings die erregende Wirkung von Beispielbildern erfahren möchte, dem seien Wikipedia und die sehr schönen Grafiken zum Thema *Gang Bang*, *Cumshot*, *Bukkake*, u. ä. empfohlen.

Birgit (24), Erzieherin

»Männer mit Geld und Lackschuhen sind in meiner Fantasie unwiderstehlich. Ein gut gekleideter Mann hat mit Sicherheit eine schmutzige Fantasie. Hauptprotagonist meines aktuellen Kopfkinos ist Chuck Bath, Held einer TV-Serie für Jugendliche. Er ist reich, er ist perfekt gekleidet, und er ist ein Arschloch. Übrigens ist er noch nicht mal 18. Die Vorstellung, mich von Chuck in seiner Penthouse-Etage im Plaza Hotel ordentlich bumsen zu lassen, verschafft mir auch in meiner Erdgeschosswohnung größtes Vergnügen. Chuck verbindet jugendliche Unschuld mit der Verruchtheit des Geldes. Natürlich will er sich emotional nicht binden. Noch ein Grund mehr, warum ich ihn im Kopf unbedingt haben will.

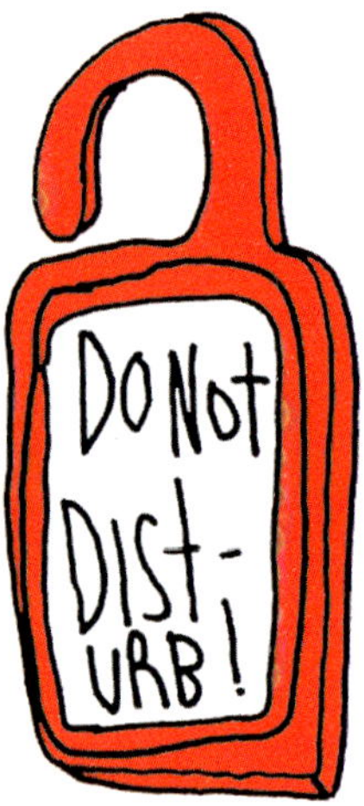

Ich trage ein elegantes schwarzes Kleid. Er sitzt an der Bar. Rauchen ist erlaubt. Wir bestellen Drinks. Während ich an meinem Martini nippe, erwähne ich beiläufig, dass ich keine Unterwäsche trage. Mein Kleid ist elegant, doch kurz. Von Zeit zu Zeit berührt meine Fotze den Lederhocker. Wir plaudern, er macht Komplimente, er versucht mich zu überreden, uns ein Zimmer zu nehmen. Ich tue so, als wäre ich noch nicht überzeugt. Auf der Toilette stecke ich mir kurz eine Zigarette in die Muschi, warte ein paar Sekunden, bis ich merke, wie das Papier langsam aufweicht, dann stecke ich sie in die Schachtel zurück. Wieder an der Bar, biete ich sie Chuck an, der sie genüsslich raucht.

Wir gehen hoch in das Zimmer. Kein leidenschaftliches Geknutsche im Fahrstuhl. Im Zimmer ist es dunkel. Chuck steht in der Tür. Ich ziehe mich aus und setze mich nackt auf das riesige Bett. Er sieht mich lange an. Wir schweigen. Langsam kommt er auf mich zu, kniet sich vor mich und fängt an, mich zu lecken. Ich sitze nur da und beobachte seinen Nacken. Seine Hände halten meine Schenkel, sein Gesicht ist zwischen meinen Beinen. Er hält mich fest. Am Anfang arbeitet er nur mit seiner Zunge. Dann kommt er kurz hoch, küsst meine Brustwarzen und macht mit seinem Daumen weiter. Er schiebt ihn immer nur ganz kurz rein, über meinen Kitzler. Ich merke, wie meine Brüste anfangen, nach mir zu riechen. Seine Zunge wandert wieder nach unten. Fast ist sein ganzes Gesicht in mir vergraben. Die Haare an seinem Ansatz beginnen nass zu werden von meiner Lust. Ich komme.

Wir legen uns nebeneinander auf das Bett. Er im Anzug. Ich nackt. Ich drehe mich auf den Bauch, schließe die Augen und fordere ihn auf, sich auszuziehen. Als ich wenige Sekunden später meine Augen wieder öffne, hat Chuck nur noch seine Lackschuhe an. Er steht auf, geht zum Kühlschrank und öffnet eine Flasche Champagner. Er gießt sich ein Glas ein und stellt es neben das Bett. Ich drehe mich wieder zu ihm. Er lächelt, zeigt auf seinen steifen Penis und das Glas. Dann tunkt er seinen Penis hinein und hält ihn mir ins Gesicht. Ich koste. Ich blase ihm einen, und immer wieder taucht er seinen Penis in das Getränk. Es schmeckt köstlich. Die Mischung aus Mann und Reichtum macht mich ganz verrückt. Ich bitte ihn, in das Glas zu kommen. Er tut es. Danach trinke ich es genüsslich aus.«

Elmar (27), Reisekaufmann

»Eine Fantasie, die für mich besonders reizvoll ist, ist der spontane Sex mit Unbekannten. Einmal anschauen, kein Wort reden, danach nie wieder sehen. Ein Beispiel: Es ist später Nachmittag. Berufsverkehr. Ich muss die U-Bahn nehmen. Ich beobachte während des Wartens am Bahnsteig unweit von mir eine Frau. Ge-

pflegte bis strenge Erscheinung. Sie trägt ein graues Kostüm, etwas Edles, sehr figurbetont geschnitten, vielleicht Chanel. Darüber einen beigefarbenen Burberry-Trenchcoat. Sie trägt feine Lederhandschuhe und in der Hand eine Aktentasche. Kein voluminöses Fashionaccessoire, eine Tasche, die zwar Status signalisiert, aber eindeutig zweckmäßig ist. Sie trägt einen Seidenschal. Sie hat ein schmales Gesicht mit markanten Zügen. Sehr wache, große Augen, graublau. Sie ist relativ groß, zirka 180 Zentimeter, hat blonde, glatte, mittellange Haare, sie trägt sie klassisch nach hinten, in einem Dutt fixiert. Ich versuche Blickkontakt aufzunehmen. Es gelingt mir nicht.

Die Bahn fährt ein. Sie ist brechend voll. In der Gruppe der Zusteigenden, die an den Zug herantritt, versuche ich ihr ein paar Schritte näher zu kommen. Wir warten Schulter an Schulter, bis die aussteigenden Fahrgäste den Zug verlassen haben. Ich riskiere einen Blick. Im gleichen Moment schaut sie mich an. Ihr Blick signalisiert: ›Ich weiß schon die ganze Zeit, dass du da bist. Ich weiß schon die ganze Zeit, dass du mich willst.‹ Dann streift sie ihren Trenchcoat ab und legt ihn sich über den Arm. Der Hauch teuren Parfums weht zu mir herüber. In diesem Augenblick vereinen sich in ihrer Aura absolute Unerreichbarkeit mit der Ausstrahlung von triebhafter und zerstörerischer Verruchtheit, etwas Ordinärem, das aber keine Spur billig ist, sondern einzig und allein hemmungslos.

Sie sucht noch einmal kurz und bestimmt Blickkontakt und beginnt sich dann in den Wagen zu drängeln. Ich folge ihr. Sie stoppt an der etwas wackligen Gelenkstelle des Zuges. Ich stelle mich neben sie, während ich versuche, den Schein der Zufälligkeit zu wahren. Von allen Seiten werden wir von Menschen bedrängt. Sie dreht sich ein wenig zur Seite, so dass der Raum hinter ihr, an der Wand des Zuges, frei wird. Ich trete hinter sie. Sie wendet ihren Körper so, dass ich genau hinter ihr stehe. Sie drückt mich leicht rücklings an die Wand. Im Zug ist es laut, ein Baby schreit, Gemurmel und

Gespräche überall. Ich atme ihren Duft ein und kriege allein durch den leichten Druck ihres Körpers einen Ständer.

Ich spüre, dass ihr Hintern meinen Schwanz sucht. Die Ruckelbewegungen des Zuges lassen ihren festen Hintern an meinem Schritt reiben, und ich spüre, dass ich leicht feucht werde. Ich sehe, wie sie ihre Tasche mitsamt dem Mantel zwischen ihren Beinen deponiert. Sie richtet sich wieder auf, und eine Sekunde später fährt sie mir, ohne dass eine Regung für irgendeinen der Anwesenden es verraten hätte, mit der rechten Hand in meine Hose. Ich spüre sofort, dass sie ihren Handschuh ausgezogen hat. Sie greift behände nach meinem Schwanz und beginnt ihn gefühlvoll, aber mit bestimmtem Druck anzuwichsen. Ihr Daumen tastet sich vor zur Eichel, während ihr Zeigefinger die Stelle des Frenulums massiert. Ich spüre, wie ich immer mehr Lustnässe abgebe, dass sie mich wichst, als hätte sie in einen Topf mit Gleitgel gegriffen. Ihre Hand wandert weiter und umgreift meinen Sack, sie reibt ihre Handinnenfläche daran, und während ihr Körper sich jetzt eng an mich drückt, tastet sie mit sanftem Druck meinen Damm ab. Ihre Hand bewegt sich noch einmal zurück, nimmt etwas von der Feuchte auf und bewegt sich wieder nach hinten. Sie verschmiert die Feuchtigkeit massierend über meinem Arschloch und dringt schließlich mit dem Zeigefinger ein. Sie fickt mich aus dem Handgelenk, ohne eine verräterische Geste, eine Minute lang mit dem Finger.

Ich versuche das Menschenmögliche, um keine Aufmerksamkeit zu erregen, damit das Spiel noch möglichst lange weitergeht. Ich atme tief in ihren Nacken. Sie fickt mich so lange, bis sie spürt, dass ich kurz davor bin zu kommen. Sie gleitet zurück zu meinem Schwanz, umpackt ihn hart, so fest, dass es schmerzt. Sie wichst mich mit wenigen, stakkatoartigen, erbarmungslosen Bewegungen, bis ich in ihre Hand spritze. Sie zieht ihre Hand aus meiner Hose, nimmt dabei möglichst viel von meinem Sperma mit und zieht, für mich gut sichtbar, ihren Handschuh darüber. Ohne sich noch einmal umzudrehen, drängt sie durch die Men-

schenmenge zum Wagenausgang und verschwindet an der nächsten Station.«

Adri (26), Logopäde

»Als ich sieben Jahre alt war, zog meine Familie vom Berliner Stadtrand nach Friedrichshain. Meine Eltern waren der Ansicht, ein sämtliche soziale Errungenschaften erodierender Schulwechsel sei nicht radikal genug, und ließen mich kurzerhand ein Schuljahr überspringen. Fortan war ich der Kleine, das Sensibelchen, das an jedem Konflikt weinend zu zerbrechen drohte. Meine neue Rolle stand mir ausgezeichnet.

Mit der Zeit gab es erste Techtelmechtel. Irritierte Freude empfand ich, wenn mir ein liebgewonnener Freund strahlend von seinem frischem Glück berichtete. Zu Hause spielte ich Super Nintendo und las Micky Maus – die Bravo schien mir fremd und abstoßend. Ich war elf und dachte, so würde es immer weitergehen.

Irgendwann fing ich an, mir einen runterzuholen. Keine Ahnung, was der Auslöser war. Ich erinnere mich an kein einziges Gespräch mit einer meiner Spielplatzfreundschaften. Entgegen Berichten von anderen war in unserem Freundeskreis Wichsen ein Tabu, was sich erst spät ändern sollte. In Ermangelung von Informationen erfand ich zum Masturbieren eine spezielle Technik – wie die eines Pfadfinders, der mit schnellen Handbewegungen einen Ast in ein Holzbrett reibt, um Laub zu entzünden. Als mein rotgewichster Schwanz aber irgendwann begann, pulsierend meine Hosen einzusauen, wechselte ich schließlich zur konventionellen Eine-Hand-Methode.

Bis es jedoch soweit war, sollten etliche Nachmittage der trockenen Fiktion zum Opfer fallen – ich liebte es, im väterlichen Kunstledersessel schwitzend meinen kindlichen Körper zum Spiel mit sich selbst zu zwingen, während auf RTL2 ›Mila Superstar‹ lief.

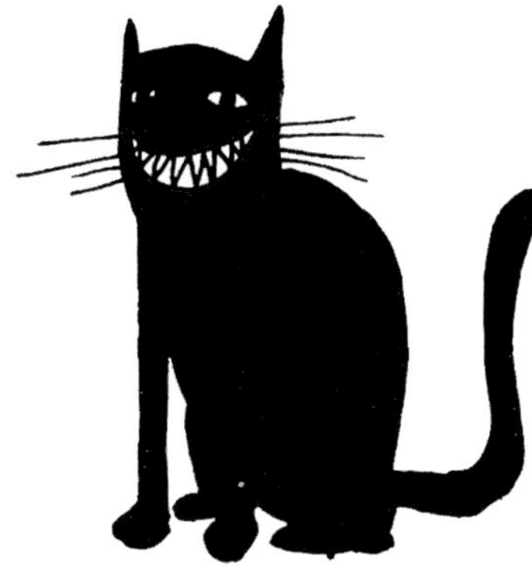

Mädchen waren für mich ferne, unverständliche Wesen, die zufällig in dieselbe Klasse gingen wie ich.

Ich war von Weiblichkeit ständig umgeben. Wenn ich auf dem Wohnzimmerteppich lag, kauerte sie jedes Mal in Form einer schwarzhaarigen Katze auf der Couch und blickte mich mit ihren kalten Augen an. Stoisch wich ihr Blick nicht von meinem Körper. Ich stellte mir vor, wie mich durch die Augen dieses Tieres Mädchen aus meiner Klasse beobachteten. Sie taten nichts, waren weder nackt noch Teil eines kindlichen Spiels. Aber sie waren da, hockten hinter diesen smaragdgrünen Augen und stierten mich an.

In meiner Fantasie verschmolzen die Körperlichkeiten und vermeintlichen Bedürfnisse des sterilisierten Tieres mit denen meines heranwachsenden Körpers. Mit zunehmendem Alter wuchs auch der Bilderwust in meinem Kopf, der sich mehr und mehr aus Mosaiken menschlich-tierischer Physis zusammensetzte, die ich nach eigenem Belieben mit meinem Sperma zusammenklebte.

Tatsächlich war es im Beisein der Katze, als ich das erste Mal abspritzte. Grunzend bäumte sich meine Jungenbrust auf, und ich ejakulierte einen kleinen Tropfen Eiweiß auf die Auslegware. Forschend beschnupperte die Katze meinen Fuß und wich dann gelangweilt von mir. Ich war glücklich. Nie fickte ich sie, und nur selten berührten meine Hände den zarten schnurrenden Katzenkörper. Aber stets brachte er mich zum erschöpften Ende.

Inzwischen bin ich erwachsen, habe immer noch die Freunde aus meiner Grundschulzeit. In gewissem Sinne bleibe ich das Sensibelchen unter ihnen. Es macht mir nichts aus. Das geliebte Tier aus meiner Kindheit verwest unter einem Stein im Familiengarten. Nie wollte ich ein anderes.«

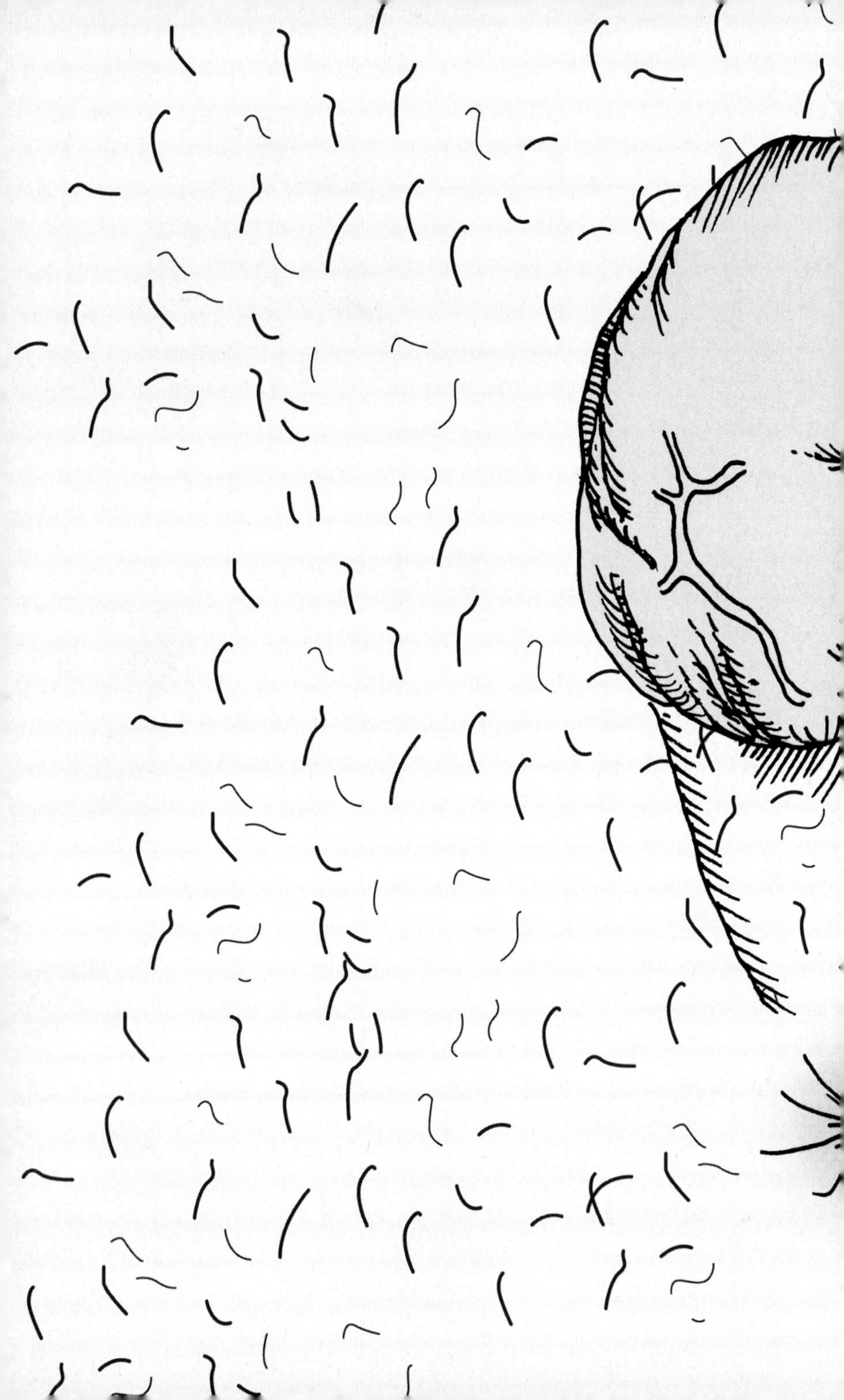

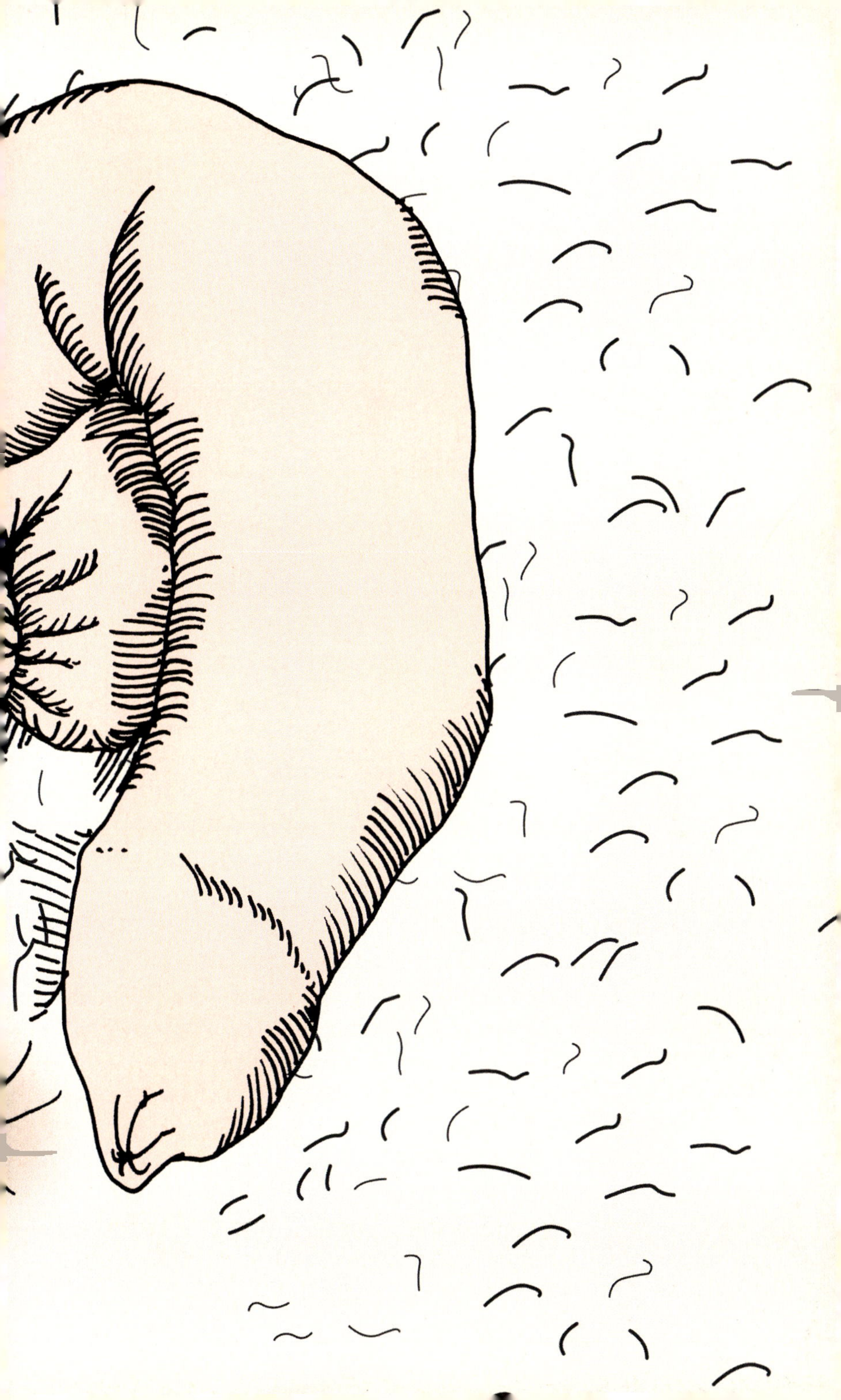

KAPITEL 3

Wir haben es getan

Einleitung

Es ist schon erstaunlich, wie wichtig uns Sex nach wie vor ist. Trotz YouPorn, Jeff Koons und *Feuchtgebiete* scheint das Interesse am Genital nicht nachzulassen. Die Menschen sind zwar auf- und abgeklärter denn je, aber viele gehen heute auch selbstbewusster mit ihrer Sexualität um als noch vor dreißig oder vierzig Jahren. Zwar weiß keiner so richtig, ob orthodoxe Juden mittlerweile regelmäßig zu YouPorn masturbieren oder katholische Ordensbrüder einen Account bei GayRomeo haben. Es ist auch nicht bestätigt, dass während des Ramadans mehr türkische Amateurpornos auf Yuvutu.com eingestellt werden als sonst. Und trotzdem beschleicht einen das Gefühl, dass die große Angst, wir könnten durch YouPorn und all dem Titten-Schnickschnack das Interesse an Sex verlieren, Quatsch ist.

Erst kürzlich wurde bekannt, dass im Iran Schönheitsoperationen immer beliebter werden. Die Frauen lassen sich ihre Nasen verkleinern und ihre Brüste vergrößern, ihre Schamlippen straffen, ihre Bäuche abflachen und Fett von den Schenkeln absaugen. Und die Männer im Iran stehen den Frauen dabei in nichts nach. Auch sie lassen sich ihre Nasen, Bäuche, Po und Beine korrigieren. Das ist bizarr. Demokratie gibt es in diesem Land nicht, dafür aber perfekt symmetrische Schmetterlings-Vaginen. Und offensichtlich ein reges Interesse daran, den eigenen sexuellen Marktwert durch operative Eingriffe noch zu steigern.

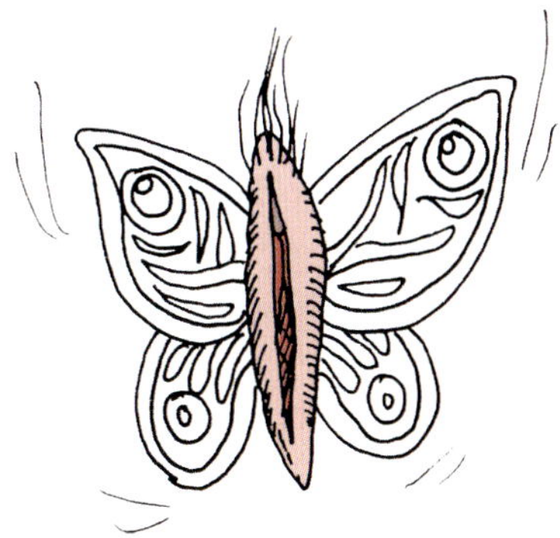

Vermutlich erscheinen weltweit jeden Monat Hunderte von Sexbüchern. Die Verlage reiben sich die Hände, weil die Menschen offensichtlich ein unstillbares Bedürfnis nach Bumsgeschichten haben und damit gute Umsätze garantieren. Trotz aller Diskussion scheint sich das Sexthema einfach nicht abzunutzen. Nicht zuletzt aus dem Grund wurde ein Buch wie *Feuchtgebiete* in Deutschland zum Millionenseller. Und die Bücher einer Anaïs Nin haben es schon lange vorher zu Welterfolg gebracht.

Sexbücher haben immer Konjunktur. Grund genug, all das tatsächlich mal auszuprobieren, was einem, sagen wir mal, sexuell-kollektiven Bewusstsein unserer heutigen Zeit entspricht. Wovon wir hören. Was wir sehen. Wovon wir reden. Wovon wir träumen. Was uns erregt.

Egal, um welche sexuelle Spielart es sich handelt, irgendjemand hat sie bestimmt schon mal ausprobiert und diese Erfahrung vor uns gemacht. Oder es sich zumindest vorgestellt. Selbst, wenn uns manches fremd erscheint oder gar abstößt, so steht es uns doch nicht zu, die Sexualität anderer in irgendeiner Form zu verurteilen. Stattdessen sollten wir ihnen lieber zuhören. Vielleicht können wir etwas lernen? Vielleicht uns selbst – unsere Wünsche, Fantasien und Vorstellungen – dadurch sogar besser verstehen? Oder lernen, mit bestimmten Situationen umzugehen? Das können harmlose Dinge sein, wie das gemeinsame Bad in einer Badewanne voller Sekt, der Zungenkuss mit dem besten Freund, obwohl man gar nicht schwul ist, oder das Bedürfnis, auch mal den Hintern der Freundin zu versohlen. Das ist heute ja beinahe schon Konsens.

Aber was ist mit all den Dingen, von denen wir auf RTL2 und in der Bild-Zeitung erfahren? Was ist mit den Swingerclubs? Was ist mit den Natursekt-Liebhabern? Und was ist eigentlich Fisten? Was passiert in den unzähligen Internet-Sexforen? Es gibt so vieles, von dem wir gehört haben, aber es uns nicht vorstellen können. Es gibt noch so vieles zu entdecken, auch wenn YouPorn alles zeigt.

Spritzende Frauen

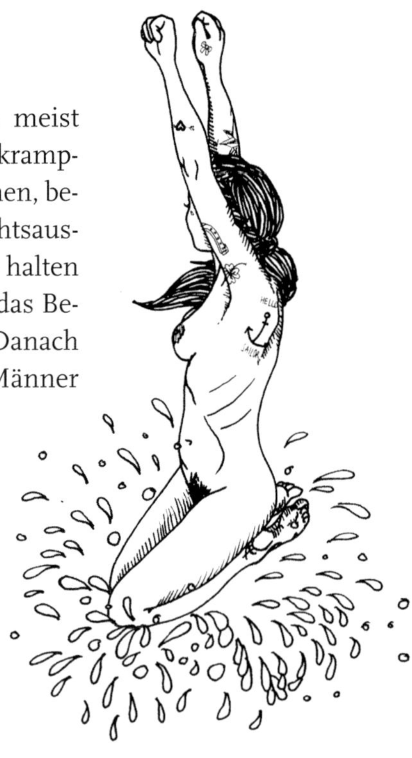

Wenn Männer kommen, dann meist heftig. Sie zittern mit den Füßen, krampfen ihre Hände spastisch zusammen, bekommen einen verzerrten Gesichtsausdruck und stöhnen laut auf. Sie halten inne, drücken ihr Becken gegen das Becken des anderen und spritzen. Danach geht nicht mehr viel. Manche Männer versuchen sich noch aufzurappeln und gaukeln der Partnerin ein Interesse an ihrem Körper und Orgasmus vor (➛ siehe »Altruistischer Sex«, S. 33). Aber das ist dann auch alles.

Männer können keine Orgasmen vorspielen. Sie können es zwar versuchen. Eine Chance, geringfügig glaubwürdig zu sein, haben sie jedoch nur, wenn sie ein Kondom benutzt haben. »Ich bin gekommen.« Kondom schnell abrollen. Fertig.

Frauen sind richtig gut im Vortäuschen eines Orgasmus, warum auch immer sie das tun. Es gibt kein wirkliches Indiz dafür, dass sie gekommen sind. Es sei denn, der Mann beobachtet sehr genau. Rote Wangen, schwitzige Nasenspitze, angespannter Beckenboden, zuckende Cervix – all das sind Anzeichen für einen echten Orgasmus. Doch Spritzen ist da schon eindeutiger und setzt keine fortgeschrittenen Kenntnisse der Anatomie voraus.

Aber es gibt sie, Frauen, die spritzen. Gerade in letzter Zeit scheint es so, als würden Frauen Männern in dieser Hinsicht Konkurrenz machen. Seit einigen Jahren sind die sogenannten »Squirting Pornos« beliebter denn je. Dass die Frauen darin wirklich spritzen, ist zu bezweifeln, denn ihre Fontänen der Lust spritzen dort gern mal olympische drei Meter durchs Studio. Und da wir wissen, dass nicht mal das Sperma der Männer so weit kommt und selten echt ist, ist davon auszugehen, dass es sich bei der verspritzten Flüssigkeit vermutlich um Apfelsaft handelt.

Doch das spielt keine Rolle. Selbst wenn die Frauen in Pornos explodieren wie platzende Wasserbetten, gibt es diese Fähigkeit auch in Wirklichkeit. Und jetzt mal von Mann zu Frau: Das ist echt heiß. Das ist wie eine physische Belohnung für den Mann, wenn die Frau auf ihm sitzt, kommt und es plötzlich warm an seinem Genital entlangläuft, wenn die Frau zitternd auf ihm zusammensackt und spritzt. Sie ist gekommen. Eindeutig.

Es ist noch nicht geklärt, was da in der Vagina eigentlich genau passiert. Vielleicht liegt es daran, dass erst in den achtziger Jahren die Wissenschaft überhaupt erst begonnen hat, sich mit diesem Phänomen auseinanderzusetzen. Erklärungen suchen manche in Zusammenhang mit der Stimulation des legendären G-Punkts[32]. Eine Frau kann spritzen oder nicht. Immer oder nur manchmal. Manche tun dies, wenn sie geleckt werden. Andere, wenn sie eine bestimmte Stellung einnehmen. Und wieder andere, wenn sie sich selbst befriedigen.

Bei den meisten Frauen kommt immer irgendetwas, wenn sie kommen. Bei spritzenden Frauen kann es sich jedoch kurz vorher so anfühlen, als müssten sie pinkeln. Die meisten Frauen kneifen dann ihren Beckenboden zusammen, aus Angst, ihrem Partner auf den Bauch zu urinieren. Doch selbst wenn, dann stört das wahrscheinlich nur die verklemmten Reinlichkeitsfanatiker. Aber die haben ja sowieso vorher schon ein Handtuch untergelegt.

Die meisten Männer finden spritzende Frauen durchaus aufregend. Es ist eine Mischung aus anrüchigem Pinkelsex (➛ siehe »Pinkelsex«, S. 209) und einer scheinbar widernatürlichen Begebenheit. Das Untypische hat immer etwas Faszinierendes. Eigentlich verlangt die gängige hygienische Sozialisierung, dass man eine spritzende, möglicherweise urinierende Frau eklig findet. In Wirklichkeit ist es aber mit das Heißeste, was einem Mann

[32] Entgegen der Behauptung vieler Frauenzeitschriften ist der *G-Punkt* keine Fünfmarkstück-große geriffelte Hautstelle, die sich an der oberen Wand der Vagina befindet. Und sobald man auf diese Stelle drückt, kommt die Frau zum Orgasmus. Der deutsche Gynäkologe Ernst Gräfenberg veröffentlichte seine Forschungsergebnisse über den weiblichen Orgasmus. So stellte er fest, dass Frauen sofort bemerkten, wenn ein Finger an der oberen Seite der Vagina entlangfuhr, jedoch nicht an der unteren Seite. Er schloss auf die anatomische Nähe zur Harnröhre, die bei der erotischen Stimulierung von Mann und Frau eine erhebliche Rolle spielt. Die sogenannte Gräfenberg-Zone beschreibt den gesamten oberen Bereich der Vagina und ist nicht auf einen bestimmten Punkt zu reduzieren.

so passieren kann. Leider wissen das viele Frauen nicht. Es soll sogar Frauen geben, die aus Scham lieber gar nicht kommen. Ein Jammer!

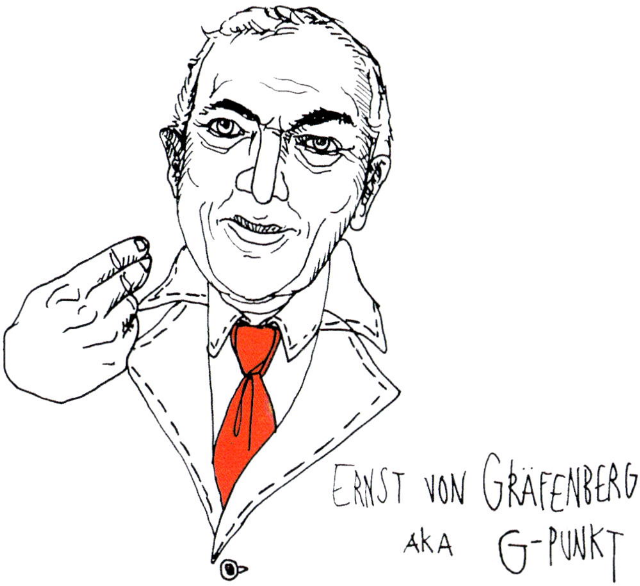

Ernst Gräfenberg (1881–1957) konnte kaum ahnen, welchen Bekanntheitsgrad er – zumindest indirekt – noch Jahrzehnte nach seinem Tod haben würde. Denn dieser Herr kämpfte, wenn auch rein wissenschaftlich, für die sexuelle Freiheit der Frau. Er war es, der in den zwanziger Jahren die weibliche Ejakulation erstmals beschrieb und dafür von seinen Kollegen nur Hohn und Spott erntete. Ausschlaggebend für die Ejakulation sei, laut Gräfenberg, ein kleiner Bereich zwischen Vagina und Harnröhre.

Trotz seiner Forschungen und zahlreichen Veröffentlichungen wurde Gräfenberg 1933 seiner Position als Chefarzt enthoben, 1937 verlor er gar den Doktortitel. Grund war nicht zuletzt seine jüdische Herkunft. Dennoch blieb er in Berlin, wo er in einer kleinen gynäkologischen Praxis weiterhin tätig war. 1937 wurde er dann wegen angeblichen Briefmarkenschmuggels zu drei Jahren Zuchthaus verurteilt. Nur durch das Eingreifen seiner Freunde konnte er 1940 in die USA emigrieren, wo er 1957 starb. In Erinnerung an den Wissenschaftler, der nicht nur über den Aufbau der weiblichen Geschlechtsorgane forschte, sondern auch den ersten Eisprungtest durchführte, nannten amerikanische Gynäkologen den Bereich zwischen Harnröhre und Vagina die Gräfenberg-Zone, die heute als G-Punkt bezeichnet wird.

Der Dreier

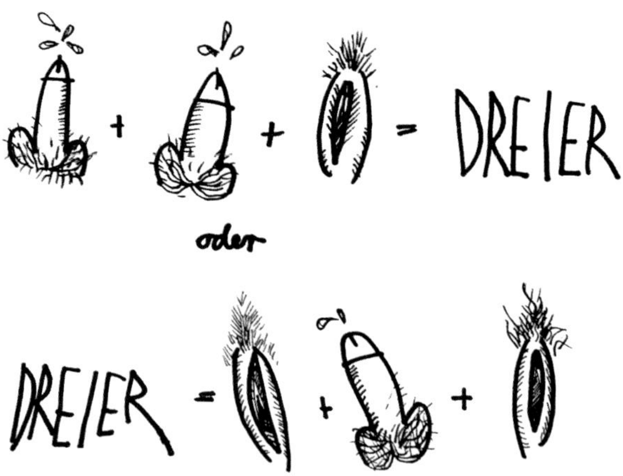

Gruppensex ist vermutlich *die* sexuelle Fantasie der Menschen. Zwei Schwänze, eine Möse. Zwei Mösen, ein Schwanz. Oder noch mehr. In unseren Köpfen, abends vor dem Einschlafen oder während des Masturbierens, findet der Dreier statt. In der Realität eher selten. Und das ist eigentlich schade. Denn es ist eine wichtige sexuelle Erfahrung. Man lernt so viel über den Partner, über den besten Freund, über sich selbst und seine Eifersucht. Fragen, die in nur einer Nacht beantwortet werden können.

Der größte Feind des Dreiers ist die Scham. Dabei sind wir das kollektive Rumspielen doch eigentlich gewohnt. Wie war das damals im Kindergarten, als man zu mehreren im Gebüsch verschwand und sich gegenseitig das zeigte, was die Eltern als schmutzig bezeichneten? Zumindest die verklemmten Eltern. Wie war das, als wir auf Klassenfahrten alle in einem Zimmer mit sechs Etagenbetten schliefen und nicht so recht wussten, was wir mit dem Kribbeln im Bauch anfangen sollten? Der Dreier oder Vierer oder Fünfer – das Teilen von sexuellen Erfahrungen, diese Idee begleitet uns unser ganzes Leben, und vermutlich ist der Dreier deshalb so fest in den Köpfen der Menschen verankert. Tausendmal davon geträumt. Tausendmal fast passiert. Aber nie wirklich ausprobiert.

Und wie kommt es nun dazu?

Verschiedene Voraussetzungen müssen erfüllt sein. Eine davon ist, dass man es nicht zu sehr will. Wer am Samstagabend vor dem Badezimmerspiegel steht und sich die Augenbrauen zupft, weil er glaubt, damit könne er heute Nacht das erste Mal die Scheibe Schinken in einem Sandwich sein, hat schon verloren. Die meisten Dreier geschehen zufällig und völlig ungeplant. Wer sich also vornimmt, zu dritt Sex zu haben, wird letztendlich nur mit sich allein Sex haben. Daher gilt: Nicht drüber reden, solange nicht die passenden Partner gefunden sind. Und damit beginnen wir bei der ersten Version des Dreiers.

Variante 1: Allein – zwei Menschen überreden

Als Single, besonders als männlicher, hat man es sehr schwer, zwei Frauen zu überreden, mit zu ihm nach Hause zu kommen. Sollte der Single es tatsächlich geschafft haben, zwei Frauen gleichzeitig an einem Abend zu küssen, sie außerdem miteinander bekanntzumachen, beide Frauen auch noch zum Küssen zu überreden, kann er sich erst mal auf die Schulter klopfen. Das Abitur mit 1,5 zu schaffen ist vermutlich leichter. Die Frau, die zwei Männer überreden will, hat es da schon etwas einfacher. Dass zwei Männer mitgehen ist wahrscheinlich vor allem eine Frage des kollektiven Alkoholpegels.

Doch dann kommt die nächste Hürde: die Taxifahrt. Zwanzig Minuten reichen, um den Alkoholspiegel dreier kindlich unbefangener und aufgeregter Menschen wieder zu senken und zurück auf ihren Status als vernunftbegabte und mehr oder weniger moralisch handelnde Wesen einzupegeln. Zwanzig Minuten führen dazu, dass meist einer der Beteiligten sagt: »Wisst ihr was, ich glaube, das ist doch nichts für mich, ich fahre lieber nach Hause.« Immerhin besteht dann noch die Möglichkeit, Sex zu zweit zu haben. Das ist

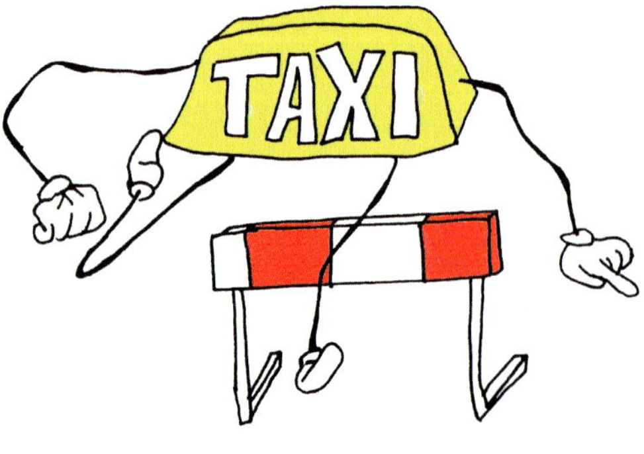

dann aber meist die schlechtere Variante, weil beide gehofft hatten, endlich mal Sex zu dritt zu haben. Aber egal.

Nehmen wir jetzt mal an, die Taxifahrt hat nichts verändert, und nun sitzen zwei Frauen, sich küssend, auf der Bettkante. Ab hier kann eigentlich nicht mehr viel schiefgehen.

Unangenehm könnte es höchstens werden, wenn schließlich die postkoitale Scham einsetzt und komplizierte Verhandlungen beginnen. Wer schläft neben wem? Wer geht? Oder löst sich die Gruppe der Geschlechtspartner vielleicht sogar auf? Das zu klären bedarf kurzer Gespräche und einer gewissen Vernunft. Dramen zu dritt sind unangenehm und sollten vermieden werden.

Eine Frau, zwei Männer – aus Sicht der Frau
Stella (25), Modedesignerin

»Ich habe das Gefühl, es ist ganz schön schwierig, einen Dreier mit zwei Männern zu haben. Aus zwei Gründen: Erstens, es finden sich nur schwer Männer, mit denen man so was überhaupt machen kann, und zweitens sind zwei Männer im Duo oft eher holperig als heiß.

Ich erinnere mich an sehr wenige gute Dreier – aufregend, ja, befriedigend, nicht unbedingt. Besonders, wenn die Männer sich nicht wirklich kennen. Dann sind sie immerzu darauf bedacht, den anderen Mann nicht zu berühren. Und mal im Ernst: Sex, in dem zwei von drei Beteiligten versuchen, sich nicht zu berühren, Angst davor haben, dass der Hoden des einen am Oberschenkel des anderen reibt, ist etwas dröge. Wenn nicht sogar langweilig. Ich meine, Sex mit einem unbegabten Mann ist schon schlimm, dann aber gleich zwei davon?

Was auch nervt, ist die Eifersucht. Manchmal ist es so, dass der eine auf den Penis des anderen eifersüchtig ist. Das spürt man als

Frau. Und das ist einfach nur unangenehm. Manchmal war es sogar so, dass die Eifersucht sich nicht nur auf die Größe des anderen Schwanzes bezog, sondern auch auf mich. Zwei Männer, die um meine Aufmerksamkeit rangeln? Unerotisch, echt. Denn eigentlich sollte klar sein: Aus einem Dreier entsteht sowieso keine Beziehung, also gibt es auch keinen Grund für Besitzansprüche.

Anders allerdings ist der Dreier mit zwei Männern, wenn beide kein Problem mit dem Geschlechtsorgan des anderen haben. Oder mit der Haut des anderen. Dann fühlt man sich als Frau wie in einem Orchestergraben. Wenn alle Instrumente perfekt aufeinander abgestimmt sind, erst dann wird es zum Genuss.

Doch leider ist die Ausfallquote zu hoch. Ich erinnere mich nur an einen einzigen Dreier, der perfekt funktionierte. Von ungefähr zehn, die ich hatte. Es war grandios, eingeklemmt zwischen zwei Männern, vier Hände, die einen anfassen, zwei Münder, die einen küssen, und gleich zwei Schwänze, die Sex wollen. So viel Begehren auf einmal ist atemberaubend und ein irrsinniges Gefühl. Und für mich die Motivation, nicht aufzugeben und weiterzusuchen. Beide waren ein perfektes Team, während der eine mit mir schlief, küsste mich der andere. Der Wechsel war fliegend, keine unangenehmen Unterbrechungen, keine seltsamen Verrenkungen. Ich hatte das Gefühl, die beiden schwebten über mir, und ich stand im Mittelpunkt. Das war wirklich toll.

Nach dem Sex, als wir alle erschöpft im Bett lagen, erfuhr ich auch den Grund, warum es so gut war. Es stellte sich heraus, dass die beiden bereits ein eingespieltes Team waren. Sie hatten, so wie ich, schon einiges an Erfahrung, aber eben auch miteinander, und wussten ganz einfach, wie sie sich zu bewegen hatten. Gut für mich, gut für sie. Ach, einfach alles war gut.«

VARIANTE 2: DAS PAAR UND DER UNBEKANNTE

Das Schwierige an diesem Dreier ist diesmal nicht die Taxifahrt, sondern die Eifersucht. Die Realität wird einen schnell einholen. Besonders als Mann.

Da liegt sie nun, die schöne Freundin, nackt auf dem Bett, die Beine gespreizt, ein fremdes Gesicht dazwischen. Sie stöhnt, wie sie immer stöhnt, wenn sie berührt wird. Sie wird vielleicht schmutzige Sachen sagen, so was wie: »Fick mich endlich, ich halt es nicht mehr aus.« Aber sie sagt es diesmal zu einem anderen Mann.

Florian (34), Zahnarzt

»Ich stand unbeteiligt am Bettrand und beobachtete die Szenerie. Ihre süßen Bauchmuskeln spannten sich an. Die Bauchmuskeln, die ich morgens immer streichle. Ich war plötzlich nicht mehr in Sexstimmung. Während ein anderer Mann seinen Schwanz an ihr rieb, um sie zu vögeln, dachte ich darüber nach, wie wir uns kennengelernt haben, wie lange wir uns Zeit gelassen hatten bis zum ersten Sex, wie lange wir im Kino fast schon ängstlich nebeneinander gesessen haben. Ich dachte an unsere gemeinsamen Urlaube, die süßen Geräusche, die ihr Körper beim Sex macht. Ich dachte an einzelne Details ihres Körpers, die roten Haare, die eigentlich brünett sind, ihre unzähligen Sommersprossen. Und jetzt? All die intimen Geheimnisse, dass sie es mag, wenn man ihr beim Sex einen Finger in den Po steckt, dass sie beim Blasen immer so schön stöhnt, all das, was wir gemeinsam erfahren haben, all das gab sie jetzt preis. Wofür ich Monate gebraucht habe, um es herauszufinden, all das erzählte sie nun, in kurzen, abgehackten Sätzen, einem fremden Mann.«

Erträgt man das? Erträgt man, dass die eigene Freundin vielleicht die Augen schließt, dass sie zufrieden aufstöhnt, wenn ein anderer seinen Schwanz in sie hineinsteckt? Wenn ihre Stirn schweißnass ist, fragt man sich dann nicht unweigerlich: »Wann habe ich sie das letzte Mal so zum Schwitzen gebracht?« Wird es einen nicht wahnsinnig machen, wenn der schöne Hintern der Freundin in die Luft gereckt ist, ihr Gesicht über ihn gebeugt und ein fremder Schwanz in ihrem Mund verschwindet? Kann man sich danach noch zu seiner Freundin legen, wenn sie sich verklebt auf die Seite dreht und schlafen will?

Hat der Typ, der die eigene Freundin gerade gevögelt hat, überhaupt bemerkt, dass sie kurz vor dem Einschlafen immer etwas säuselt, dass sie etwas Süßes sag, einem schöne Träume wünscht? Erträgt man es, dass dies die erste Nacht sein wird, in der sie nichts dergleichen sagen wird? Erträgt man es, wenn der Typ neben der eigenen Freundin einschläft mit seiner Hand in ihrem Schritt?

Wer glaubt, bei all dem keine Eifersucht zu empfinden: Nur zu, der Dreier kann beginnen.

»Zu uns oder zu euch?«

aus: *Neon*, Heft 01/2010, »Gemeinsam fremdgehen. Sex mit einem anderen Paar – ist das eine gute Idee? Ein Versuch zu viert«

»Würdest du gerne mal mit einem anderen Mann schlafen, würdest du gerne mal einen neuen Schwanz anfassen?!«, frage ich meine Freundin, während sie auf dem Bett liegt und die *Brigitte* liest. Es ist beängstigend still. Verdammt! Ich habe das doch nur wissen wollen, weil mir langweilig war. Eine rhetorische Frage. Eigentlich hätte ich mir Lobeshymnen gewünscht. In etwa: Warum denn, dein Schwanz ist der beste der Welt, niemals würde ich einen anderen wollen, und so weiter.

Aber es kommt kein Lob.

»Ja«, sagt sie.

»Hm«, antworte ich.

Sieben Jahre sind wir zusammen, mehr oder weniger. Bis auf ein oder zwei Trennungen und Wiedervereinigungen haben wir eine lückenlose Beziehungsgeschichte. In sieben Jahren hatten wir viel Zeit, uns kennenzulernen, und wir kennen uns gut. Sehr gut. Vielen erscheint das als Vorteil, aber uns kommt es manchmal, nun ja, etwas zu gewohnt vor. Besonders unser Sexleben. Ich habe es schon tausendmal in den Frauenzeitschriften gelesen, die auf dem Klo meiner Freundin rumliegen. Und leider steht da manchmal auch was Richtiges: Die Qualität der Liebe wächst über die Jahre, die Qualität des Sex lässt nach.

Nach meiner Frage folgt eine Nacht voller Diskussionen. Keine Ahnung, warum dabei das Licht aus ist. Sie erklärt mir, dass sie Angst davor hat, etwas zu verpassen, aber nicht unsere Beziehung aufs Spiel setzen möchte. Ich sage, dass ich auch mit einer anderen Frau schlafen will (natürlich will ich das, auch wenn mich ihre mentale Untreue eifersüchtig macht). Ich schlage vor, dass ich mir etwas ausdenken werde, für uns. Ich höre, dass sie nickt. Sie hebt meine Decke hoch, legt sich neben mich, nimmt meinen Arm, und wir schlafen ein.

Meine Freundin und ich werden uns mit einem anderen Paar treffen. Und wir werden Sex haben, zu viert. In einem Raum, auf einem Bett. Das habe ich kurz nach der Mittagspause, im Büro, beim Surfen durchs Internet, beschlossen. Denn genau dort finde ich die passende Website zu meinem Plan. Adultfriendfinder.com. Die größte Partnerbörse des Internets. Eigenen Angaben nach ist die Seite mit mehr als zwanzig Millionen angemeldeten Mitgliedern der größte Markt für Geschlechtsverkehr weltweit. Und alles funktioniert nach den Regeln des Web 2.0. Männer, Paare, Transen, Frauen, Gang-Bang-Gruppen stellen hier ihre Profile ein, füttern sie mit Informationen und warten auf Besucher und Bewertungen ihrer Webseite. Werben mit privaten Pornovideos, kämpfen um die Aufmerksamkeit der Surfer mit erschreckend expliziten Bildern und Vorlieben. Warten auf einen Kontakt für eine einzige Sache: Sex. Schnell und unkompliziert. Kein langes Drumherumreden.

Ich melde mich an, bezahle 150 Euro für eine Einjahresmitgliedschaft und richte ein Profil für mich und meine Freundin ein. In Gedanken wiederhole ich ständig das Wort Pärchenbörse, es erinnert mich an diese Singlemann-sucht-Paar-für-alles-kann-nichts-muss-Annoncen in Zeitungen. Stelle mir vor, wie meine Freundin und ich in Lederschlüpfern an einer holzvertäfelten Bar in einem Hobbykeller sitzen – um uns herum noch mehr Lederschlüpfer und Paare, die mit venezianischen Masken ihre Anonymität wahren. Es schüttelt mich. Am selben Abend: Wir liegen mit aufgeklapptem Laptop auf dem Bett und wundern uns über die Offenheit auf Adultfriendfinder. Wundern uns, wie viele Paare es alleine im Raum Berlin gibt, die gerne mit anderen Menschen schlafen wollen. es ist, als würden wir einen MySpace-Account einrichten. nur, dass hier nicht gefragt wird, welche Band man mag, sondern, ob man auf Analsex steht, Bi-Ambitionen hat, ob man gerne angepinkelt wird oder lieber pinkelt, ob man einen Mann, eine Gruppe, eine Frau, eine Transe oder ein Paar sucht. Gefolgt von Fragen zu unserem sozialen Umfeld, ob wir studiert haben, was wir als Beruf haben. Wir antworten ehrlich auf jede Frage. Wir suchen Bilder für unser Profil aus, das soll erfolgsfördernd bei der Vermittlung sein. Blättern durch unsere private Pornosammlung. Meine Freundin sucht ein Foto aus, auf dem mein Schwanz unrealistisch riesig aussieht. Für sich selbst wählt sie ein Bild, auf dem sie masturbiert. Das soll wild sein. Wir finden das auch wild. Im Vergleich zu den Bildern und Texten auf den anderen Profilseiten sind wir noch ziemlich lahm. Immerhin konkurrieren wir hier mit Menschen, die auf Parkplätzen Sex haben, sich in Pornokinos verabreden und ihre Münder und Hintern gegen Löcher in Wänden auf öffentlichen Toiletten pressen.

Am nächsten Tag, in meinem Adultfriendfinder-Postfach sind zwölf Nachrichten. »Alter, dein Mäuschen hat ja mal 'ne geile Fotze, die würde ich ja gerne mal ficken«, schreibt ein Mann aus der ländlichen Umgebung von Hamburg. Entsetzen. Doch was habe ich erwartet? Nette Mails, zärtliche Komplimente, geschmackvolle Kommentare? Ich klicke mich durch die weiteren Nachrichten, nur Männer, und alle loben im gleichen Tonfall die Brüste, den Hintern, den Bauch, den Mund meiner Freundin. Ich lerne neue Begriffe für den weiblichen Körper kennen und stelle fest: Tatsächlich gibt es Menschen, die das Wort »Lustgrotte« ernsthaft verwenden. Ich leite meiner Freundin die Mails weiter. Kurze Zeit später bekomme ich eine SMS. »Das macht mich an«, schreibt sie. Ich antworte: »Echt?«

Die letzte Nachricht ist von einem Paar aus der Nähe von Hannover. »Wir mögen eure Bilder – schickt uns doch mal welche davon, wenn sie dir einen bläst. Ach ja, meine Frau mag deinen Schwanz.« Ich bin geschmeichelt und ertappe mich dabei, mich zu freuen, dass nach elf Mails voller Anmerkungen zum Körper meiner Freundin auch ich endlich ein Kompliment bekomme. »Lass uns doch für das Pärchen die Bilder machen, mit dem Blowjob, du weißt schon«, sagt meine Freundin am selben Abend. Ich bin immer noch unsicher, noch mehr verwirrt mich aber ihr Enthusiasmus.

Meine offensichtlich extrem begeisterungsfähige Freundin formuliert einen eigenen Bilderwunsch. Sie will wissen, wie weit man gehen kann. »Ich will sehen, wie ihr Analsex habt«, schreibt sie.

Nicht nur, dass wir die Bilder unseres Blowjobs an das Pärchen schicken, wir laden sie auch in ein Onlinealbum und geben es zur Bewertung frei. Was dann passiert, verblüfft uns. Innerhalb von zwölf Stunden sehen sich 4500 Menschen unsere Pornobilder an. Schreiben Kommentare, schicken uns Glückwünsche. Nach 24 Stunden haben sich knapp 9000 Menschen den Oralverkehr, der sich bildsprachlich zwischen niederländischem Pornoheft und Amateurfotografie bewegt, angesehen. Neun Bilder haben gereicht. Wir haben fast vierzig Kommentare. Zum Vergleich: Auf meiner MySpace-Seite habe ich knapp hundert Bilder und insgesamt vielleicht drei Kommentare.

Es wird zu einer Sucht, wir laden noch mehr Bilder hoch und verlieren dabei komplett unser Schamgefühl. Wenn wir jetzt miteinander schlafen, erfüllen wir nicht nur geheime Fantasien von uns, sondern auch die Bilderwünsche von neuen Freunden, die Namen tragen wie »SexyPaar7482«, »Parkplatzfick22_27« oder »Samenstute23«. Wir haben Sex auf einer Clubtoilette, im Bett, im Schwimmbad, in einer Umkleide bei American Apparel – und kurze Zeit später gibt es ein Onlinebilderbuch davon. Ich frage mich, ob wir Sex wegen des Bilderbuchs haben oder weil wir Lust auf Sex haben. Unsere Sexualität scheint fest mit den Wünschen unzähliger Nutzer verzahnt zu sein.

Nach einem Monat auf Adultfriendfinder zeigt unser Profil, dass wir fleißig waren, 17 Ordner mit je neun Bildern, vier Videos, 21 Paare, neun Frauen und 13 Männer sind unsere Freunde. Wir wissen nicht, wie die Gesichter unserer neuen Bekanntschaften aussehen, dafür wissen wir aber, worauf sie stehen und wie ihre Schwänze, Brüste und Hintern auf Fotos wirken. Wir haben mit mehreren Paaren E-Mails ausgetauscht, um herauszubekommen, mit wem der kalkulierte Seitensprung funktionieren könnte. Zwei sind übrig geblieben: ein junges Paar, er 25 und sie 22, aus Berlin-Friedrichshain und ein etwas älteres Paar, er 32 und sie 28. Es ist das Paar, das uns zu Beginn unseres Ausflugs ins Internet geschrieben hat, das meinen Schwanz toll fand und meine Freundin sehr aufregend. Wir verabreden uns mit diesen beiden Paaren, erst mit den Hannoveranern und dann mit den Friedrichshainern. Wir fühlen uns verwegen. Es erscheint uns als logische Konsequenz, dass wir jetzt Sex mit einem fremden Paar haben werden. Nachdem Tausende Augen unsere privaten Bilder abgetastet haben.

An dem Abend, an dem wir uns mit dem älteren Pärchen treffen, benehmen wir uns wie Singles vor dem großen ersten Date. Meine Freundin lässt mich daran teilhaben, wie sie die richtigen Kleidungsstücke aus dem Schrank sucht. »Sehe ich darin fett aus, soll ich einen Rock anziehen und mein Höschen weglassen?«, ruft sie aus dem Schlafzimmer. Ich sitze in der Küche und überlege. Ich kann mich nicht entscheiden, ob ich eifersüchtig oder aufgeregt sein soll. Ich wähle den Mittelweg und bin eifersüchtig aufgeregt. Später, wir sitzen beide still im Taxi, meine Freundin nimmt meine Hand. Wir sagen kein Wort. Kurz bevor wir das verabredete Café betreten, flüstert sie mir ins Ohr, dass sie mich liebt, auch dafür, dass man mit mir solchen Quatsch machen kann. Offensichtlich hat uns das Paar Bilder aus besseren Tagen geschickt. Wir kneifen uns gegenseitig in die Hand, ich erkenne die Angst in den Augen meiner Freundin, als sie den Mann, mit dem sie heute Nacht schlafen soll, sieht. Auch wenn die beiden gerade mal fünf Jahre älter sind als wir, wirken sie so, als wären sie unsere Eltern.

Vielleicht liegt es daran, dass sie uns den ganzen Abend über von ihren zwei Kindern erzählen, von ihrem Hausbau und ihrem fürchterlich schlechten Musikgeschmack. Sie trinken Wein, werden betrunkener, wir trinken Milchkaffee, werden nervöser. Als die beiden darüber berichten, wie sie *König der Löwen* in Hamburg gesehen haben, beschließen wir mit Handzeichen unter dem Tisch den strategischen Rückzug. Wir stehen auf, verabschieden uns höflich. Offene Münder. »Was denn, war doch alles super, oder?«

Einen Abend später, wir sind mit den Berlinern verabredet. Sie sind jünger als wir, sie haben noch keine Kinder, und wir wissen, dass sie Musicals genauso doof finden wie wir. Auf den Bildern wirkten beide sehr attraktiv, allerdings haben wir aus dem gestrigen Abend gelernt, dass wir Bildern nicht trauen können.

Erster Eindruck: keine Enttäuschung. Sie sieht aus wie 22, er sieht aus wie 25. Keine Schnurrbärte, keine »Zicke«-T-Shirts und mehrfach gebleichten Jeans mit Strasssteinen. Wir begrüßen uns schüchtern. Und kommen ohne Umschweife zum Thema.

»Wir sind jetzt drei Jahre zusammen, wir wollten etwas Neues ausprobieren«, beschreibt er die Situation. Erst haben sie Bilder hochgeladen, vom Sex, haben wie wir die Wünsche anderer erfüllt. Aber dann wollten sie es wissen, wie wir. Wir trinken Schnäpse aus kleinen Gläsern, sie auch. Es ist ein bisschen wie ein Treffen von Internetnerds. Tauschen unsere Erfahrungen aus, über vor Webcams hastig onanierende Männer, Männer die sich auf die Bilder der Freundin einen runterholen, über Paare, die runzelig, alt und blöd sind, obwohl in ihrem Profil steht, dass sie straff, jung und höchst gebildet seien. Nach dem x-ten Witz über Sex im Internet, nachdem wir festgestellt haben, auf demselben physiologischen und psychologischen Niveau zu sein, sagt die neue

Freundin: »Ich würde deine Freundin gerne küssen, und ich glaube, ich spreche auch für meinen Freund, wenn ich sage, dass wir Lust haben, mit euch zu ficken.« Keine Stille, herzliches Lachen, und wir müssen nicht einmal kurz nachdenken. Wir willigen ein, bezahlen die Rechnung und stehen zu viert frierend in der kalten Berliner Nacht.

Ich frage: »Zu euch oder zu uns?«

Sie antworten: »Zu uns.«

Wir sind in einer Studentenwohnung, trinken noch mehr Schnäpse, werden noch betrunkener. Keine Eifersucht, nur Lust zu erfahren, wie es sich anfühlt, mit zwei Frauen und einem Mann zu schlafen. In meinem Kopf verändert sich das Bild meiner Freundin, ein Bild, das ich seit fast sieben Jahren mit mir trage. Nicht die gewohnten Brüste, die bekannte Achsel, der eindeutige Geruch. Die Frau, die meine große Liebe ist, liegt wie eine fremde Frau, die ich kennengelernt habe, auf einem fremden Bett. Ein ebenso fremder Mann beugt sich über ihren Schoß, und eine noch fremdere Frau hockt über ihrem Gesicht. Ich fühle mich als strenger Beobachter, frage, ob das okay sei, bekomme keine Antwort. Die fremde Frau holt mich zu sich herüber. Zieht mich aus, wir küssen uns, meine Freundin beobachtet mich. Meine Freundin zieht einen Mann, der nicht ich bin, am Schwanz ins Bett, irgendwie eine zärtliche Geste. Ich höre und sehe, wie sie ihm einen bläst, sich zur Freundin dreht und sagt: »Der Schwanz ist ja riesig.« Es sticht. »Der von deinem Freund aber auch«, sagt die neue Bekannte. Es sticht weniger. Bevor vier Menschen miteinander schlafen werden, in wenigen Augenblicken, gehe ich ins Bad. Stecke mir auf dem Weg eine Zigarette an. Ich stehe vor einem unbekannten Badezimmerspiegel und sehe mich, meine vom Rauch geröteten Augen, ich höre leises Stöhnen aus dem Zimmer nebenan. »Ich habe keine Angst, ich bin nicht eifersüchtig, und unsere Be-

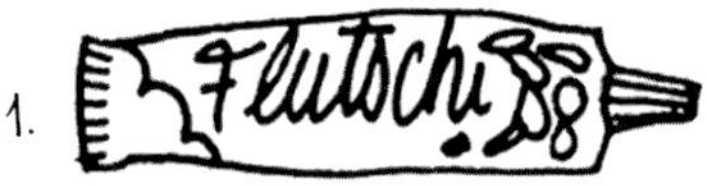

ziehung ist in ihren Wurzeln fest wie Beton«, flüstere ich mir selbst zu. Verlasse das Bad, drücke die Zigarette in einem Aschenbecher aus, gebe meiner Freundin einen Kuss auf ihre vom Schweiß feuchte Stirn und lege mich dazu.

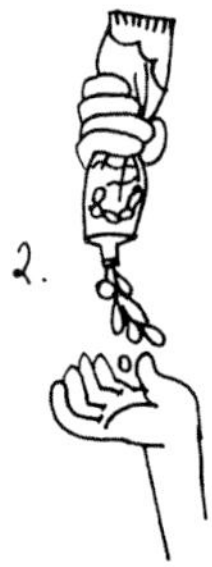

Fisten

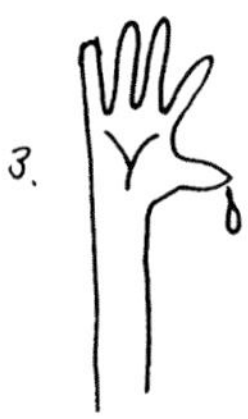

Jeder weiß oder hat zumindest eine Ahnung davon, was Fisten ist. Viele kennen die Videos aus dem Internet, in denen zu sehen ist, wie riesige Dinge in Körpern verschwinden, wie Baseballschläger von lüsternen Frauen mit dem Unterleib verschluckt werden oder wie Männer sich Pylone in den Hintern stecken. Auf Webseiten wie Dildoking.de werden Gerätschaften verkauft, die aussehen, als gehörten sie in die Schwerindustrie, aber nicht in den menschlichen Körper. Und trotzdem, der Reiz, große Dinge in kleine Öffnungen zu stecken, ist weit verbreitet. Und das nicht nur in der Pornoindustrie.

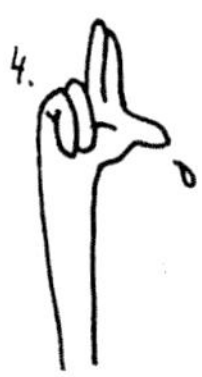

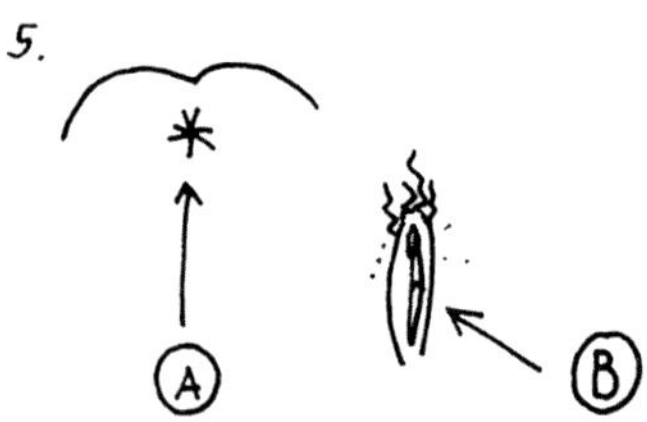

Fisten ist, abgesehen davon, dass es für die meisten Menschen ohne Übung mehr Schmerz als Lust bedeutet, so normal wie die Missionars-

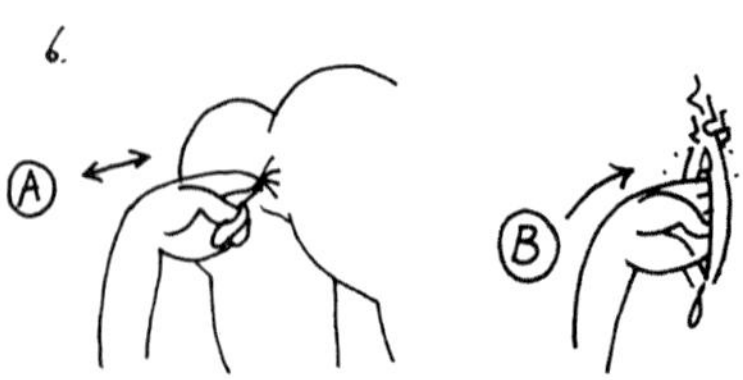

stellung. Warum? Weil wir es im Prinzip alle gern mal tun.

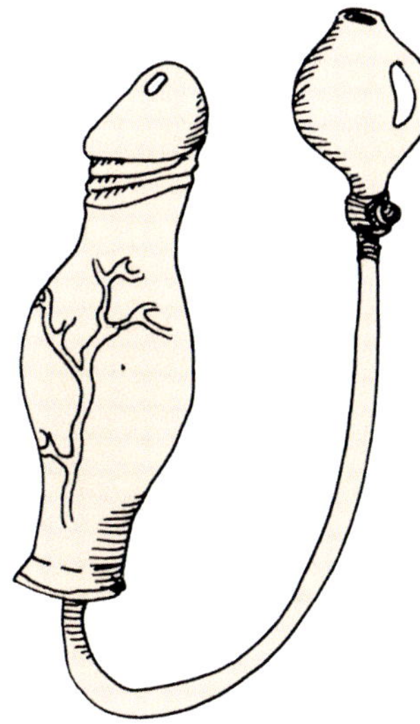

Männer erzählen ihren Freunden begeistert davon, wie es war, als sie drei Finger in der Vagina ihrer Partnerin hatten und vielleicht noch zwei in ihrem Hintern. Das ist Fisten. Den Dildo in die Freundin stecken, der viel größer ist als der eigene Schwanz? Genau. Auch das ist Fisten.

Fisten ist zum Sammelbegriff für das Einführen von großen Gegenständen in die Vagina oder den Anus geworden. Ob nun einen Avocadokern, zwei Finger oder die ganze Hand. Wenn einem das gefällt, schön. Und es ist auch kein bisschen anomal. Wer es richtig anstellt, kann dabei sogar viel Spaß haben.

Klingt schon ziemlich wild, oder? Die Faust im Körper eines anderen, das klingt nach viel Macht über denjenigen, der gefistet wird. Und dieses Machtspiel ist genau das Reizvolle daran. Fisten ist nichts anderes als eine weitere Variante der Machtausübung, was beim Sex immer wieder eine Rolle spielt. So wie Sperma schlucken, Analverkehr oder Hände fesseln.

Doch wie fühlt sich das eigentlich an? Hier soll keine Anleitung zum Fisten gegeben werden, weil die Fähigkeit, gefistet zu werden, ungefähr so individuell ist wie der Fingerabdruck eines Menschen. Stattdessen zwei Erfahrungsberichte, einmal aus männlicher und einmal aus weiblicher Perspektive:

Wie fühlt sich Fisten für den Mann an?
Jakob (28), Mediengestalter

»Es ist ein seltsames Gefühl, eine Frau zu fisten, weil die Assoziation zum Puppenspieler durchaus naheliegend ist. Es ist ein bisschen so, als würde man sich eine Frau auf die Hand setzen und mit jeder Bewegung eines Fingers eine Reaktion auslösen – sei es ein schmerz- und lusterfüllter Schrei oder leidenschaftliche Erregung.

Das Erstaunliche ist, als Mann hat man erstmals das Gefühl, dass die Vagina auch tatsächlich dafür ausgelegt ist, erheblich größere Körperteile als den Penis aufzunehmen. Was sie ja auch ist, schließlich muss da ein Kind durchpassen. Wer einmal die Hürde das Handrückens überwunden hat, die breiteste Stelle der Hand, wird verblüfft sein, wie viel Platz im Inneren einer Frau ist.

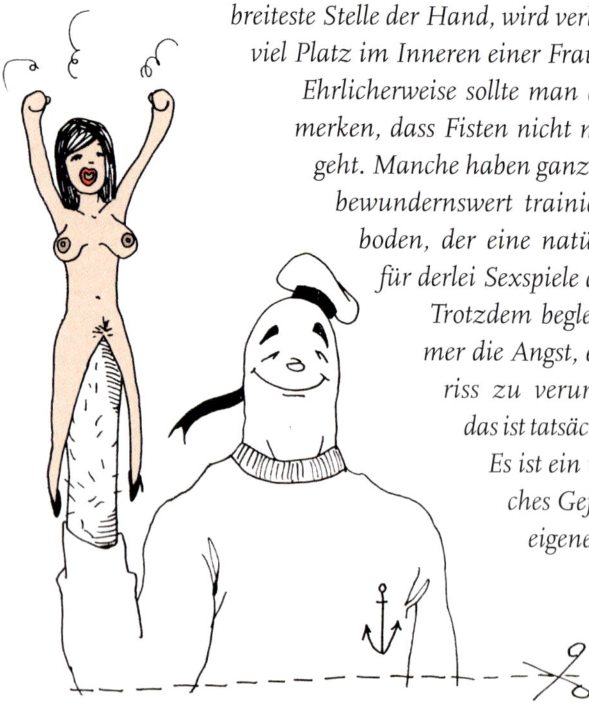

Ehrlicherweise sollte man allerdings anmerken, dass Fisten nicht mit jeder Frau geht. Manche haben ganz einfach einen bewundernswert trainierten Beckenboden, der eine natürliche Hürde für derlei Sexspiele darstellt.

Trotzdem begleitet mich immer die Angst, einen Dammriss zu verursachen. Aber das ist tatsächlich Quatsch. Es ist ein unbeschreibliches Gefühl, wenn die eigene Hand Milli-

meter für Millimeter immer tiefer in die Vagina einer Frau eindringt und man sich fragt: Wie viel Platz ist da eigentlich? Wenn die scheinbar unüberwindbare Breite des Handrückens doch noch Platz findet, wenn die Frau sich vor Scham und Lust windet, dann weiß man, wie Fisten ist. Und was das Besondere daran ist.«

Und für die Frau?
Janine (25), Studentin

»Als ich zum ersten Mal gefistet wurde, hatte ich weder eine Schwangerschaft hinter mir, noch mochte ich es, mit einem Gegenstand im Mund und Peitschenhieben erniedrigt zu werden. Es ist einfach passiert.

Ich erinnere mich, wie ich einem Typen einen geblasen habe und er mich dabei fingerte. Es machte mich an, mir vorzustellen, wie er gleich in meinen Mund kommen würde. Währenddessen spürte ich nicht einmal, dass schon drei Finger in mir waren. Ich merkte nur ein leichtes Ziepen zwischen meinen Beinen.

Allmählich aber schwamm mein Bewusstsein davon. Ich merkte es gar nicht, wie sehr mich dieses Gefühl des Ausgefülltseins anmachte. Ich konnte mich nur irgendwann einfach nicht mehr auf ihn konzentrieren. Ich hockte mich hin, so als würde ich in einem Waldstück pinkeln. Ich legte meine Hände auf seine Brust, wusste aber nicht, was mit mir geschah. Ich lehnte mich an die Wand, mir wurde schwindlig. In mir geschah etwas, was ich weder zu kontrollieren noch zu verstehen wusste. Ich drückte meinen Körper mehr und mehr gegen seine Hand. Ich hatte all meine Unsicherheit beiseitegeschoben und gab mich vollkommen der Hand hin, die in mir steckte. Es war mir egal. Ich wollte nur noch kommen. Und auch wieder nicht. Ich wollte, dass es ewig so weitergehen würde. Ich war noch nie in meinem Leben so feucht wie bei diesem einen Mal. Ich merkte, wie meine Klitoris anschwoll. Ich *merkte, wie ich langsam kommen würde. Und dann kam ich: Es war der lauteste, schwerste und grollendeste Orgasmus, den ich je hatte, und es war der erste und bis heute einzige Orgasmus, bei dem ich so seltsam gespritzt habe (**➛ siehe: ›Spritzende Frauen‹, Seite 162**).*

Ich vermisse es, gefistet zu werden, aber ich traue mich nicht, meinem Freund zu sagen, dass ich darauf stehe. Ich habe Angst davor, er könnte mich schlampig finden.«

Produkte – eine Auswahl

Crisco

Das in der Schwulenszene berühmt-berüchtigte Bratfett aus den USA mit offenbar bestechenden Gleiteigenschaften. Aber Vorsicht: Crisco eignet sich nicht für Safer-Sex-Praktiken, bei denen Latex-Produkte verwendet werden, denn das Fett verträgt sich nicht mit der Struktur des Latex.

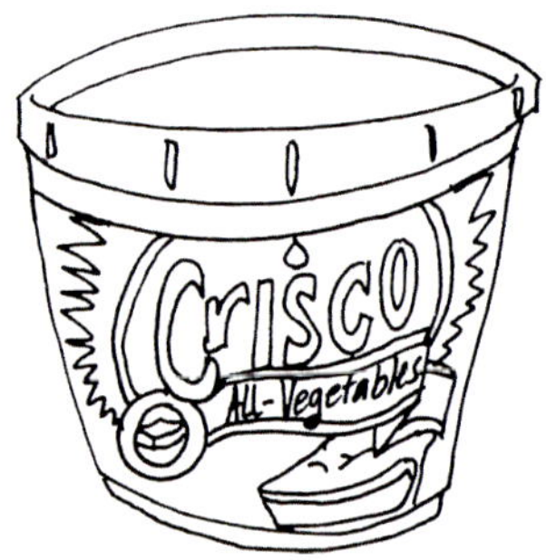

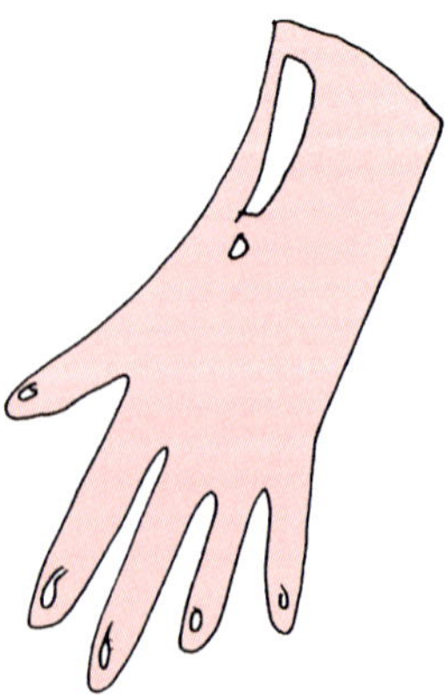

Gummihandschuhe

Perfekte Ausstattung und Outfit für Freunde der analen Fantasie, die ein sichereres Gefühl versprechen.

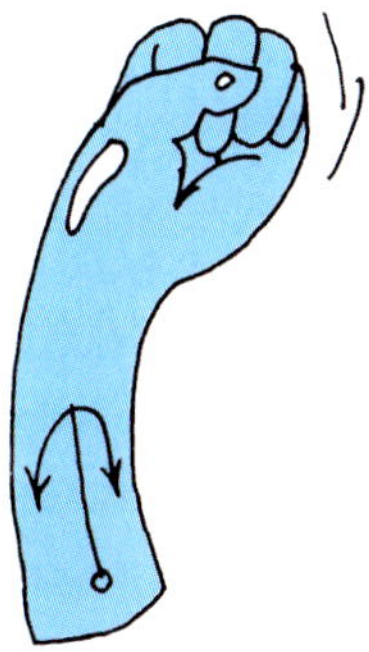

Fist of Victory
Aus dem Sortiment an Fist-Armen.

Entenschnabel
Angeblich besonders gleitfähig.

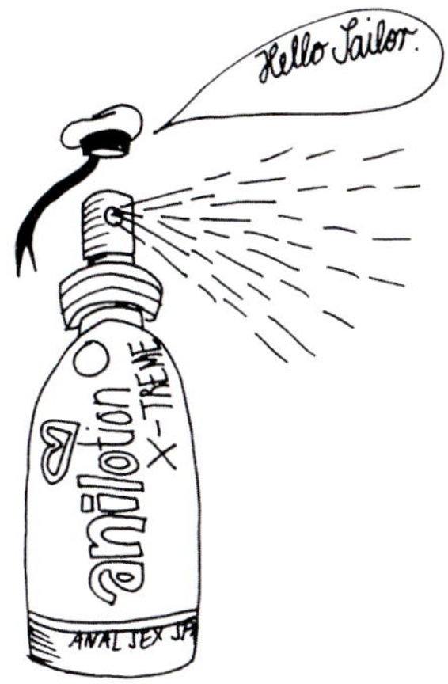

Anilotion Xtreme – Entkrampfungsspray
Speziell für den Gay- und Hardcorebereich. Das Spray ermöglicht eine wirkungsvolle Betäubung und Entkrampfung.

Affären

Wo sind eigentlich all die Affären aus den Statistiken? Wer hat so eine Affäre? Die Freundin ist treu, man selbst auch. Also wer ist das schwarze Schaf und betrügt seinen Partner? Vermutlich werden wir nie erfahren, wer in unserem Freundeskreis sich einen Zweitfreund oder -freundin hält. Vermutlich aber belügen wir uns auch selbst. Affären? Die haben doch nur Literaten, Künstler und reiche Männer? Oder?

Weit gefehlt, Affären haben wir alle. Wir müssen uns nur fragen, wo die Affäre beginnt. Im Kopf? Mit einem Kuss? Mit wildem Rummachen auf der Couch? Wo fängt sie an? Wo hört sie auf? Betrügen wir unseren Partner bereits, wenn wir in der Fantasie Sex mit unserem Kommilitonen oder dem Arbeitskollegen haben? Hintergehen wir unsere Liebe, wenn wir uns vorstellen, mit einer anderen durchzubrennen – auch wenn es unmöglich ist?

Aber viel interessanter als festzustellen, wo die Affäre beginnt, ist zu erkennen, wie sie sich anfühlt. Denn das Gefühl, eine Affäre zu haben, ist es, was die meisten dazu treibt, aus der Fantasie Realität werden zu lassen.

Heute funktionieren Affären auf unterschiedlichste Art und Weise. Der Flirt bei Facebook, der dazu führt, dass man sich verschämte Nacktfotos via Skype schickt. Die Fernbeziehung, die unter Beruf und Distanz ächzt, wird erträglich, wenn im Halbdunkeln einer fremden Wohnung ein fremder Mensch neben einem einschläft, das nie haltbare Versprechen gebend, sich nicht zu verlieben. Die Hand an einer fremden Brust in der Nacht gibt mehr Sicherheit als das Gefühl, dass irgendwo dort draußen die Freundin alleine einschläft.

Die Affäre hat eine besondere Magie, die Beziehungen meist nicht haben. Sie ist verboten. Die Affäre schreibt einem keine SMS, dass man noch Butter einkaufen soll. Die Affäre schreibt eine SMS, in der er oder sie einem vorschwärmt, welche erstaunliche Innigkeit man jedes Mal verspüre. Die Affäre riecht fremd, man vergräbt seine Nase in der Haut eines anderen Menschen, und man ist so intim, als wäre es eine Beziehung. Heimliche Treffen auf den Brücken der Stadt, beiläufiges Berühren des Pos, kurze, leidenschaftliche Küsse, Augen, aus denen Lust und tiefes Vertrauen sprechen,

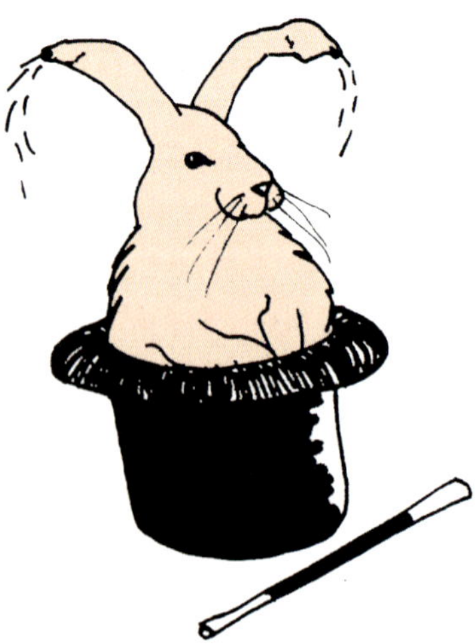

ein Körper, den man so sehr begehrt, vielleicht dunkle Haare, die man auf seinem Bauch spüren möchte.

Das Ego macht Luftsprünge, das Selbstbewusstsein jubelt. Keine Müdigkeit, nachts heimliche Treffen zu organisieren. Aber wenn die Freundin oder der Freund länger auf der Party bleiben möchte, will man selbst lieber ins Bett. Und während man dort liegt, ist der eigene Partner nicht mehr schön. Er oder sie schläft schon längst, und man selbst liegt wach daneben, starrt an die Decke, und die tanzenden Schatten werden zu einem fremden Körper. Schatten, die sich wie eine vertraute Decke anfühlen und die einen erregen.

Karl (33), Jurist

»Du siehst, wenn du die Augen schließt, ihren Mund, wie er deinen Schwanz umschließt, ihre weiche Lippen, die deine Haut an Stellen berühren, an denen du noch nie zuvor berührt worden bist. In deinem Kopf hast du Sex. Du wirfst diese Frau über das Bett, sie streckt dir ihren Hintern entgegen, du beugst dich über sie, vögelst sie, tief und animalisch. Kein langes Vorspiel, keine schwierigen Verhandlungen, nichts. Ihr habt euch getroffen, um miteinander zu schlafen.

Am nächsten Tag, während du den Einkaufswagen schiebst, denkst du an sie, erinnerst dich an die kleinen Brüste, ihren schlanken Körper, an die langen Beine, die sich um deinen Körper gewunden haben wie eine hungrige Schlange um ein Kaninchen.«

Wann war es das letzte Mal so aufregend in der Beziehung? Wann hat das letzte Mal ein anderer die eigenen Gedanken so besetzt? Das Bedürfnis, all das, was in der Partnerschaft fehlt, mit einem anderen zu teilen, der so weit von der eigenen Beziehung entfernt ist wie die Türkei vom EU-Beitritt, ist sehr verführerisch.

Und deshalb hat man sich neulich weggedreht, vom eigenen Partner, als er oder sie versucht hat, Sex zu initiieren. Schlecht hat man sich gefühlt. Und viel lieber hätte man jetzt den Kopf des anderen auf der Brust oder im Arm gespürt, ihre Hand zwischen seinen Beinen oder seine Hand an ihrem Po.

Wer eine Affäre hat, schämt sich. Aber man fühlt sich nicht schlecht. Im Gegenteil. Abends dreht man sich zur Seite und denkt an morgen, wenn beide sich in der Mittagspause wiedertreffen. Wenn man den anderen wieder in den Hausflur drängt und ihren Rock anhebt oder seine Hose aufknöpft, das Schamhaar berührt, das man schon kennt, und Sex hat, einfach so, im Stehen, kopflos, wild, leidenschaftlich. Wenn man anschließend zusammen noch einen Kaffee trinkt und dann beide wieder in ihren Büros verschwinden. Nur um schnell via Skype weiterzureden und sich neu zu verabreden.

Affären haben eine Kraft und eine Energie, die schwer zu beschreiben sind. Was wir früher als Sommerliebe im Ferienlager hatten, ist uns in Form einer Affäre erhalten geblieben. Das Wissen um den Betrogenen, das Wissen der Betrügenden. Das, was die Affäre vom Betrug unterscheidet, ist aber nicht der Sex, sondern die zarte Schönheit. Wenn eine Affäre eine Pflanze wäre, dann wäre sie eine Distel. In schönster Blüte steht sie zwischen geraden Ähren, und wenn der Herbst kommt, heftet sie sich an einen, und man trägt sie mit sich. Noch Jahre später wird man Nadeln der Distel in der Kleidung finden. Noch Jahre später wird man mit aufgestütztem Kopf wehmütig aus dem Fenster blicken und an seine Affäre denken. An den Geschmack. Oder wie er ihren Nacken liebkost hat, seine zarten, tastenden Küsse, daran wird man sich erinnern. Oder ihre feingliedrigen Hände und gepflegten Fingernägel, ihr Busen mit den dunklen Brustwarzen, die sich erst in seinem Mund aufgerichtet haben. Daran wird man denken. Und es genießen.

Die Affäre ist keine Affäre mehr, wenn man ihr das erste Mal nicht nur Lust, sondern auch Sorgen entgegenbringt. Wenn sie ihm schreibt, dass sie ihn vermisst. Wenn er ihr schreibt, dass er sich nach ihrer Haut sehnt.

Egal, ob Literat oder Fleischer, jeder Mensch ist in der Lage, eine Affäre zu haben, das Verbotene daran zu spüren. Und jeder Mensch ist damit in der Lage, einen anderen zu verletzen. Es ist eine Entscheidung, die zwei Menschen über einen Dritten treffen. Die Entscheidung ist leicht, doch die Konsequenz ist meist nur schwer erträglich – für alle Beteiligten.

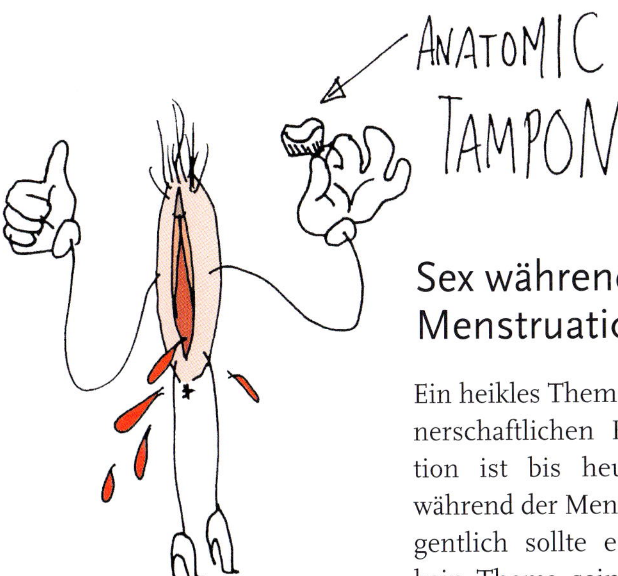

Sex während der Menstruation

Ein heikles Thema in der partnerschaftlichen Kommunikation ist bis heute der Sex während der Menstruation. Eigentlich sollte es überhaupt kein Thema sein, schließlich ist das die normalste Sache der Welt. Hier also jetzt für alle, die gerade beim Lesen ihr Gesicht verzogen haben: Ja, Sex, wenn die Frau ihre Tage hat, ist möglich. Und nein, der Sex ist dann nicht eklig. Es ist nur etwas anderes, und wer sich traut, eine menstruierende Frau zu lecken, wird einen etwas metallischen Geschmack im Mund haben. Mehr aber auch nicht.

Sex während der Menstruation hat eine große Tradition, sich auf den Listen der verbotenen Dinge dieser Welt wiederzufinden. Das ist dieselbe Liste, auf der auch Analverkehr steht oder sich beim Sex anpinkeln oder so tolle Sachen wie Oralsex. Diese Liste der verbotenen Dinge ist natürlich eine Liste der Dinge, die uns die Kirche verbietet. Sex während der Menstruation ist in den Köpfen religiös sozialisierter Menschen eine Sünde. Klar, die Menstruation ist ja auch die Strafe Gottes für Eva gewesen, weil dieses windige Früchtchen Adam aus dem Paradies lockte. Menstruation ist etwas Schmutziges – das ist das Ergebnis dieser jahrtausendealten Indoktrination dümmlichen Halbwissens.

Dabei ist Sex während der Menstruation ziemlich gut. Viele Frauen haben während ihrer unpässlichen Tage sogar mehr Lust auf Sex. Gerade gegen Ende, wenn die fruchtbaren Tage näher rücken. Das liegt daran, dass ihr Körper hormonell stärker zugedröhnt ist als die Besucher des Berghain Clubs in Berlin. Außerdem trägt ein Orgasmus zur Entspannung bei und kann zyklusbedingte Krämpfe im Unterleib lösen. Also, Sex ist, rein körperlich, möglich und wird von vielen Frauen sogar als besonders angenehm empfunden. Was spricht also dagegen?

Außerdem sind da noch die Hormone rund um die Menstruation. Da ist etwa das Gelbkörperhormon (Progesteron), das so manche Frau kurz vor ihren Tagen in ein pickeliges Pubertätsmädchen mit temporären Wassereinlagen verwandelt und sie plötzlich hungrig über alte Käsescheiben im Kühlschrank herfallen lässt. Die Gebärmutter wird in dieser Phase auf eine mögliche Schwangerschaft vorbereitet, der Körper schaltet ein paar Gänge runter, die Frau wird müde, leicht reizbar und fühlt sich unwohl. Da wird es dann eher schwierig mit dem Sex.

Doch dann, in der Woche, in der es auf den Eisprung zugeht, steigt der Östrogenspiegel deutlich an. So mancher Mann wird seine Freundin weiblicher finden, ihr Busen wird größer, ihr Gesicht rosiger. Biologisch geht's ja auch um die Wurst, irgendwann soll die Frau schließlich ein Kind bekommen. Und daher gibt es zum Eisprung noch mal eine Extraportion Testosteron, das die eigene Freundin in eine Raubkatze verwandelt. Die wunderbare Welt der Sexualhormone steuert aber nicht nur die Lust der Frau, sondern auch die der Männer, die ihre Freundin noch heißer finden, wenn bei ihr gerade die Hormone durch den Körper wandern. Und damit wären wir wieder bei unserem biologischen Auftrag.

Eine Sache ist allerdings wichtig: Die meisten denken, während der Menstruation darf ohne Verhütung miteinander geschlafen werden. Das mag vielleicht für die ersten zwei oder drei Tage der Regelblutung gelten. Riskant kann es jedoch werden, wenn die Menstruation länger als gewöhnlich dauert. Dann steigt die Chance, dass trotz Blutung ein kleiner Nachkömmling gezeugt wird.

Außerdem: Das Risiko, sich mit einer Geschlechtskrankheit anzustecken, besteht immer. Auch und gerade während der Menstruation. Besonders das Risiko einer HIV-Ansteckung steigt. Mehr Blut bedeutet ganz einfach mehr Viren.

Jetzt aber zum emotionalen Überbau der Monatsblutung: Der Sex während der Menstruation kann noch etwas anderes bedeuten – nämlich größtes Vertrauen. Es gibt keinen Ekel mehr, egal, ob es sich nun um einen Pups handelt oder die versaute Bettwäsche nach dem Sex. Beide lieben sich und alles, was dazugehört. Es ist ein erhabenes Gefühl, das die Sexualität einer Beziehung erheblich von der Affäre oder dem One-Night-Stand unterscheidet. Und es ist für die meisten Paare eine wichtige Erfahrung. So wichtig, dass es dann auch egal ist, wenn die frisch bezogene Bettwäsche aussieht wie das Schlachtfeld von Verdun. So egal, dass der Sex während der Menstruation nicht widerlich, sondern als besonders empfunden wird.

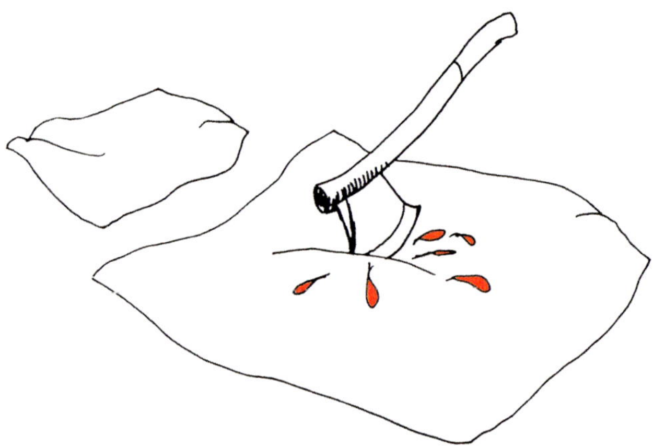

Christiane (23), auszubildende Einzelhandelskauffrau

»Mein Freund und ich führen eine Fernbeziehung. Wir sehen uns alle zwei Wochen. Im Klartext bedeutet das durch meine Tage nur alle vier Wochen Sex. So setzte auch bei meinem letzten Besuch pünktlich zum Wochenende meine Periode ein. Damit blieb es erst einmal bei der platonischen Wiedersehensfreude. Sicher

könnte man auf anderen Spielfeldern seinen Spaß finden. Meinen Freund aber nur oral zu befriedigen, genügt mir nicht. Und Analverkehr ist einfach nix für mich. Auch der Gedanke, den Tampon einfach weiter rein zu schieben, um dann trotzdem Sex zu haben, behagt mir nicht wirklich. Außerdem sehe ich mich bei meinem Glück schon mit schamrotem Kopf auf dem Gynäkologiestuhl der Notaufnahme sitzen, um den verschwundenen Tampon entfernen zu lassen. Ein Handtuch unter zu legen ist ziemlich umständlich und das Handtuch wegzulassen oft eine ganz schöne Sauerei. Und nur Sex unter der Dusche schränkt die Lust zu sehr ein, finde ich.

Von einer Freundin hatte ich von dem sogenannten Nuttenschwämmchen erfahren. Das sollte ein Schwämmchen, eine Art Soft-Tampon sein, mit dem man auch während der Menstruation ungehemmt und uneingeschränkt Sex haben kann. Dieses Schwämmchen wollte ich ausprobieren. In einer normalen Drogerie konnte ich solche Schwämmchen aber leider nicht finden. Zum Glück gibt es in der Stadt, in der mein Freund wohnt, einen relativ großen Erotik-Discounter. Dort gab es Soft-Tampons von verschiedenen Herstellern. Das günstigste und das teuerste Exemplar lagen zum Befühlen und Anschauen ausgepackt im Regal. Ich war sowohl von der Größe, als auch von der Beschaffenheit überrascht. Im Grunde ist ein Soft-Tampon ein recht großer zylinderförmiger Schwamm. Wir entschieden uns für die teuerste Variante, weil sie weicher aussah und laut Beschreibung körpergerecht geformt sei.

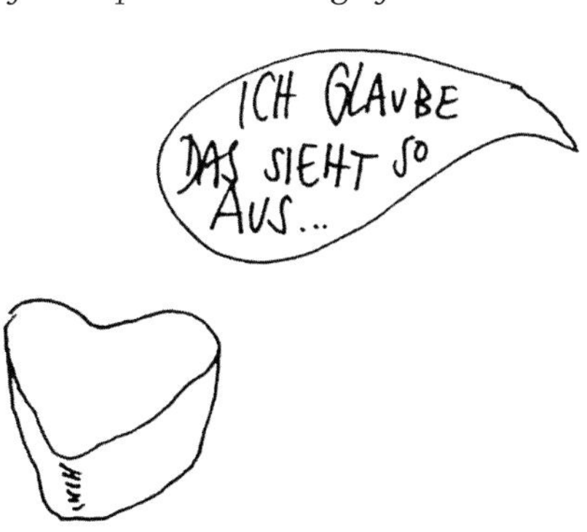

Das Einführen verlief relativ problemlos. Den Schwamm habe ich einfach ein wenig befeuchtet und ihn so tief wie möglich in mich eingeführt. Der Sex an sich

war gut. Ich hatte ein wenig das Gefühl, ausgefüllter zu sein. Mein Freund stieß anfangs zwar gegen das Schwämmchen, aber ansonsten hat er es nicht weiter bemerkt. Ein wenig problematisch war das Entfernen. Durch den Verkehr ist der Tampon so tief in mir drin gewesen, dass ich ihn kaum noch mit dem Finger erreichte, und einen Faden wie bei einem normalen Tampon haben die Soft-Tampons nicht. Nach einem ersten missglückten Versuch gelang es mir unter einem leichten Anflug von Panik dann doch, ihn mit den Fingern aus mir herauszufischen. Ich denke, wir werden es das nächste Mal noch mal mit diesem Nuttenschwämmchen versuchen.«

Sex öffentlich

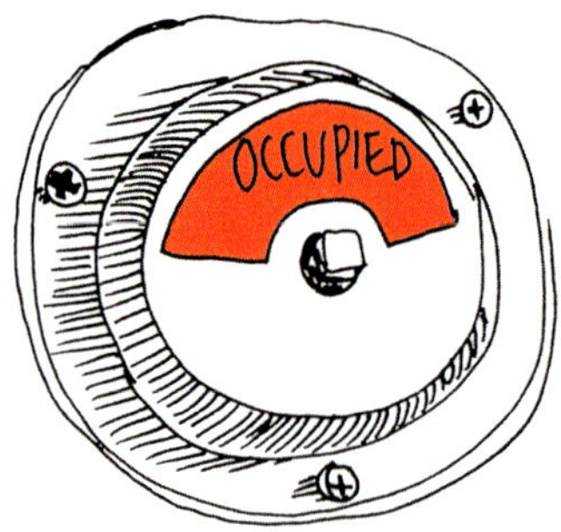

Wir haben Sex im Bett. Gut. Fassen wir doch mal kurz zusammen, was das Bett ausmacht als Ort geschlechtlicher Aktivitäten. Es ist leicht, nach dem Sex einzuschlafen. Es ist bequem und, solange es kein Malm-Bett von Ikea ist, auch stabil und geräuschlos. Das weite Spektrum der Stellungen kann in einem Bett am besten ausprobiert werden. Von hinten, oben drauf, unten drunter, Kissen unter den Hintern – alles super in einem Bett. Warum aber haben Menschen dann Sex auf Parkbänken, auf Zugtoiletten, im Flugzeug, Freibad oder in der Umkleidekabine?

Aus einem einfachen Grund: Der öffentliche Geschlechtsverkehr ist aufregend, aber nicht unbedingt, weil wir dabei erwischt werden könnten, sondern weil es ein anderer Ort ist. Eben nicht die gewohnte Umgebung.

Auf dem Weg ins Schlafzimmer, mit einer Zahnbürste im Mund und einem Handtuch um die Hüften, spielt sich vor unserem geistigen Auge immer wieder das Gleiche ab: Licht ist an, der Partner liegt dort, ein Buch ruht auf seiner Brust. Oder schlimmer, im Sinne der Leidenschaft, das Laptop mit der Folge *Lost* aus dem Internet ist schon vorbereitet. Gleich drückt einer auf Play, die Löffelchenstellung wird eingenommen, und wir nehmen Teil an der unglücklichen Liebe zwischen Kate und Saywer. Oder beobachten die anstrengenden *Friends*-Freunde bei ihren Irrungen und Wirrungen. Vielleicht sind wir ein bisschen froh, nicht mit Jennifer Aniston befreundet zu sein. Vielleicht stellen wir uns auch vor, auf einer dämonischen Insel gefangen zu sein. Was aber mit Sicherheit nicht passiert, ist, dass wir uns vorstellen, leidenschaftlich miteinander zu schlafen.

Das Bett wird nach den obligatorischen ersten drei Monaten, also jenen Monaten, in denen man sich und seinen Freunden stolz erzählt, dass man achtmal am Tag Sex hat und sich trotzdem nicht duscht, zum Ort tollster Intimität. Ohne Sex. Im Bett wird gestritten, gefrühstückt, werden Filme geguckt, vielleicht auch mal onaniert. Aber Sex? Der findet eher selten statt. Wer trotzdem nicht auf eine befriedigende Sexualität verzichten will, lagert seinen Geschlechtsverkehr eben aus. Und das kann tatsächlich sehr belebend sein. Da muss man den Redakteurinnen der Frauenzeitungen mal Recht geben.

Nur wie funktioniert das? Ganz einfach: Ein beherzter Griff von hinten in den Schritt der Freundin. Ein intelligent platziertes »Lutsch meinen Schwanz« oder »Leck mich. Hier und jetzt« funktioniert wunderbar. Wenn keine grobe Beziehungslangeweile vorherrscht, klappt das immer. Egal, wo man ist. Sex findet seinen Ort.

Außerdem ist es eine extrem spannende Frage, an welchen Orten auf dieser Erde noch kein Sex stattgefunden hat. Im Gebirge zum Beispiel? Auf der internationalen Raumstation ISS? Es ist ein wunderbares partnerschaftliches Hobby, Orte zu finden, an denen noch nie Sex stattgefunden hat.

Und wie genau fühlt sich das an, einen eher ungewöhnlichen Platz für den Geschlechtsverkehr gefunden zu haben?

DIE THEATERBÜHNE:

»Ich bin gerade frisch mit meinem Freund zusammengekommen, wir hatten viel Sex, nur meine aufkeimende Blasenentzündung verbot mir, noch mehr Sex zu haben. Analverkehr war keine Alternative, dazu waren wir noch nicht bereit. Ich habe es aber genossen, ihm überall, wo möglich, den Schwanz aus der Hose zu holen.

Ich habe ihn einmal auf einer seiner Dienstreisen begleitet, er macht Videokram und so was. Er hatte die Aufgabe, ein Theaterfestival in der Stadt Schwedt videodokumentarisch zu begleiten. In Schwedt gibt es ein Theater, es war nachts, nach der Vorstellung. Er hatte den Schlüssel zum Hauptsaal. Knapp 800 Sitze und eine Bühne. Wir sind umhergerannt, er hat gefilmt. Irgendwann sind wir auf die Bühne gerannt. Und dort haben wir uns geküsst. Irgendwann lag er, mit halb runtergelassener Hose, auf den Brettern, die die Welt bedeuten. Sein Schwanz hell erleuchtet durch die Bühnenscheinwerfer. Er lag da einfach. Ich habe mich über ihn gebeugt, und ihm einen geblasen. Er ist schnell gekommen. In meinen Mund.

Wir sind heute nicht mehr zusammen, aber ich denke noch oft an diesen Abend, an diesen einen speziellen Blowjob. Ich masturbiere gern dazu. Und manchmal vermisse ich es und stelle mir vor, wie es gewesen wäre, wenn wir auch noch auf der Bühne gevögelt hätten. Aber das ging ja nicht. Wegen der Blasenentzündung.«

Lara (25), Studentin

DAS FLUGZEUG:

»Ich bin mal mit meiner Freundin nach Malaysia geflogen. Wir wollten schon immer mal in einem Flugzeug Sex haben. Aber als wir gemeinsam das Flugzeug betraten, war uns klar, das ist ein großes Risiko. Erstens hatten 50 Prozent der Frauen eine Burka an, es war ein Flug von Etihad Airways, und die Klos waren nicht größer als eine Rumpelkammer in einem DDR-Neubau. Wir wussten nicht, wie es funktionieren sollte. Wir waren ein wenig enttäuscht, immerhin dominierte der mögliche Fick auf dem Flugzeugklo die Gespräche der letzten Nächte. Hinzu kam, dass wir uns einfach nicht getraut haben, gemeinsam auf ein Miniklo zu gehen. Wir überlegten, ob meine Freundin einen Schwächeanfall simulieren sollte, damit ich sie aufs Klo begleiten kann. Das war uns dann aber auch zu heikel.

Deshalb habe ich irgendwann, als die Lichter ausgingen und das Essen serviert war, das Bordkino Garfield – Der Film *zeigte, einfach ihre Hand genommen und die graue Etihad-Airways-Decke über meinen Schoß gelegt. Es war extrem anstrengend. Sie musste mir fürchterlich langsam einen runterholen. Weil wir Angst hatten, dass das jemand sehen könnte und wir daraufhin kurz nach der Landung von Moslems gesteinigt würden. Aber irgendwann bin ich dann in ihre Hand und in die Decke gekom-*

men. Arme Stewardess, dachte ich mir ein paar Stunden später, als wir ausstiegen und ich die Decke mit den Füßen unter den Vordersitz schob.«

Thilo (28), Journalist

DIE U5:

»Die U5 ist eine U-Bahnstrecke in Berlin. Sie geht vom Alexanderplatz bis nach Hönow, also einmal die Ostroute, sozusagen. Mein Freund und ich saßen auf der Bank, und ich streichelte gelangweilt seinen Schwanz durch die Hose. Er wurde steif. Ich habe mich umgesehen, und trotz der durchgehenden Waggons waren wir so gut wie allein. Da haben wir es schnell gemacht und ich bin auch gleich gekommen. Direkt unter einer der Sicherheitskameras. Ich fand's ja total geil. Irgendwo saß da ein Sicherheitstyp, und vermutlich traute er seinen Augen nicht. Das ging auch alles ganz schnell. Mein Freund kam zwischen Tierpark und Friedrichsfelde. Noch in mir. War geil, weil es ja so was von öffentlich war.«

Kerstin (24), Studentin

»Sag A! Ich sag stopp!« Stadt-Land-Bums

Stadt-Land-Bums ist ein tolles Spiel, um sich die Zeit zu vertreiben. Ob in der Schule, im Park, im Auto oder vielleicht sogar bei der Arbeit. Egal wo, es macht einen Riesenspaß. Stadt-Land-Bums ist ein Gemeinschaftsspiel. Es ist ab zwei Personen spielbar. Es eignet sich aber auch für größere Gruppen. Mehr als Spielpartner sowie Zettel und Stift benötigt man nicht.

Jeder Spieler hat ein Grundschema auf seinem Papier aufgezeichnet. Dieses Schema kann mit ein bisschen Einfallsreichtum nach Belieben erweitert werden. Bums steht hier in diesem Beispiel für ungewöhnliche Orte, an denen man Sex hatte oder haben kann, kann aber auch für Sexualpraktiken und Ähnliches stehen.

Stadt	Land	Bums	P

Der jüngste Spieler beginnt. Er sagt laut A und geht im Geiste das Alphabet durch. Sein linker Nachbar stoppt ihn. Und der Spieler sagt laut und deutlich den Buchstaben an, bei dem er in Gedanken angekommen ist. Nun werden die Spalten so schnell wie möglich von jedem Spieler ausgefüllt.

Hier ein Beispiel:

Stadt	Land	Bums	P
Biesenthal	Burkina Fasso	Bettenhaus	
Düsseldorf	Dänemark	Dusche	

Ausgewertet wird nach eigenen Vorstellungen. Klar sollte sein, einmal vorhandene Begriffe bringen mehr Punkte als mehrfach genannte. Nun geht es im Uhrzeigersinn weiter mit dem nächsten Spieler, der A sagt. Das Spiel endet nach einer vorher festgelegten Anzahl von Runden. Gewonnen hat der Spieler mit den meisten Punkten.

Wenn Männer Männern einen blasen, aber nicht schwul sind

Wir kennen es von unzähligen Partys, irgendwann beginnt das wilde Rumknutschen. Da stehen zwei Frauen sich gegenüber, die Flasche Rotwein in der Hand, um sie herum eine Horde triumphierend blickender Männer. Die Zeit der Deals beginnt. »Wenn ihr beide euch küsst, dann trinken wir eine Flasche Schnaps auf Ex«, oder so ähnlich. Und dann beobachten die Männer, wie sich die beiden Frauen küssen, und gleichzeitig entsteht in den Köpfen der Partygäste der unbeschreibliche Wunsch, sich zu fünft auf einer Matratze zu räkeln und gemeinsam Sex zu haben (➛ siehe »Der Dreier«, S. 166).

Sich küssende, nicht lesbische Frauen gehören zu einer guten Party dazu, genauso wie der kotzende beste Freund, der einem seine Lebensprobleme offenbart.

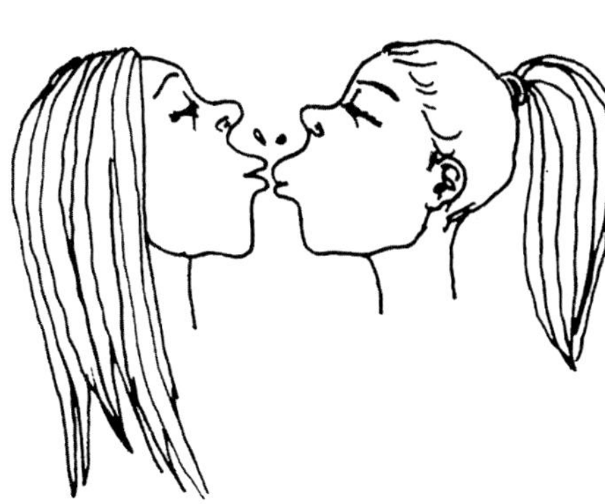

Aber gibt es eigentlich auch das Äquivalent? Nicht schwule Männer, die sich küssen? Denken wir die

Situation noch ein bisschen weiter. Natürlich stellen sich die Männer auf dieser Party gern vor, wie die Frauen ineinander verknotet auf dem Bett liegen und sich mit ihren Mündern einen Orgasmus nach dem anderen besorgen. Aber können Männer sich auch vorstellen, dem Freund einen zu blasen, während die Freundin zusieht? Geht das nicht vielleicht ein bisschen zu weit?

Nein, geht es nicht. Wer von seiner Partnerin Analverkehr verlangt, sollte auch bereit sein, sich eine Gurke in den Hintern schieben zu lassen. Wer will, dass seine Freundin schluckt, sollte auch bereit sein, sein eigenes Sperma zu schlucken – oder das von einem anderen Mann. Was ist schon dabei? Die einzige Angst, die wir haben, ist, dass wir unter Freunden als schwul gelten. Na und? Jetzt mal im Ernst. Ist es nicht auch mal verlockend auszuprobieren, wie ein Mann bläst? Immerhin behaupten die ja, es am besten zu wissen. Und außerdem wäre das mal eine echte Alternative zum ewig heterosexuellen Cunnilingus.

Klar, die Hemmschwelle muss deutlich herabgesetzt werden. Allein schon darüber zu reden oder dem besten Freund einen Zungenkuss zu verpassen, kann zu schwerer Verwirrung führen. Aber genau diese Irritation macht das ganze Unterfangen auch so reizvoll.

Erstaunlich daran ist, während für nicht schwule Männer so ein Zungenkuss in der Regel abstoßend ist, finden Frauen ihn zumeist sexy. Für den Einstieg zum Dreier eignet sich der Homokuss also durchaus. Oft entbrennt dann aber eine Diskussion über die moralischen Grenzen der Einzelnen und die moralische Wertewelt der gesamten Gruppe.

Doch hier hören wir nicht auf. Vom Küssen zum Blasen ist es nur ein kleiner Schritt, und am besten ist es tatsächlich, wenn eine Frau dabei zusieht. Sie ist für die meisten heterosexuellen Männer dann so etwas wie der Anstandswauwau. Sie macht mit ihrer Anwesenheit die Situation ein bisschen »unschwuler«. Sie ist wichtig für all die Zweifler und Angsthasen, die es aber trotzdem mal ausprobieren wollen.

Der große Vorteil am Blasen ist, dass es erstaunlich gegenständlich ist. Einen Penis in der Hand zu halten, ihn in den Mund zu nehmen ist irgendwie ein handfesterer sexueller Akt, als eine Vagina zu lecken. Es ist reizvoll, alles das auszuprobieren, was man selbst am meisten mag. Und das ist eine sexuelle Erfahrung, die die Grenzen der eigenen heterosexuellen Libido weit nach außen stößt. Sehr weit. Aber es ist eine Erfahrung, die tatsächlich jeder mal ausprobieren sollte. Wir hätten endlich weniger homophobe Menschen auf diesem Planeten.

Unsere Vorbilder

Wenn etwas so aussieht wie eine Ente, so schwimmt wie eine Ente und so quakt wie eine Ente, ist es trotzdem noch lange keine Ente. Ob Heterotunten, heteroschwul oder metrosexuell – Stars und Promis lieben das Spiel mit der Sexualität und der Androgynität.

David Bowie alias Ziggy Stardust

David Bowies Alter Ego Ziggy Stardust provozierte auf der Bühne mehr als nur einmal mit homoerotischen Auftritten. Aber auch Abseits der Kunstfigur war David Bowie vor allem in den Siebzigern der Homo-Liebe nicht abgeneigt, und trotzdem ist er ein ganzer Mann.

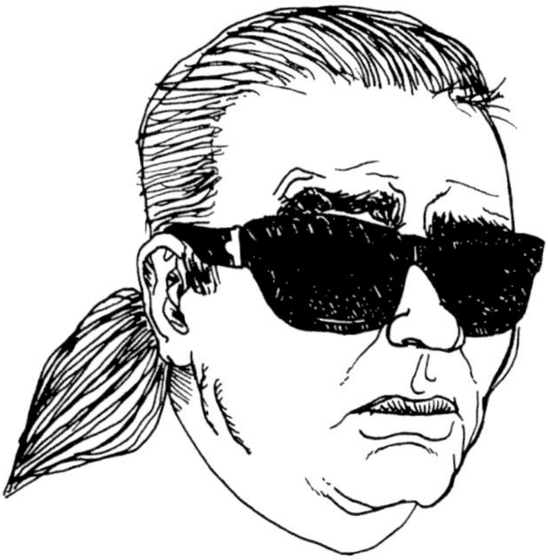

Karl Lagerfeld
Ein wenig eitel ist Karl Lagerfeld schon. Sein Alter ist ein großes Geheimnis. Sein Markenzeichen sind ein gepuderter Zopf und eine Sonnenbrille. Er ist von Beruf Modeschöpfer und Designer. Die ganze Berufsgruppe lebt mit dem Vorurteil, den Schwulen und Frauen vorbehalten zu sein.

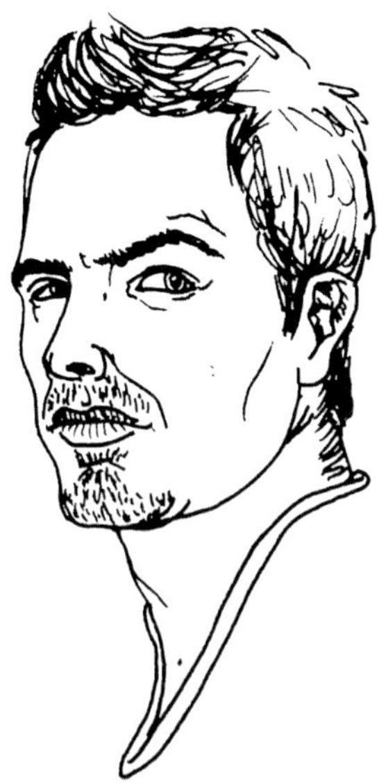

David Beckham
Victoria Beckham ist verheiratet mit David Beckham. Von Kopf bis Fuß ein gepflegter Mann und trotzdem nicht schwul. Er hat Metrosexualität salonfähig gemacht.

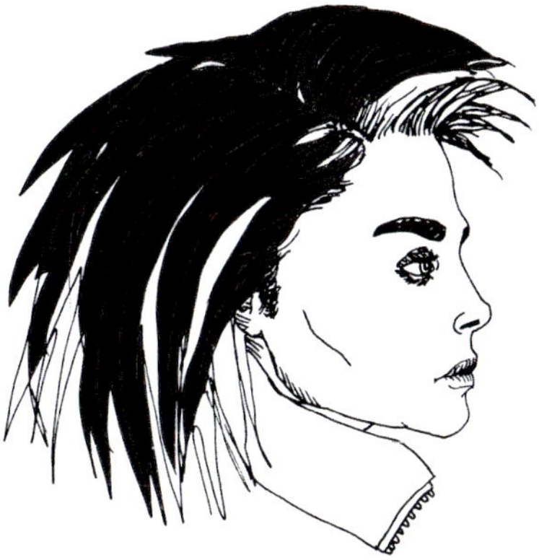

Bill Kaulitz

Die Fans und Skeptiker fragen sich seit Aufkommen des Tokio-Hotel-Phänomens: Ist Bill Kaulitz nun schwul oder nicht? Ganz egal. Auf Konzerten fallen die Mädchen reihenweise um, und die Frauenherzen fliegen ihm nur so zu. Gewagte Outfits auf der Bühne wie im Privatleben, ein aufwendiges Make-up und seine typische Frisur, das ist Bill Kaulitz. Er liebt den androgynen Manga-Look.

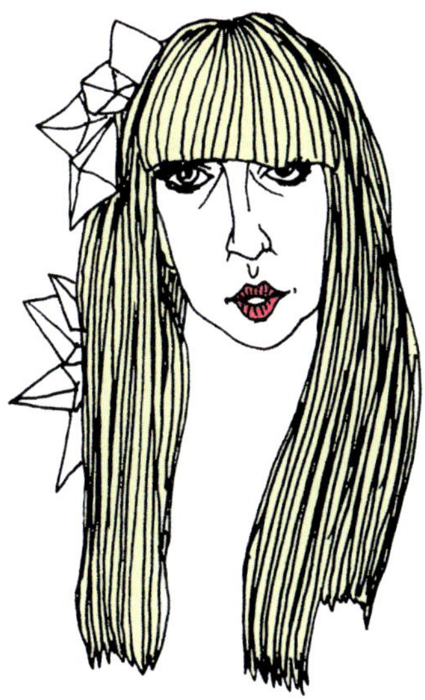

Lady Gaga

Lady Gaga ist eine Frau und, wie ihr Künstlername schon sagt, eine Lady. Dennoch brodelt die Gerüchteküche. So munkelt man, Lady Gaga hätte einen Penis oder sei gar ein Zwitter. Nichtsdestotrotz mimt sie die unnahbare Popdiva und spielt weiterhin mit ihrer Androgynität.

Umschnall-Dildos

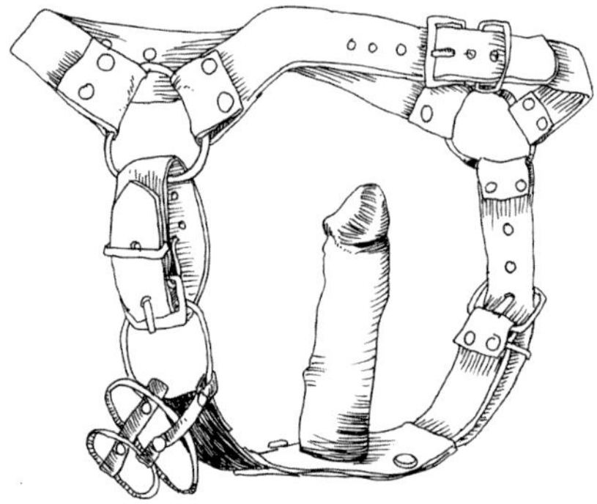

Die wenigsten wissen, was ein Harnisch ist. Das Wort Harnisch bezieht sich in erster Linie auf den Umschnallriemen, wird jedoch stellvertretend als Bezeichnung für den künstlichen Penis verwendet. Dieses Gerät kennen wir allenfalls aus Lesbenpornos. Der Harnisch ist sozusagen das Stiefmütterchen unter den Libido fördernden Sexspielzeugen.

Doch selbst wenn sie es kennen, ist dieses Gerät den meisten Männern ein Rätsel. Oder anders gesagt: Für die männliche Fantasie ist der Harnisch in etwa das, was das Tofuschnitzel für Vegetarier ist. Warum wollen Vegetarier unbedingt ein Schnitzel essen, wenn sie es ohnehin nicht so mit Fleisch haben? Wenn Lesben gern Sex mit einem Penis haben wollen, warum darf es dann kein echter sein? Und wie beim Tofu ist es auch beim Harnisch. Es ist nur ein Fake, nicht echt. Es sieht so aus, schmeckt aber ganz anders.

Aber Moment mal, wäre ein Harnisch nicht wunderbar, um die eigenen heterosexuellen Vorstellungen auszuloten? Der Umschnall-Dildo könnte so zum Befreiungswerkzeug all der Frauen werden, die zwar Analverkehr haben, ihn aber nicht besonders mögen. »Jetzt bist du dran!«, schreit das Gerät still.

Sex mit einem Umschnall-Dildo ist vor allem eines: fürchterlich schmerzhaft. Zumindest für den Mann. Frauen wissen nicht, wie es ist, behutsam einzudringen. Sie wissen nicht, wie man zustößt. Sex mit einem Umschnall-Dildo ist im ersten Anlauf eine Katastrophe.

Und für den Mann bedeutet es eine entsetzliche Überwindung. Seine Homophobie wird von einem Stück Gummi verkörpert. Seine anale Entjungferung bekommt ein physisches Werkzeug. Und trotzdem bleibt es reizvoll.

Wie oft sagen Männer: »Ich würde ja so gern mal wissen, wie es ist, gefickt zu werden.« Der Traum vom Rollenwechsel ist so alt wie die Menschheit selbst. Wie es wohl ist, sich täglich rasieren zu müssen, Frauen zu berühren, eine Erektion zu haben, fragen sich die Frauen. Und wie es wohl ist, Brüste zu haben, zu menstruieren, komplizierte Orgasmusmechanismen zu haben, fragen sich die Männer.

So weit zur Theorie: Es kostet jedoch eine Menge Überwindung, auf dem Rücken zu liegen, die Knie Richtung Schultern zu ziehen und den Hintern der Partnerin zu präsentieren. Es sieht auch nicht sonderlich schön aus. Meist ist der Penis auch nicht steif, sondern ängstlich zusammengekniffen. Da liegt man also, eine Erbse als Penis auf dem Bauch, die Pobacken mit beiden Händen weit auseinandergezogen und als Freud'scher Alptraum die Freundin mit einem riesigen Gummischwanz vor einem hockend. Ihre Hände ölen die künstliche Eichel, und schon berührt die Gummiglans den Anus. Es zwickt, ziept und brennt, es fühlt sich an, als würde man in die falsche Richtung defäkieren. Es ist entsetzlich, aber dann …

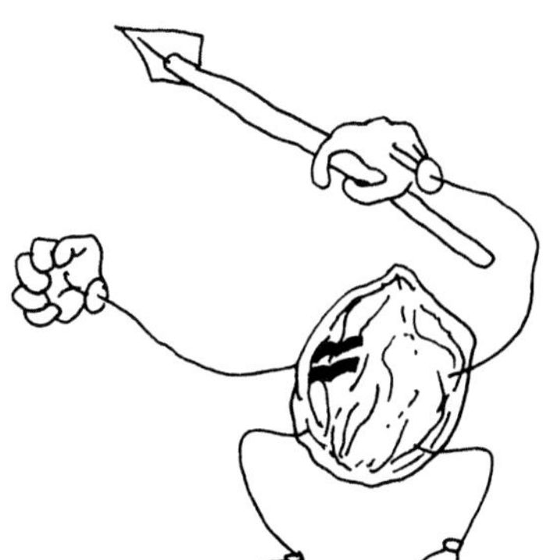

Dann kommt die Prostata ins Spiel. Die kleine wilde Walnuss, irgendwo, tief versteckt im Anus. Der Gummischwanz tippt daran. Aus der Erbse wird wieder ein Penis. Aus dem Orgasmus eine Errungenschaft. (In Anlehnung an den mysteriösen G-Punkt der Frauen wird der Punkt, an dem die Prostata stimuliert wird, der P-Punkt genannt.)

Mit Hilfe eines Fingers oder eines Dildos ist es tatsächlich möglich, zu kommen, ohne auch nur ein einziges Mal den Penis anzufassen. Und es ist ein seltsamer Orgasmus, der von irgendwoher tief innen kommt. Von unten, würde ein Mann sagen, aber nicht aus dem Penis. Es ist ein Orgasmus, der sehr erleichtert. Es fühlt sich tatsächlich so an, als würde man gleichzeitig Pinkeln und Kommen. Was auf der einen Seite toll ist, auf der anderen Seite aber auch schambehaftet. Auf jeden Fall ist es eine wilde Erfahrung, die jeder mal machen sollte. Auch die Homophoben. Oder gerader die.

Das Gute am Stimulieren der Prostata durch einen Finger oder zwei oder einen Dildo ist nicht nur der tolle Orgasmus am Ende der Überwindung. Nein, die Partnerin kann gleich mal kontrollieren, ob alles okay ist. Immerhin ist die Prostata ein ziemlich kränkliches Murmelchen. Gesund: nussgroß, krank: Baseball. Wer als Mann alt wird, hat es immer mit der Prostata. Die Vorsorgeuntersuchung beim Urologen entfällt dadurch nicht, aber eine kleine Gewissheit bekommt man durch die rektale Untersuchung des Partners trotzdem. Und eben einen Super-Orgasmus.

Pinkelsex

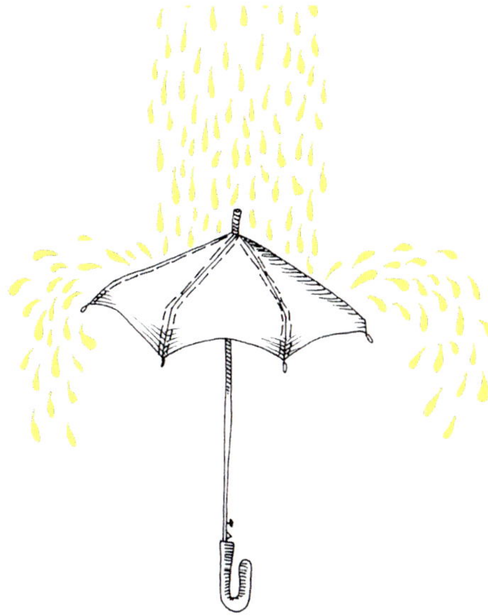

Es gibt da so ein Gerücht. Fragt man Nicht-Deutsche nach der liebsten sexuellen Spielart der Deutschen, antworten diese prompt: Urinsex. Die Deutschen mögen es angeblich, sich anzupinkeln, sich in den Mund zu puschen und auf den Rücken zu pullern. Was auch immer mit Urin möglich ist, die Deutschen stehen drauf.

Quatsch, werden sich die meisten empören. Ich bin zwar Deutscher, aber so was würde ich doch nie machen. Dabei kann man als Deutscher echt noch von Glück reden. Die Belgier stehen nämlich angeblich auf Kindersex, die Niederländer auf Tiere, Amerikaner auf schreckliche Kunstfrauen und Japaner auf Sperma-Massenpartys. Da kommen die Deutschen noch vergleichsweise gut weg, oder nicht?

Ein Beweis, besser, ein geeigneter Indikator für den nationalen Fetisch ist eine Videothek, um genau zu sein, die Pornoabteilung der Videothek. Und man sollte es nicht glauben, aber in Deutschland gibt es eine Menge Pinkelpornos. Mehr als alle anderen Filme stechen sie heraus mit ihren bezeichnenden Titeln wie »Hier läuft Natursekt« oder »Sektmuschis«.

An dieser Stelle soll mal eine Lanze für den Urinsex gebrochen werden. Pinkelsex ist schließlich nicht Koprophilie, also die Lust an menschlichen Ausscheidungen. Pinkelsex passiert in den besten Familien, ganz sicher. Allein ein Blick in die Kunstgeschichte zeigt: Nach Analverkehr kommt direkt das Anpinkeln. Da malt Picasso die »Woman Pissing«, und Dalí ertrinkt in einem See aus Frauenurin. Also, wenn Picasso Dora Maar schon mal gefragt hat, ob sie ihm auf den Bauch pullern kann, können wir das schon lange.

Sich beim Sex anzuurinieren ist etwas Besonderes. Es ist weniger eine düstere Fantasie, die da verwirklicht wird. Vielmehr ist für so manchen das Pinkeln einfach nur ein verlängerter Orgasmus. Gerade die Frauen, die es mögen, angespritzt zu werden, auf Brust, Bauch oder Hintern, sind meist auch jene, die empfänglich sind für Pinkelsexspiele. Das Unbefriedigende am männlichen Orgasmus aus deren Sicht ist nämlich, dass er viel zu schnell vorbei ist. Fünf, sechs kurze Spritzer, und schon setzt die postkoitale Müdigkeit ein. Mit dem Pinkeln ist das anders – und der Effekt ist der gleiche. Nur eben viel länger und viel intensiver.

Urinsex hat aber noch eine andere Dimension: Wer seinem Partner auf den Rücken pinkelt, fühlt sich mächtig. Dennoch geht es beim Pinkelsex nicht darum, den anderen zu erniedrigen. Für die, die es mögen, ist es vielmehr ein Akt größter Intimität und Nähe. Es ist warm, und es ist aus Sicht des Mannes irgendwie auch niedlich. Schwer zu beschreiben, aber vielleicht kennen einige folgende Situation: Die Freundin muss plötzlich sehr dringend auf Toilette. Frauen müssen sowieso immer ganz dringend auf Toilette. Am besten in einem Waldstück. Verschämt sucht sie sich einen Busch, hinter dem sie sich verstecken kann. Sie hockt sich hin und pinkelt. Während Männer eher leidenschaftslos pullern, ist das bei Frauen anders. Sie pinkeln in einem dicken, unkontrollierbaren Strahl, der sich dampfend in den Waldboden bohrt. Das finden einige Männer äußerst anziehend. Sie finden es anziehend, dass ihre Freundin da so wehrlos im Gestrüpp hockt. Und genau weil die Frau beim Urinieren so verletzlich ist, so unbeweglich, so schüchtern und schamhaft, deshalb ist sie auch so fürchterlich anziehend. Das hat weniger mit dem Pinkeln zu tun als vielmehr mit männlichen Beschützerinstinkten.

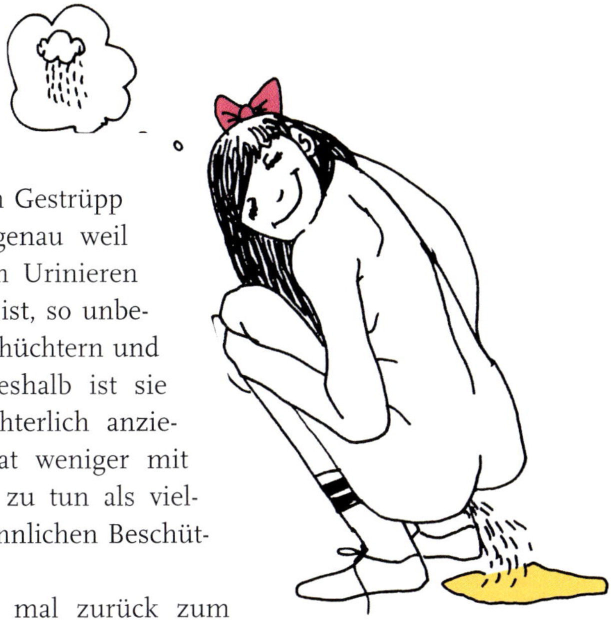

Aber noch mal zurück zum Urinsex. Also den Sex, der zaghaft unter der morgendlichen Dusche beginnt und in einer Urinorgie auf dem Wohnzimmerboden gipfelt, den sollte niemand verurteilen. Wirklich. Und viele Menschen haben diese Erfahrung auch schon gemacht. Es ist ein interessantes Gefühl, wenn der Partner einen anpinkelt. Es ist irgendwie verbindend und versaut zugleich. Sich auf den Bauch pieseln zu lassen ist ungefähr so schlimm, wie beim Sex zu niesen. Nur, dass Ersteres erheblich erregender ist. Das Gefühl von Gemeinschaft wird durch solche sexuellen Handlungen gestärkt, und tatsächlich löst es auch etwas Seltsames aus. Man fühlt sich so erdig, so nah, so verbunden.

Eine Warnung allerdings mit auf den Weg: Sich in den Mund pinkeln zu lassen ist noch mal etwas ganz anderes. Das ist tatsächlich etwas, das persönliche Ekelgrenzen übersteigt, und das ist auch gut so. Das In-den-Mund-Urinieren ist weniger eine niedlich versaute Geste trauter Zweisamkeit, sondern eher ein Motiv der Erniedrigung. Wer Erniedrigungen erregend findet, für den mag es okay sein. Für die meisten Menschen ist das Schlucken von Urin jedoch eine harte Ansage und tatsächlich, wenn nicht gänzlich davon überzeugt, niemandem zu empfehlen. Urin schmeckt nämlich einfach grauenhaft.

Vom trockenen Pinkelsex
Benjamin (26), Student

»In einer Beziehung teilt man vieles. Man hat viele gemeinsame Erfahrungen. Der erste Kuss, die erste gemeinsame Nacht, der erste Urlaub und vieles mehr. Man erlebt eine tiefe Vertrautheit und lernt gemeinsam Hemmschwellen abzubauen. So war es für mich und meine Freundin kein Problem, zu Hause voreinander zu pinkeln. Genauso aufregend war es, bei der gemeinsamen Dusche es einfach laufen zu lassen.

Mein erstes Pinkelsex-Erlebnis verlief ungeplant und unerwartet im Urlaub in einem Hotelzimmer. Beim Sex bemerkte ich, dass meine Freundin zunehmend nervöser und verkrampfter wurde. Auf meine Frage hin, was los sei, antwortete sie verlegen, dass sie dringend aufs Klo müsse. Was mich dann zu meiner Antwort verleitet hat, kann ich nicht sagen. Leichtsinn, Neugier, Provokation, ich weiß es nicht. Aber ich kann mich genau daran erinnern, was ich sagte. Ich flüsterte ihr ins Ohr: ›Lass es einfach laufen!‹ Es war eine angenehme Wärme, eine sehr intime Nähe, die den Sex anspornte und einzigartig machte.

Aber bei diesem ersten Pinkelsex-Erlebnis war mir nicht bewusst, was für eine Unordnung man hinterlässt. Genauso wenig habe ich mir Gedanken darüber gemacht, dass es einer gewissen Vorbereitung bedurft hätte, um eine trockene Spielwiese zu hin-

terlassen. Unter der Dusche oder bei einem gemeinsamen Bad im Meer hinterlässt man kein feuchtes Chaos. In einem Badezimmer oder am Strand ist es nicht immer bequem. Ein Bett ist, in meinen Augen, immer noch der beste Ort für Liebesspiele. Wenn sich dann aber eine Pfütze unter einem bildet, entpuppt sich auch ein Bett als äußerst unbequem.

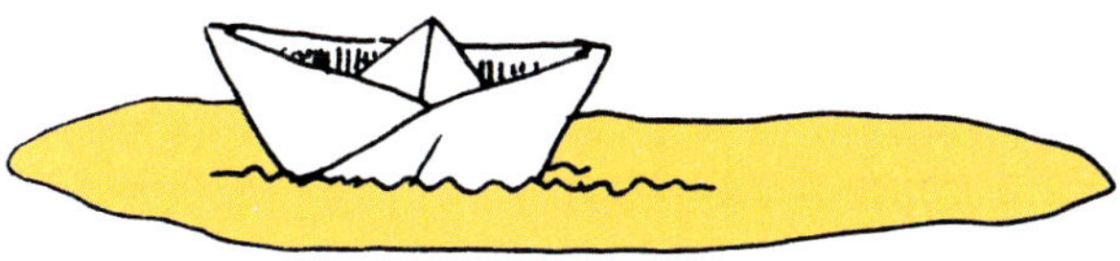

Nachdem meine Freundin mich angepinkelt hatte, legten wir uns auf den trockenen Hotelzimmerboden, kuschelten uns in eine trockene Decke und überlegten uns, wie wir mit ein bisschen Vorbereitung trotzdem in einem trockenen Bett hätten schlafen können. Das Lack-Laken aus dem Sex-Shop, das einige Wochen vorher noch belächelt worden war, wäre sicherlich zweckdienlich gewesen. Ein weiteres Laken und Bezüge für danach, sowie ein weiterer Sack für die nasse Wäsche, hätte die Nacht bequemer gestaltet. Mit diesen Gedanken schliefen wir auf dem harten Boden des Hotelzimmers ein.

Am nächsten Morgen zogen wir schnell die gesamte Bettwäsche ab, verließen mit verschämter Miene das Hotelzimmer und hinterließen: eine noch nasse Matratze, eine nasse Bettdecke, feuchte Bettbezüge und Bettlaken und ein hohes Trinkgeld für das Zimmermädchen.«

Der DIY (Do-it-yourself)-Porno

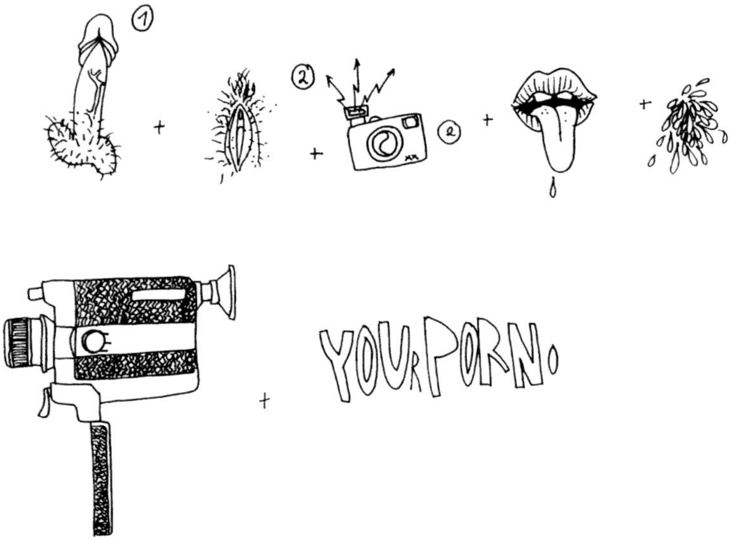

Privatpornos sind faszinierend. Schon immer gewesen. Und seit es Menschen möglich ist, sich nackt oder während des Sex zu fotografieren und zu filmen, machen sie es auch. Selbst als das Fotografieren noch stundenlang dauerte und mit Silberionen funktionierte, waren es nackte Frauen und Männer, die als Erstes abgelichtet wurden. Die ersten Filmchen zeigten meist herumtollende, nackte Rubensdamen und schnauzbärtige Männer.

Heute ist das Filmen und Fotografieren des Geschlechtsaktes in einer Partnerschaft schon beinahe Usus. Heute ist das auch alles viel einfacher. Jahrgang 1975 und älter wird sich vielleicht noch daran erinnern, wie verschämt man den Film zu Foto Porst brachte, um dann eine Woche später mit vor Scham geröteten Wangen an der Kasse zu stehen und zu überlegen, ob die Verkäufer wohl wussten, dass sie einem da einen Umschlag voller privater Busenbilder in die Hand drückten.

Erst als Polaroid die Sofortbildkamera auf den Markt brachte, blieb die Privatsexfotografie auch eine private Sache. Na ja, und heute, mit den Möglichkeiten der Digitalkamera, die Fotos und Filme machen kann, ohne dass man sie entwickeln muss, sind wir in der Lage, eine größere Pornobibliothek anzulegen als Kim Jong-il.

Doch welche Funktion haben eigene pornografische Fotos und Videos? Welchen Sinn hat es, sich dabei zu filmen, was man doch immer und immer wieder in echt erleben kann? Es ist wie mit Urlaubsfotos. Sie erinnern den Betrachter an einen schönen Moment, der festgehalten werden soll. Sie verursachen ein Gefühl von Wärme, wenn man sie Jahre später in seiner Fotokiste findet. Eine längst vergessene Frau, ein längst vergessener Mann oder der tolle Sommertag in Rom. Das Gefühl ist das Gleiche, die Funktion auch, nur das Motiv eben anders. Die verschämten Nacktfotos am See mit dem ersten Freund, das erste richtige Sexbild, vielleicht auch Fotos zum Zwecke der Masturbation – Fotos dienen nun mal bevorzugt der Erinnerung.

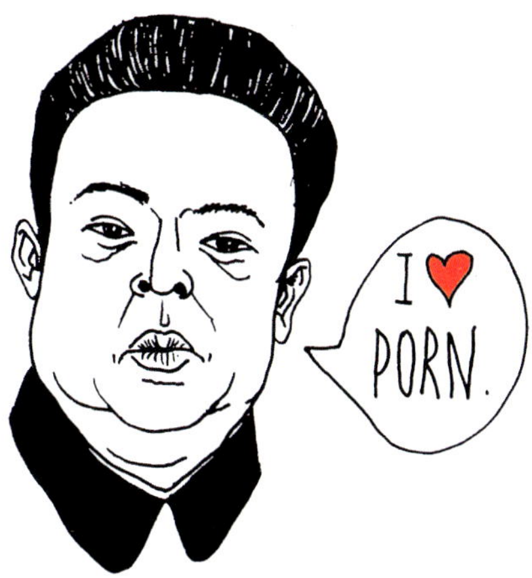

Sexfotos haben aber auch eine dunkle Seite. Es gehört viel Vertrauen dazu, sich nackt und mit verschwitzter Oberlippe fotografieren zu lassen. Vertrauen, weil im Falle einer Trennung die Nacktbilder schnell zum Druckmittel werden. Die nette Version: Eine E-Mail voller schweinischer

Erinnerungen. Die böse: Die Bilder bei YouPorn einstellen und den Link dem Ex oder der Ex schicken. Wer jetzt meint, so was macht doch keiner, sei gewarnt: YouPorn und andere Pornoseiten sind so beliebt, weil sie ein Sammelbecken von privaten Pornos sind, weil dort enttäuschte Partner eine Plattform finden, um sich zu rächen. Denn wer verlassen wurde, will auch verletzen.

Doch mal abgesehen davon, ist die privatpornografische Ablichtung eine ganz zauberhafte Sache. Sie ist eigentlich nicht erregend, sondern vielmehr interessant. Wann sieht man sich schon mal selbst beim Sex? Ausgenommen natürlich jene, die einen Spiegel über dem Bett haben. Wann kann man schon mal darüber reden, was man gemacht und wie es sich angefühlt hat, was man da sieht.

Vielleicht kann man Privatpornos zu Studienzwecken verwenden, um sein eigenes Verhalten zu optimieren? Wie Fußballspieler. Die gucken sich nach dem Spiel ja auch Videos ihrer Leistung an, um sie zu verbessern. »Siehst du, so mag ich das.« Keine peinlichen Umschreibungen mehr, es reicht, die Pausetaste auf dem Computer zu drücken, und ein Bild zeigt eindrücklich, was gemeint ist. Praktisch.

Erstaunlich nur: Meist sind es die Männer, die eine Kamera in die Hand nehmen. Selten sagt mal eine Frau: »Komm schon, lass uns doch mal beim Sex filmen!« Vielleicht liegt der Grund darin, dass die Erregung des Mannes vor allem durch optische Reize stimuliert wird. Männer sind eben visueller. Vielleicht wollen sich Männer aber auch einfach nur länger erinnern?

Pornodarsteller im eigenen Sexfilm
Christopher (36), AIPler

»Seit kurzem bin ich Pornodarsteller. Ich habe meinen ersten eigenen Porno zusammen mit meiner Freundin gedreht. Großartig auf die Idee kommen musste ich überhaupt nicht. Privatpornos kenne ich noch aus meiner Zeit als Single. Dem Web 2.0 sei Dank, habe ich mir mit Pornos aus dem Internet Befriedigung verschafft. Sicherlich, auch während des Singledaseins war ich kein Kind von Traurigkeit. Aber mit ein bisschen Fantasie holt man sich immer die passende Frau und die passende Situation direkt ins Wohnzimmer. Das, was man gerade will und braucht, bekommt man zu sehen. Das Internet hat fast keine Grenzen und Tabus. Besonders mag ich die POV-Pornos. Das sind Filme meist aus der Sicht des Mannes. Man schaut sozusagen mit den Augen des Darstellers.

Dass ich im Internet Pornos gucke, ist kein Geheimnis. Meine Freundin weiß davon. Sie zieht mich manchmal damit auf, dass ich sie mit diesen Filmen betrüge und mit den Darstellerinnen fremdgehe. Was sie aber nicht wusste, war mein Wunsch, einen Porno mit ihr zu drehen. So wie Paris Hilton und Rick Salomon in One Night in Paris. *Großen Gebrauch von meinen Überredungskünsten musste ich gar nicht machen. Obwohl ich mir vorher einfühlsame Argumente zurechtgelegt hatte, reichte es völlig, als ich sagte: ›Du in meinem Porno. Das wäre ganz schön geil!‹*

Auf eine Handlung und einen Plot verzichte ich weitgehend. Ich will kein Drehbuch schreiben und mir einen Kopf darüber machen müssen, wie mein schauspielerisches Talent vor der Kamera rüberkommt, wenn ich einen italienischen Klempner spiele, der ein Rohr verlegen muss. Auch andere Klischees wie Doktorspiele mag ich nicht. Mein Zimmer wie ein richtiges Filmset vorbereiten, mag ich auch nicht. Das stört die Atmosphäre. Ein wenig gedimmtes Licht und ein Paar Kerzen müssen beim Dreh reichen. Bei professionellen Filmen ist natürlich alles perfekt. Bei meinem Sexfilm geht es aber nicht um Perfektion, es geht um echten und ungeschminkten Sex. Einfach draufhalten, wenn es zur Sache geht. Was nicht gefällt, kann ja gelöscht werden. Zum Filmen benutze ich meine kleine HD-Kamera, die ich mir für Urlaubsvideos und andere Freizeitaktivitäten zugelegt hatte. Jetzt gehört sie im weitesten Sinne zum Sexspielzeug.

Bei meinem ersten Dreh mit meiner Freundin nahm ich mir vor, das Vorspiel nicht zu kurz kommen zu lassen, und besorgte etwas Sekt und ein wenig Naschereien, wie man das aus Hollywoodfilmen kennt. Ein bisschen Kitsch muss eben doch sein. Trotz dieser Vorbereitung ging dann alles schnell und ungeplant. Meine Freundin kam nach der Arbeit zu mir. Wir kuschelten etwas auf dem Sofa und knutschten. Sie spielte kurz mit der Kamera herum. Dann zog sie mich ohne Umschweife ins Schlafzimmer. Es ging alles ziemlich schnell, und kaum hatte es angefangen, war es auch schon wieder zu Ende. Kurze Zeit später schauten wir uns gemeinsam das Ergebnis an, schauten unseren eigenen Pornofilm, schauten, wie sie mir einen bläst, nicht wie eine Profi-Darstellerin, sondern so liebevoll, wie sie das immer macht und ich es mag. Wir schauten, wie ich sie fingere, vorsichtig und behutsam, aber trotzdem bestimmt, und sie dann von hinten nehme, erst rücksichtsvoll und dann immer schneller und fester, so wie sie es mag. Das alles aus meiner Perspektive. Das machte uns beide total an, und wir hatten auf der Stelle Sex. Diesmal ohne Kamera.

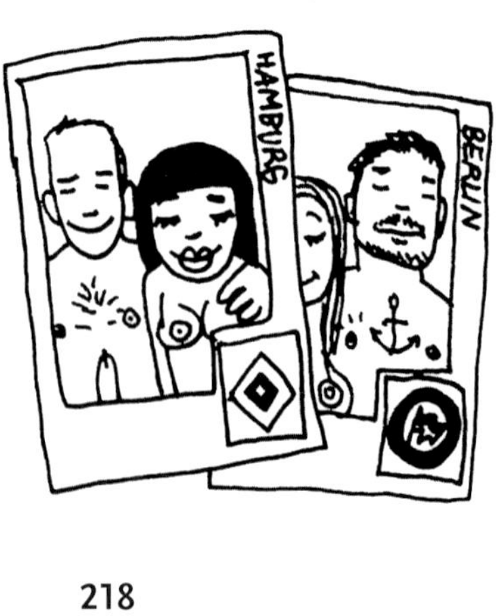

Später fragte sie mich, ob ich vorhabe, den Privat-Porno ins Internet zu stellen. Mich turnt ihre Frage jetzt noch an.

Wir reden dann aber vom Internet, von Privat- und Intimsphäre und vor allem von Anonymität. Jetzt sind wir Pornodarsteller. Dieses Geheimnis teilen nur wir beide. Es macht uns irgendwie zu Verbündeten. Trotzdem lässt mich ihre Frage nicht los. Der Gedanke reizt mich, macht mich an. Wenn ich daran denke, wie zum Beispiel andere Singlemänner in ihren Wohnzimmern zusehen, wenn ich es meiner Freundin besorge.

Ich werde mich demnächst schlau machen, wie das abläuft auf den einschlägigen Webseiten. Vielleicht fangen meine Freundin und ich damit an, Bilder im Internet mit anderen Paaren zu tauschen. Testen erst, wie das ist. Vielleicht gehen wir danach auch weiter.«

Milf

von Andreas Richter (35),
Autor und Journalist

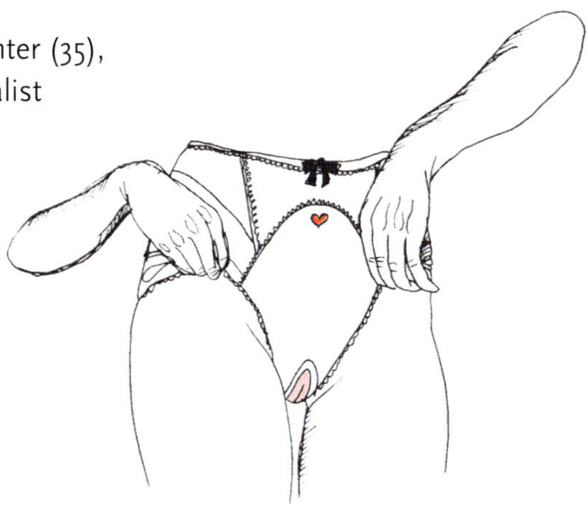

Milf steht für »Mother/Mom I'd like to fuck«, wörtlich übersetzt »eine Mutter, die ich gern ficken würde«. Und eine Milf ist vor allem eines: ein wandelndes Klischee. Manch einer würde wohl auch sagen: eine Vokabel aus dem Wörterbuch des Sexismus. Doch schieben wir die Kritik mal beiseite und konzentrieren uns auf das Phänomen dahinter.

Es geht um die sexuelle Anziehungskraft von Frauen mittleren Alters. Man könnte es auch das Mrs.-Robinson-Syndrom nennen, aber im Vergleich dazu geht einem der Begriff Milf doch leichter von der Zunge. Dennoch wurde im Film *Die Reifeprüfung* von Mike Nichols all das in der Figur der Mrs. Robinson verarbeitet, was man über das Thema Milf überhaupt wissen kann. Etwa der aus der Psychoanalyse bekannte Ödipuskonflikt, der die Eifersucht des männlichen Kindes auf den Vater und das Begehren der eigenen Mutter beschreibt. Der sexuelle Reiz einer Milf sammelt im Prinzip die letzten Krümel des Konfliktes auf, die der Besen der Geschlechtsreife übrig gelassen hat.

Die Milf ist, wie so vieles in der Sexualität, eine Projektion – möglicherweise eben auch für die unbewusste Vorstellung, es mit der eigenen Mutter zu treiben. Bezeichnenderweise verlief die Begriffsbildung »Milf« nicht ohne die Einbeziehung des Wortes »Mom« bzw. »Mother«, obwohl die Mutterschaft ja noch nicht einmal Bedingung für eine Milf ist. Es hätte ja genauso gut »Malilf« (»Middle aged Lady I'd like to fuck«) heißen können.

Bewegt man sich ein wenig aus der Tiefenpsychologie heraus, dann sind Milfs vor allem aus zwei Gründen besonders aufregend im Bett: Sie haben einen vermutlich deutlichen Vorsprung an Erfahrung und Prestige. Denn eine Milf ist zwangsläufig älter als die Person, mit der sie schläft. Das ist das Grundmotiv für all die – freilich inszenierten – »Mother/Teacher/Housewife teaches Son/Daughter/Son's best friend/Schoolkid/Student how to fuck/suck cock/do it right/bring it on/eat pussy/go anal (o. ä.)«-Pornoszenen, die bei den entsprechenden Online-Portalen ganze Kategorien füllen. Und bevor jemand behauptet, dass das Überangebot der Pornoindustrie das Bedürfnis erst geschaffen habe, soll er doch mal eine Umfrage unter pubertierenden Schuljungen starten, zur Not auch unter männlichen Erwachsenen, die in ihren früheren Schuljahren garantiert keinen Zugang zu Pornografie hatten: Jede Wette, dass mindestens 80 Prozent mehr als einmal mit einer ihrer Lehrerinnen im Kopf onaniert haben. Tatsächlich ist es nicht unüblich, dass sich Jungs die Ewigkeit einer Unterrichtstunde mit der Vorstellung verkürzen, die Lehrerin zu verführen. Daher kommen dann auch die schlechten Noten.

Irgendjemand hat sich irgendwann mal die Redensart »Auf alten Schiffen lernt man segeln« ausgedacht, und man darf wohl davon ausgehen, dass das kein Seemann war. Gerade die Erfahrungskluft macht den Sex mit einer Milf für beide zu einer delikaten Angelegenheit. Der jüngere Mann wird von der Vorstellung erregt, mit dieser Frau alles machen zu können. Es gibt keine Scham, keine Tabus. Die etwas ältere Frau reizt wiederum die noch unverbrauchte Experimentierfreude und Abenteuerlust des jüngeren Mannes. Vielleicht haben ihre gleichaltrigen Sexpartner ihrer mit zunehmendem Alter nicht müde werdenden Libido nicht ausreichend Potenz entgegenzusetzen.

Besonders pikant wird Milf-Sex, wenn die Frau eine herausragende soziale Position bekleidet, wenn es sich um eine Anwältin, Managerin oder Professorin handelt. Entweder nimmt die Milf diesen Machtvorsprung dann mit ins Bett und bleibt in ihrer dominanten Rolle. Oder das genaue Gegenteil tritt ein, und aus der toughen Lady wird plötzlich ein willenloses Kätzchen. So oder so ist Sex mit einer Milf meist eine großartige Sache.

Problematisch könnte es allerdings werden, wenn aus dem Sex mehr wird. Dann kann sich der Altersunterschied auch in einen Risikofaktor verkehren. An der Milf nagt dann nicht mehr der Zahn eines sexhungrigen Jünglings, sondern die Verlustangst. Zu naheliegend ist die Vorstellung, er könnte irgendwann das Interesse verlieren und sich eine Jüngere suchen. Zu drückend sind die Bedenken, er würde sich öffentlich nicht zu ihr bekennen. Allerdings muss das nicht zwangsläufig ein der Konstellation innewohnendes Problem sein, sondern das hängt vor allem mit dem Selbstbewusstsein der Frau zusammen. Nicht ohne Grund scheint es ja zwischen Ashton Kutcher und Demi Moore seit Jahren gut zu laufen.

Dilf

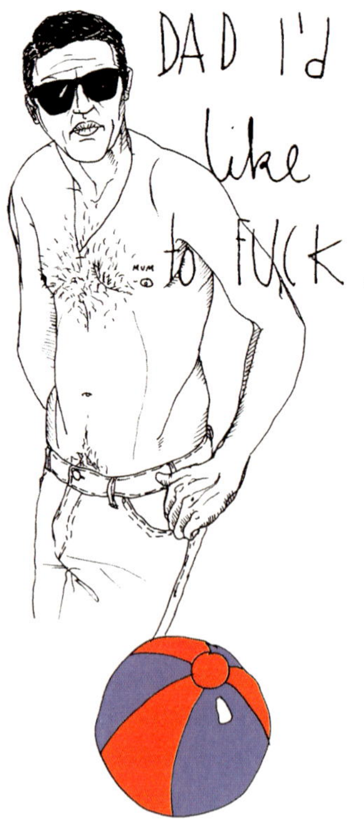

Ein Dilf steht für »Dad I'd like to fuck«, und ist das männliche Gegenstück zur Milf, also ein von heterosexuellen Mädchen und Frauen begehrter Mann mittleren Alters. Inzwischen gibt es allerdings auch jede Menge Dilf-Schwulenpornos. Der immer gleiche Plot: Hübscher Stricher führt braven Familienvater zu neuen Ufern. Der Daddy ist nämlich nicht nur treusorgender Ehemann und Vater, sondern auch extrem gut gebaut – vermutlich vom vielen Kinderschleppen.

Auch wenn die Milf zunächst Namensgeberin einer neuen Pornogattung war, so fand sie doch dank Kino und Fernsehen auch aus der Schmuddelecke heraus. Spätestens seit der Teeniekomödie *American Pie* wird auch in amerikanischen TV-Serien (*Desperate Housewifes, Weeds*) von nicht mehr ganz jungen Frauen geträumt. Selbst die amerikanische Präsidentschaftskandidatin Sarah Palin kokettierte unverholen mit ihrem *hockey mum*-Image und wurde dafür von so manchem Amerikaner zur VPilf (»Vice Presidents I'd like to fuck«) gekürt.

Den Männern wurde bislang kein derartiges filmisches Denkmal zuteil. Aber natürlich gibt es jede Menge Papparazzi-Aufnahmen von Brad Pitt mit einem Kind auf jedem Arm oder Jude Law, wie er seine Brut im Urlaub bespaßt. Das ist die eine Kategorie Dilfs: gutaussehende Männer, die ganz einfach Kinder haben. Zu dieser ansehnlichen Sorte zählen auch solche nicht mehr ganz jungen Männer, die ihren Sexappeal einfach nie verloren haben – ob nun mit oder ohne Kinder: Harrison Ford, Paul Newman, Sean Connery, Robert Redford oder Jeff Bridges. Solche Männer sind oft mit deutlich jüngeren Frauen zusammen, aber kein Hahn kräht danach.

Dann gibt es aber noch die Joschka Fischers, Salman Rushdies und Gerhard Schröders dieser Welt, die mehr als 20 Jahre von ihren jungen Partnerinnen trennen, die eigentlich ihre Töchter sein könnten. Weil diese Männer meist reich und/oder berühmt sind, werden sie manchmal von bösen Zungen als Sugardaddys tituliert, und schon entbrennt eine heftige Diskussion darüber, was eigentlich junge, gutaussehnde Frauen an alten Männern finden.

Die meisten Frauen beteuern, dass es nicht das schicke kleine Cabriolet oder die Mastercard Gold ist, die sie locken, sondern Reife und eine gefestigte Persönlichkeit. Es fällt aber doch auf, dass ältere Männer mit jungen Geliebten eigentlich nie am Fließband stehen oder Hartz-IV-Empfänger sind. Was also reizt junge Frauen an älteren Männern? Sind es die Falten, der Kontostand oder der Vaterkomplex?

Gefestigte Persönlichkeit und materielle Sicherheit hin oder her, wer Sex mit deutlich älteren Männern hat, träumt vermutlich auch vom sexuellen Erfahrungshorizont des reifen Mannes. Ob ein älterer Mann aber auch unbedingt sexuell erfahrener ist, hat erst einmal herzlich wenig mit seinem Alter zu tun. Es gibt aber nicht wenige Frauen, denen seine nachlassende Libido ein sicheres Gefühl hinsichtlich der Treue verspricht.

Egal was es ist, nicht mehr ganz junge Männer sind für viele Frauen durchaus attraktiv. In der Tat sieht so mancher Mann erst im Alter wirklich gut aus. Männliche Attraktivität hat etwas mit markanten Gesichtszügen zu tun, mit Ecken und Kanten und manchmal auch mit Falten und grauen Haaren. Das steht für Reife und Erfahrung. In jungen Jahren sehen Männer oft zu glatt aus. Das Weiche, Reine und Unschuldige wird eher mit Weiblichkeit assoziiert.

Attraktivität ist natürlich auch immer eine Frage der Haltung. Männer, die sich selbstbewusst in Szene setzen, Typ Alphamännchen, das hat was. Vielleicht ist er Manager oder Chefarzt. Sein Erfolg und sein Selbstbewusstsein haben ihren Zenit erreicht. Er muss sich nichts mehr beweisen. Er besitzt Geld, Macht und Ansehen. Das hat ohne Zweifel seinen Reiz.

Und wie sieht es mit dem Topverdiener im Bett aus? Nun, im besten Fall kann er sich an ihrer Jugend berauschen und sie an seinem Erfahrungsschatz teilhaben. Das Einzige, was dem reifen Erfolgsmenschen noch zu seinem Glück gefehlt hat: Er will seine verlorene Jugend zurück. Und was gibt es da Besseres als eine junge Geliebte? Ihm gefällt die Rolle des

Beschützers. Er kann mit seiner Erfahrung, Lebensweisheit und nicht zuletzt mit seiner finanziellen Unabhängigkeit punkten. Und was er dafür bekommt, ist mit Geld ohnehin nicht aufzuwiegen: Die junge Freundin wertet die Männlichkeit des Mittfünfzigers entscheidend auf. Seit er mit ihr zusammen ist, gilt er in seinem Freundeskreis als männlich und agil.

Nun hat die Frau also einen solchen Topverdiener in ihrem Bett liegen, einen, der ihrem umfangreichen Anforderungskatalog entspricht, also Zuverlässigkeit, Ehrlichkeit, Rücksichtnahme, Freundlichkeit, Kinderliebe, hohen sozialen Status und gutes Einkommen, Ehrgeiz und Karrierebewusstsein, gute Herkunft und eine gewisse Körpergröße besitzt. Der Sex ist auch nicht schlecht. Schließlich ist er kein Anfänger mehr auf diesem Gebiet. Soweit alles gut.

Doch dann, eines Abends, muss er plötzlich noch mal aufs Klo. So wie er das in letzter Zeit überhaupt immer öfter muss. Seine Blase ist schließlich auch nicht mehr die jüngste. Und dann, beim tapsigen Gang im Halbdunkel des Schlafzimmers, fällt ihr Blick vielleicht auf seinen faltigen Hintern, der eben auch schon jenseits der fünfzig ist und dann ... Dann kann er nur noch hoffen, dass er mit seiner Status/Einkommen/Sicherheit-Masche bereits genügend evolutionsbiologische Trigger bedient hat. Dann ist ihr das hängende Hinterteil möglicherweise egal. Das gibt es natürlich auch.

Evolutionsbiologen halten die Paarung von Topverdiener und Lolita im Übrigen für durchaus sinnvoll. Bei ihrer körperlichen Jugend und seiner Lebenserfahrung und Solidität hat der Nachwuchs nämlich optimale Entwicklungschancen.

Internetsex

aus: *Penthouse*, Heft 03/2010, »Im Club der Willigen«

»Ich will dir einen blasen, jetzt und hier und sofort.«

Hat sie das gerade wirklich gesagt? Ich bin still und weiß nicht, was ich antworten soll. Um uns herum, in einem Café im Berliner Bezirk Kreuzberg, sitzen fremde Menschen und trinken Schnaps. Lachen und reden über die Arbeit und das Leben.

Diese Frau, vor mir, die mir einen blasen will, kenne ich nicht. Achtundzwanzig ist sie, etwas bieder, mit echten blonden Haaren und blonden Augenbrauen. Studentin ist sie, in Outdoorfunktionskleidung erschien sie zum Date, und jetzt möchte sie mein Sperma. Einfach so. Und dabei habe ich mir nicht mal besonders Mühe gegeben – als Mann.

Jetzt, das ist ungefähr vier Stunden, nachdem wir uns vage kennengelernt haben. Aber wir haben uns nicht in einem Club getroffen und ziehen nun, um unserer Scham Freiraum zu geben, um die Häuser. Wir haben uns nicht betrunken kennengelernt, an einer Bar, und haben angefangen, miteinander zu reden und zu flirten. Ich habe nicht beiläufig ihre Hand berührt, und sie mir einen Blick durch den Raum zugeworfen, nein, wir haben uns zum Sex verabredet.

Ich bin nüchtern, es ist 23 Uhr, und sie trinkt Bier aus der Flasche. Ich habe tatsächlich ein Sexdate. Das habe ich jetzt begriffen.

»Hm, ich weiß nicht«, sage ich verlegen. »Okay«, sagt sie hastig und beginnt mir zu erzählen, wie sie Sex mag und warum. Dass es für sie nichts Besonderes sei, mit mehreren Männern, die sie nicht kennt, zu schlafen. Ist es ja auch eigentlich nichts dabei, zumindest in der aufgeklärten Welt, in der wir uns selbstsicher von YouPorn zu Neu.de bewegen. Zum ersten Mal in meinem Leben fühle ich mich verklemmt.

Auf einer Internetplattform, die damit wirbt, Freundschaften zu knüpfen und Kontakte Gleichgesinnter herzustellen und dabei erotisches Niveau zu wahren, habe ich Bluna vor vier Stunden kennengelernt. Bluna nennt sie sich auf Joyclub.de, und seit knapp zwei Jahren ist sie hier Mitglied. Wegen des Sex und wegen der Liebe. Beides möchte sie hier finden, gefunden hat sie bisher jedoch nur Sex. Erzählt sie, während sich ihre erste Erregung gelegt hat.

»Mit vierzig Männern habe ich jetzt geschlafen«, sagt sie stolz und fügt hinzu: »Seit Mitte 2008.« Das sei beachtlich, merke ich an. Das sei noch gar nichts, schließt sie das Gespräch.

Die Zeiten haben sich geändert. Während wir uns früher nach einer Trennung mit sehnsüchtigen Blicken durch die Clubs gesoffen haben, um die Einsamkeit zu besiegen, ist heute der Gang ins Internet die schnelle Alternative zu wildem Sex. Ohne Reue und ohne moralische Bedenken. Während früher unzählige Getränke bis zum ersten Kuss draufgingen, schickt man sich heute virtuelle Rosen in Internetforen. Und die Zeit bis zum ersten Kuss ist erheblich verkürzt. Bezahlen muss man als Mann dafür trotzdem.

Durchschnittlich 20 Euro im Monat kostet so ein Abo auf den unterschiedlichsten Websites, von Adultfriendfinder.com bis zu Joyclub. 20 Euro – das sind drei Gin Tonics in einem Club für eine Frau, die möglicherweise die Funktion der Geliebten, der Affäre oder des kopflosen Samstagnachtsex einnimmt. Der Unterschied? 20 Euro kosten die Getränke für eine Frau, im Internet bezahle ich so viel, um mir aus Tausenden von Frauen die richtige herauszupicken.

Aber so, wie es im echten Leben ist, muss immer erst jeder für sich selbst werben, bevor wir dazu übergehen können, um jemand anderen zu buhlen. Im Internet funktioniert das jedoch nach anderen Regeln. Ein Freund, der erfahren ist mit schnellem Sex über das Internet, hilft mir dabei, mich auf meine digitalen Sexdates vorzubereiten. »Du musst dich entscheiden, ob du ehrlich sein willst oder lügen, ob du klug bist oder blöd«, sagt er mir, während wir vor meinem Laptop sitzen. Es sei nämlich so, dass jeder Mensch auf diesen Plattformen lügt. »Frauen machen sich leichter, Männer jünger«, erklärt er.

Es komme außerdem darauf an, wo man sich anmeldet. Der Klassiker der Sexdateseiten ist immer noch der Online-Kleinanzeigendienst Craigslist. »Doch das ist, als würdest du am Bahnhof Zoo 'ne Drogennutte aufreißen.« Was er meint: Der Verzweiflungsgrad der Menschen auf Craigslist ist sehr hoch. »Die Menschen hier sind wirklich einsam und brauchen es krass dringend«, gibt er wissend zu. Entspannter sei es, sich für Foren zu entscheiden, bei denen die Männer bezahlen müssen. »Dort checken sie die Mitglieder, und du kannst dir sicher sein, dass hinter der Frau auf ihrem Profil kein irrer Schlachter auf dich wartet.« Aha. Ich fühle mich dabei nicht wirklich wohl, während wir Bilder raussuchen und meinen Profiltext schreiben.

Ich gebe genau das an, was ich bin. Entscheide mich für eine ehrliche Beschreibung meiner Person: Ich bin 28, ich bin ein bisschen arrogant und manchmal etwas gemein, ich bin jung und verfüge trotzdem schon über eine gehörige Portion Zynismus. Es ginge mir hier, auf dieser Website, nicht darum, meinen Penis zu fotografieren und das Bild zu verschicken. Ich mache mich weder leichter noch jünger noch größer. Ich bleibe ich und breche damit gleich ein Tabu. »Du willst, dass man dein Gesicht sehen kann?«, fragt der Freund. »Ja«, antworte ich, »sieht sie doch eh, wenn ich mich mit ihr treffe.«

Und mit diesem Auftritt habe ich alles richtig gemacht. Ich bekomme sofort Zuschriften von Frauen. Nicht unbedingt von Schönheiten, aber immerhin. »Der Trick ist, dass du nicht zu notgeil wirkst, dass du ehrlich bist und, echt wichtig, intelligent«, dann kämen die Frauen von ganz allein, gibt der Freund feixend zu. Wie im echten Leben, denke ich.

Das mit der Anonymität ist allerdings so eine Sache. Das Gesicht auf solchen Plattformen zu zeigen verleiht deiner Person eine gewisse Unmittelbarkeit. Doch, so erklärt mir der erfahrene Sexdater, seien viele dort, um sich unkompliziert eine Affäre zuzulegen. »Und die verheirateten Ehemänner wollen lieber unerkannt bleiben.« Kann ich verstehen.

Wir kennen die Geschichten von unseren schwulen Freunden, die uns stolz von GayRomeo, dem Prototyp der deutschen Sexdatingwebsites, erzählt haben. Was man dort nicht alles erleben könne. Schneller Sex, unverbindlich, ohne Konsequenzen und, sehr wichtig, ohne langes Drumherum. Ich erinnere mich noch genau, wie ich damals, als GayRomeo noch neu war, neben meinem schwulen Freund saß und meinte: »Warum gibt es so etwas nicht für Heteros?«

Und nun habe ich ein Profil auf einer Seite, die wie GayRomeo funktioniert. Ich suche Frauen nach Kriterien wie »Natursektliebhaberin« und »Analsex«, einfach, weil es mir angeboten wird. Ich grenze die Suche auf Berlin ein und habe ungefähr 50 Treffer. 50 Frauen, die gerade online sind und zahllose andere Mitglieder. Und während ich noch an meinen Nachrichten feile, die ich der offenherzigen »Nia82«, »Frl_Stella« oder »SexyHexy852« schicken will, bekomme ich bereits die ersten Mails. Von Frauen, einfach so. Ich musste dafür keine Drinks ausgeben. Die Absichten sind hier klar, daher drehen sich die meisten Mails um spontane Treffen. Es fühlt sich seltsam an, und ich stelle fest, dass ich stärker in alten Geschlechterrollen verhaftet bin, als es mir lieb ist.

Während ich mich unruhig durch meinen Posteingang klicke, empfinde ich Misstrauen gegenüber Frauen, die eine Libido wie ein Fernfahrer haben. Bluna, die Frau, die mir so schnell wie möglich einen blasen will, lernte ich so kennen. Sie lädt mich in einen Chatraum ein, und kurze Zeit später sind wir verabredet.

Ich hätte mit ihr schlafen können, aber ich habe mich nicht wohlgefühlt. So ehrlich muss ich sein. Diese Geschwindigkeit des Internets aufs echte Leben zu übertragen ist nicht immer eine gute Idee. Während vor zwanzig Jahren noch ein Brief, eine Nachricht zwei oder drei Tage brauchte, um seinen Empfänger zu erreichen, während wir vor zwanzig Jahren noch Dates hatten, um uns kennenzulernen, schreiben wir heute Nachrichten im Sekundentakt und haben Sex ganz ohne Dates.

Ohne übertreiben zu wollen, für ungeübte Menschen fühlt sich dieses neue Spiel mit der Sexualität kühl an, ja, fast fremd. Es dürfte nicht ungewöhnlich sein, wenn sich nach der ersten Aufregung so was wie Leere und Verzweiflung breitmachen. Die Illusion des schnellen Sex wird zu einer ruppigen Wahrheit, die manche nur schwer ertragen. Hier geht es nicht um Nähe und Wärme, die suchen hier die wenigsten, vielmehr geht es hier um Schwänze, die Muschis aufstechen. Und Münder, die in Brustwarzen beißen. Es ist, als würden unsere gewohnten Balz- und Beziehungsrituale auf Speed vollzogen werden. Inklusive der Nachwirkungen: Müdigkeit, Konzentrationsmangel und Depression.

»Um zwanzig Uhr treffen wir uns, und du versohlst mir den Arsch.«

Nachdem mir Bluna detailliert von ihren sexuellen Ausschweifungen erzählt hatte, nachdem ich erfahren habe, dass sie es mag, wenn zwei Schwänze gleichzeitig in ihr sind, wird mein Unbehagen immer größer. Aus dem angebotenen Blowjob wurden zwei Gläser Apfelsaft, die ich mir in diesem Café bestellte. Bloß kein Alkohol, bloß nicht betrunken werden, das könnte einen falschen Eindruck vermitteln. Ich sitze auf einem ollen Sessel und trinke schnell den naturtrüben Saft. Ich will, dass es vorbei ist. Ich frage sie, was hier eigentlich gerade geschehen ist, die Sache mit dem Oralverkehr. Ob sie das versteht. Sie reagiert nicht. »Habe ich etwas falsch gemacht, findest du mich nicht anziehend?«, fragt sie mich. »Nein, nein«, lüge ich sie an.

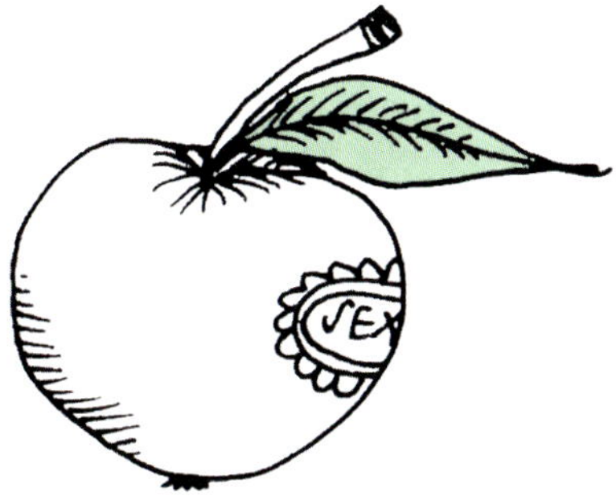

Ich flüchte mit dem Taxi in meinen Stadtteil zurück, ich fühle mich schäbig. Stelle mir vor, wie sie gleich ihre Mails kontrolliert und sich das nächste Date klar macht. Ich finde das alles andere als sexy und überlege, ob ich vielleicht wirklich verklemmt bin. Und während es draußen schneit, erscheint auf meinem Telefon eine neue Nachricht. Eine weitere Frau will sich mit mir treffen. Sie fände mein Profil so lustig. Sie will, dass wir uns morgen um zwanzig Uhr treffen, und sie will sich ihren Hintern versohlen lassen. Mehr steht da nicht in ihrer Nachricht.

Ich frage mich, was an meinem Profil lustig sein soll, muss aber trotzdem ein wenig lächeln. Da gehen wir zur Universität, lernen schwierige Berufe, pellen uns aus unserem Umfeld, um individuell zu sein, um Aufmerksamkeit zu erregen, um im Mittelpunkt zu stehen, damit wir begehrt werden, damit wir Sex haben. Aber eigentlich reicht ein Profil, auf dem man mit 100 Wörtern seine Persönlichkeit umreißt. Wir versuchen, so viel Geld wie möglich zu verdienen – um etwas zu sein. Alles Schwachsinn, um eine Frau flachzulegen, musst du einfach nur im Internet ein bisschen Geld bezahlen.

Nachwort

Dieses Buch ist ein wunderbarer Beweis dafür, dass wir immer noch nicht in der Lage sind, vernünftig über Sex zu reden. Es hat lange gedauert, sich zu einigen. Eine kleine Ewigkeit. Verlag, Autoren, Lektoren, Freunde – alle hatten eine ganz eigene Meinung. Das Ergebnis: Von diesem Buch gibt es zwei Versionen. Die Version, die der Leser gerade in Händen hält, und eine Version, die in der Schublade der Autoren liegt. Zwei Versionen, weil es beim Thema Sex offenbar so viele Missverständnisse, Ungereimtheiten und Ungenauigkeiten gibt. Und das alles nur wegen Sex.

Gibt es eigentlich einen Weg, wie man *richtig* über Sex schreiben, sprechen, diskutieren darf? Was ist ordinär, was primitiv? Sind Fotze, Prügel und Schwanz primitiv, weil es Gossensprache ist? Oder sind es einfach Begriffe, die wir verwenden, weil sie uns leicht über die Lippen gehen? Leichter als Glans, Penis, Vulva und Vagina.

Mal war nicht klar, ob ein bestimmter Text respektlos gegenüber Frauen ist oder einfach nur eine selbstbewusste männliche Position widerspiegelte. Mal waren wir uns nicht sicher, ob wir uns mit der Verbreitung von Einzelmeinungen oder individuellen Erlebnissen lächerlich machen würden oder ob genau diese Informationen so wertvoll für den ein oder anderen sein können. Nie waren wir frei von dem Vorwurf, einfach nur ein bisschen schmuddeln zu wollen oder mit dem Sexthema zu provozieren. Aber das macht nichts. Sex ist so. Nichts ist deutlich, nichts verständlich, alles bleibt immer hinter einer Milchglasscheibe, die wir Moral nennen. Manchmal ist es aber einfach nur Verklemmtheit.

Zeigen wir mehr Respekt gegenüber Frauen, wenn wir anstelle des Wortes Fotze Vulva verwenden? Wann gibt man Banalitäten zum Besten, und wann hat man wirklich etwas zu sagen, wenn es um das Thema Sex geht? Diese und tausend andere Fragen haben wir uns beim Schreiben dieses Buches immer wieder gestellt. Und konnten sie doch nie beantworten.

Aber eines wird auch dieses Buch nicht ändern: Wir werden nie losgelöst von moralischen Werten oder medialen Vorgaben handeln, wir werden nach wie vor manchmal verklemmt sein, und wir werden bestimmte Dinge auch weiterhin anstößig finden. Das ist völlig in Ordnung. Dieses Buch möchte niemanden belehren oder verbessern, sondern einfach nur zum Denken anregen.

Ist das Thema Sex eigentlich eine Generationenfrage? Können die über Dreißigjährigen besser entscheiden, was wir heute unter Sex verstehen, was wir wollen, wie wir damit umgehen? Sie versuchen es zumindest. Nur: Warum denken so viele Autoren von Sexratgebern, dass es genau so richtig ist, wie sie das Thema Sex und Sexualität sehen? Warum wird in solchen Büchern ständig belehrt und gewertet?

Was sind wir? Sexuell überdrüssig? Versaut? Verbogen? Verstört? Selten hört man Nettes zur Sexualität der heutigen Generation. Selten hört man: aufgeklärt, sachlich und friedlich. Noch seltener: verantwortungsbewusst. Und schon gar nicht: eine Generation, die Spaß am Sex hat. Warum ist das so? Warum sind wir so wenig unbeschwert im Umgang mit unserer eigenen Sexualität? Wir müssen nicht mehr unsere Eltern ärgern, indem wir nackt durch Kommunen rennen.

Wir müssen uns auch nicht mehr »freificken«. Wir können einfach Sex haben, und wir können drüber reden, als wäre es das Normalste der Welt. Tun wir aber nicht.

Selbst das Schreiben über Sex war irgendwie mühsam. Dabei verdient das Thema selbst eigentlich eine gewisse Leichtigkeit. Das war keinem von uns bewusst, bevor wir mit diesem Buch begonnen haben. Es sollte ein unverfänglicher Plausch zum Thema Geschlechtlichkeiten werden, wurde aber streckenweise zu einer ziemlich anstrengenden und aufgeregten Diskussion. So anstrengend, dass sich die Frage aufdrängte: Kann man Sex auch kaputt reden? Dabei wollten wir mit diesem Buch vor allem eine zentrale Aussage formulieren, eine, die wirklich wichtig und sehr konkret ist: »Einfach mal drüber reden.« Das kommt beim Thema Sex nämlich häufig viel zu kurz.

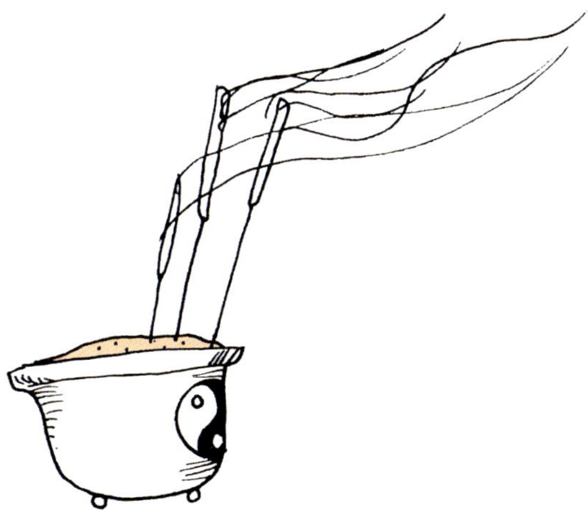

In diesem Sinne danken Thilo Mischke und Dietlind Tornieporth all den Autoren und Helfern, die Inhalte und Ideen beigetragen haben. Besonderer Dank an: Laila Kühle, Florian Bux, Andreas Richter, Mosh Khanedani, Conny Dreher.